从脾诊治内分泌代谢性疾病经验集

方朝晖 主编

化学工业出版社
·北京·

内容简介

本书基于作者数十年临床经验，立足中医“脾为后天之本”理论，系统阐述脾与内分泌代谢性疾病的关联。内容包括两章：第一章溯源于经典，剖析脾的生理病理及其与五脏关系，梳理脾胃学说发展脉络，提出“脾虚致浊”核心病机；第二章聚焦糖尿病、甲状腺疾病、肥胖症等20余种疾病，以“病因病机—辨证施治—验案解析”为主线，详述从健脾化湿、调畅气机等法切入的诊疗方案，融入现代医学指标与循证证据。书中收录百余则医案，结合针灸、食疗等综合调护，凸显“未病先防、既病防变”的中医特色，为临床医师及研究者提供兼具传统智慧与现代科学的实践指导。

图书在版编目（CIP）数据

从脾诊治内分泌代谢性疾病经验集 / 方朝晖主编.
北京 ：化学工业出版社，2025. 9. -- ISBN 978-7-122-48604-2

Ⅰ. R259.8

中国国家版本馆 CIP 数据核字第 2025C4W704 号

责任编辑：李少华　　加工编辑：赵爱萍
责任校对：李雨函　　装帧设计：史利平

出版发行：化学工业出版社
（北京市东城区青年湖南街 13 号　邮政编码 100011）
印　　装：大厂回族自治县聚鑫印刷有限责任公司
787mm×1092mm　1/16　印张 12½　字数 304 千字
2025 年 11 月北京第 1 版第 1 次印刷

购书咨询：010-64518888　　售后服务：010-64518899
网　　址：http://www.cip.com.cn
凡购买本书，如有缺损质量问题，本社销售中心负责调换。

定　　价：58.00 元

本书编写人员名单

主　编　方朝晖

副主编　赵进东　李金菊　吕溪涓　杨　矛　王东岩

编　委（按姓氏笔画排序）

王东岩　王帆竞　王胜茂　王梦凡　方朝晖

毕　正　吕溪涓　朱晋如　许　奇　阮诺冰

李金菊　李瑜璠　杨　矛　吴　晴　张皖豫

范冰冰　林逸轩　经加吻　赵进东　胡可心

姚　芳　郭呈林　焦芝雨　潘　虎

前·言

中医学历史悠久，博大精深，理论独特，经验丰富，特色鲜明，是中华民族灿烂文化的重要组成部分。它为中华民族的繁衍兴盛，为世界医学的发展和人类的健康事业作出了巨大的贡献。

随着社会的进步、经济的发展和居民生活方式的巨大转变，全球内分泌代谢性疾病发病率显著上升，已成为威胁人类健康的重要的非传染性疾病。而非传染性疾病的日益流行，已成为一个重大的全球公共卫生问题。本书用中西医结合的方法，兼顾脾胃的特点，用中医临床辨证思维治疗内分泌代谢性疾病，是继承和发扬中医理论和基本思想的著作。从脾论治内分泌代谢性疾病即调控脾脏象功能，防治内分泌代谢性疾病病理基础，预防或延缓疾病的发生发展。

本书立足于内分泌代谢性疾病这一类常见病，以脾脏象理论在内分泌代谢性疾病中的重要作用为切入点编写。全书内容共两章：第一章包括脾的生理功能及病理特点；脾与其他脏腑的关系；从脾辨证的概述；从脾论治疾病的历史沿革；从脾论治内分泌疾病概述五方面内容。第二章通过分析中医学脾胃的生理、病理特点，寻找中医治法与脾的关系和病症的联系，以及脾胃对内分泌代谢性疾病的影响等几个方面，探讨和总结从脾论治内分泌代谢性疾病的理法方药。

书中难免有不当之处，敬请诸位贤能同道批评指正，提出宝贵意见，以便再版时修订提高。

编者

2025 年 5 月

目·录

第一章

脾与内分泌代谢性疾病理论溯源

第一节 • 脾的生理功能和病理特点

一、脾的主要生理功能

脾为后天之本，脾主司运化，为气血生化之源，在人体生长、发育、衰老的过程中发挥着至关重要的作用。脾脏的主要生理功能包括脾主运化、脾主统血、脾主升清和脾主肌肉四肢等。脾脏的运化功能是指脾能将饮食水谷分解为人体能够吸收的精微物质，并将水谷精微和津液吸收并传输到全身脏腑、组织、器官；脾统血功能指的是脾气统摄、控制血液在脉中运行，而不溢出脉外的功能；脾主肌肉是指全身的肌肉组织都需要脾胃运化的水谷精微的滋养，从而维持正常的形态，发挥正常的功能。脾脏运化功能异常的症状可分为运化水谷、运化水液两方面异常。脾运化水谷功能异常主要表现出纳少、腹胀、便溏等症状；运化水液功能异常可以导致水、湿、痰、饮等病理产物停聚，出现如痰饮、水肿、膏浊等症状。脾统血功能异常可有瘀血、便血、尿血、崩漏等各类出血症状。脾主肌肉功能异常主要表现为乏力和四肢痿弱等症状。

1. 脾主运化

脾主运化，是指脾具有把饮食水谷转化为水谷精微和津液，并把水谷精微和津液吸收、转输到全身各脏腑的生理功能。《素问·经脉别论》记载有："饮入于胃，游溢精气，上输于脾，脾气散精，上归于肺，通调水道，下输膀胱，水精四布，五经并行"。《素问·厥论》中："脾主为胃行其津液"。多种记载都明确指出脾气散精、运化精微和输布津液的功能。脾为后天之本，气血生化之源，脾主运化的生理功能主要包括运化水谷和运化水液两个方面。

脾运化水谷，是指脾能够对人体摄入的食物进行消化吸收，化生为精微物质，并向四周传输布散，营养周身。人体摄入的食物经胃的受纳腐熟，初步进行消化后，转变为食糜，下达小肠进一步消化。食物的消化虽在胃和小肠中进行，但此过程离不开脾气的推动、激发作用，通过脾气的作用，食物才能被消化。由胃传入小肠的食糜，经脾气作用进一步消化，分清泌浊，由小肠吸收其中的精微部分，并通过脾气转输到其他脏腑，化为气、血、精、津液，濡养五脏六腑、四肢百骸、皮毛筋肉。脾主运化的生理功能正常，则化生的气、血、津液等充足，脏腑经络、四肢百骸、筋皮毛肉就能得到充足的濡养。若脾气的运化功能减退，则会影响饮食物的消化吸收和水谷精微的布散，从而出现腹胀、便溏、食欲缺乏、肢体倦怠、消瘦等症状。

脾运化水液，是指脾吸收、转输和布散水液，调节水液代谢的作用。脾吸收运化水液，向周身布散，脾将胃和小肠消化吸收的津液、大肠吸收的水液、肾气蒸化吸收的水液经由脾的转输作用上输于肺，经由肺的宣发肃降作用输布于全身，并将大小肠排出的浊液运输至膀胱，形成尿液，排出体外。脾为水液升降输布的枢纽，肺为水之上源，肾为水之下源。脾气散精，上输于肺，肺气宣发，输布于皮毛、肌腠和头面诸窍而润泽之；肺气肃降，下行濡润五脏六腑。输送到皮肤肌腠的津液被利用后可通过汗液排出体外。输送到脏腑的水精被利用后化为浊液归于肾或膀胱，经过肾气的蒸化作用后，转变为尿液排出体外。脾气在水液的升降布散运动中发挥着枢转作用，维持水液代谢的平衡。

脾运化水谷和运化水液的功能是同时进行的。饮食物是人出生后人体所需营养的主要来源，也是生成气、血、精、津液的主要物质基础，而饮食物的消化及其精微的吸收、转输由脾所主，脾气不但可以将饮食物化为水谷精微，为化生精、气、血、津液提供充足的原料，而且能将水谷精微吸收并转输至全身，以营养五脏六腑、组织官窍、四肢肌肉，使其发挥正常功能，并能充养先天之精，促进人体生长发育，是维持后天人体生命活动的根本，故脾被称为后天之本。脾旺不受邪，即脾气充实，运化功能健全，则正气充足，机体不易受到邪气的侵袭。

脾运化功能异常，脾失健运则摄食减少；中焦气机不利，脾胃升降失职，则会出现腹部胀满；脾运化水液功能失调，肠道分清泌浊、传导功能失司，则会出现粪质稀溏或完谷不化，甚至泻出如水样等症状；若脾胃壅滞，不化精微，精微堆积，则滋生病理之膏浊。

2. 脾主统血

脾主统血是指脾具有控制血液在脉道中正常流行的功能，能够防止血液溢出脉外。脾控制血液在经脉中正常流动的功能是通过脾气的固摄、温煦和推动作用来实现的，五脏六腑之血全赖脾气统摄。脾气健运，则一身之气自然充足；一身之气充足，脾气也必然充盛。气足则能摄血，故脾主统血与气能摄血是统一的。脾气健旺，运化正常，气生有源，气足而固摄作用健全，血液则循于脉中而不溢出脉外。若脾气虚弱，运化无力，气生无源，固摄功能减退，血液失去统摄而导致出血。气能摄血是脾统血理论之核心。脾不统血与气不摄血的机制亦是一致的，脾不统血指的是脾气虚不能摄血。脾不统血多由脾气虚所致，由于脾气上升，在体合肌肉，因此通常把下部和肌肉皮下出血，如便血、尿血、崩漏及肌衄等，称为脾不统血。

脾统血包含了生血与摄血之意。血液的化生需要脾所生的营气作为物质基础，血液运行需要气推动及固摄，再加上脉道本身通利无阻，血液才能正常流行濡养全身。中焦受气取汁，变化而赤，是谓血，脾胃运化水谷精微，上输营气于心，化赤成血，故脾脏健运则血生化有源。气为血之帅，血液在脉道中正常流动需要气的推动及统摄，故脾气健运则血行正常。

3. 脾主升清

脾气主升，是指脾气的运动特点，脾气以上升为主，脾气以升为健，“清”是指水谷精微等营养物质，脾主升清就是指脾能将消化吸收饮食水谷中的营养物质吸收并化生水谷精微上输于心、肺，起到营养全身的作用。人体，清阳在上，浊阴在下，脏腑、肢体、九窍得清阳之充养，才能维持正常的生理活动。清阳之所以能升散至人体上部，主要依赖脾的升清作用。若脾气虚或湿邪困脾，导致脾的升动转输功能失常，则水谷精微和水液的输布运行也随之失常，气血化生和输布障碍，各脏腑、经络、形体官窍失去精、气血、津液的滋润、濡养而功能失常，从而出现各种各样的代谢失常的病变。脾气的升清作用，实际上是脾气运化功能的表现形式。脾主升清与胃主降浊相对而言，二者相互为用，相反相成。脾升则健，胃降则和，脾胃升降协调，共同完成饮食水谷的消化和水谷精微的吸收、转输。若脾气虚弱而不能升清，浊气亦不得下降，则上不得精气之滋养而见头目眩晕，精神疲惫；中有浊气停滞而见腹胀满闷；下有精气下流而见便溏、泄泻。

脾气的升举作用还能维持人体内脏位置的相对恒定，防止内脏下垂。脾气上升而胃气下降，升降协调平衡，是维持脏器位置恒定不移的重要因素。由于脾气是主升的，因而脾气上升是防止内脏位置下垂的重要保证。若脾气虚弱，无力升举，反而下陷，可导致某些内脏下垂，如胃下垂、肾下垂、子宫脱垂、脱肛等。临床治疗内脏下垂病证，常采用健脾升陷的方法治疗。

4. 脾主肌肉四肢

肺主身之皮毛，心主身之血脉，肝主身之筋膜，肾主身之骨髓，脾主身之肌肉。五脏所主各有不同，而肌肉则由脾所主。全身的肌肉均依赖于脾的滋养，全身肌肉的生理功能正常与否与脾脏的功能密切相关。脾将胃受纳腐熟的谷食水饮转化为水谷精微，脾气散精，在脾气的推动作用下将水谷精微输送到全身，内养五脏六腑，外养四肢百骸、筋肉皮毛。“肌肉者，脾土之所生也，脾气盛则肌肉丰满而充实”，脾虚不健，生化乏源，气血亏虚，肌肉筋脉失养，则会出现肢体软弱无力，不能随意运动，或伴有肌肉萎缩等症状。

二、脾的病理特点

脾为太阴湿土，脾的功能以脾的阳气为主，故脾的运化功能障碍，主要是由于脾的阳气虚损，失于升清，运化无权所致。脾的统血功能，实际上是脾的阳气固摄作用的体现。故脾的病理变化以脾之阳气失调为主。

1. 脾气虚弱

饮食不节、情志不调、禀赋素虚、劳倦过度、久病失养等因素均可损伤脾胃，导致脾气虚弱，中气不足。从而使脾脏运化水谷、水湿，化生气、血、津液等功能减退。脾气虚的病机特点，是以脾脏本身的运化功能衰退，即脾失健运为主，多表现为消化吸收能力减弱、水谷精微的传输布散和气血津液化生能力不足等。

脾之所以能够将胃受纳的水谷运化为精微物质离不开脾气的作用，只有脾气健旺才能推动饮食物的消化、吸收和水液代谢的过程。若脾气虚弱，运化无权就会导致人体的消化吸收功能减退，临床多表现为食欲缺乏、纳食不化、脘腹胀满、呃逆反胃、下利清谷或轻度浮肿等症状。《诸病源候论·痢疾诸候》明确提出：“脾气主消水谷，水谷消，其精化为荣卫，中养脏腑，充实肌肤……脾气弱，则不能克制水谷，故糟粕不结聚而变为痢也。”脾气虚，气血生化乏源，容易出现气血双亏现象。脾失健运，化源不足，临床多表现为面黄肌瘦、少气懒言、四肢倦怠乏力等全身气血不足的症状。脾气不足，升举无力，脾气不升，甚至中气下陷，临床可出现眩晕体倦、内脏下垂、久泄脱肛、便意频数、小便淋沥难尽等症状。脾气虚无力统摄血液，临床可出现便血、月经淋漓不断或骤下、月经过多、肌衄等各种出血的症状。

2. 脾阳不振

脾阳不振即脾阳虚，脾胃阳虚，多是由于脾气亏虚进一步发展而形成脾阳不足，或是由命门火衰，脾失温煦所致。脾阳虚的病机特点为中焦阳气虚衰，里寒症状比较突出。临床除了脾失健运、饮食不化等表现外，还有明显的形寒肢冷、脘腹冷痛、饮食喜热、泄泻清谷，或温化水湿功能减退，水湿停聚于内，或生痰成饮，或水泛肌肤为肿的症状。脾阳不振，常常易累及于肾，终致脾肾阳虚。

脾脏功能失衡来源于本身阳气不足，脾阳虚弱，脾脏生理功能减退，助推作用减轻，胃的化生功能、心主血的功能、肺主呼吸的功能、肝的疏泄功能、肾的藏精功能等各种脏器的生理功能都只能依靠自身脏象发挥作用，各脏器的功能大大减退。因为脾阳的作用减退，脾脏推动人体水液运行的功能减退，容易导致水湿痰饮留滞，形成身体浮肿、舌体胖大有齿痕等病理表现。或是脾阳的蓄积过度，脾气郁滞太过，不能正常运化水谷精微，进而五气上溢口甘，形成肥热中满之脾瘅，进而形成消渴、消瘅。

3. 脾虚湿困

脾病气虚为本，湿困为标。脾主运化水湿，脾虚则水湿不运而困于脾，又反而影响脾之运化，故脾虚湿困是由脾虚导致内湿阻滞的一种病理变化。其临床特点是：除具脾气虚征象外，尚有脘腹闷痛、四肢困倦、纳食减少、口淡乏味或口黏不渴，甚或恶心欲吐、大便不实，甚或浮肿、苔白腻等病理现象比较突出的病理改变。脾为湿困，则更进一步阻碍了脾之转输运化功能，如是湿邪日增而脾气益虚，往往成为虚实交错的病理改变，且湿邪内蕴，有湿从寒化和湿从热化两种倾向。若素体脾阳不振，每易从阴化寒，形成寒湿困脾之证；若素体阳盛，每易从阳化热，或寒湿郁久化热，从而形成脾胃湿热之候。但湿为阴邪，其性黏滞，湿盛则阳微，故以湿从寒化为主要病理发展趋势。

4. 脾阴失调

脾阴失调一般是指脾的阴液失调，即脾阴虚而言。脾阴虚多由饮食不节，如恣食辛辣、香燥，酗酒等，导致火气伤中，耗伤脾阴，或积郁忧思、内伤劳倦等，使虚火妄动，消灼阴津，暗伤精血，从而损及脾阴，或因肾水亏乏，不能滋脾而致脾阴不足。此外，湿、火、燥等邪气留滞于中焦，或长期妄服刚燥辛烈之品等，亦可导致脾阴亏损。脾阴虚以食欲减退、唇干口燥、大便秘结、胃脘灼热、形体消瘦、舌红少苔等为主要临床表现。脾与胃同居中焦，脾主运化，胃主受纳，一升一降，相互为用，共同配合，完成纳运水谷、化生气血等生理活动。脾脏与胃腑，在五行均属土，一为阴土，一为阳土，两者在生理上关系密切，病理上相互影响。因此，脾阴虚常易合并胃阴不足，而胃阴虚又常兼见脾阴虚之象。脾阴虚多因情志内伤，五志化火，阴精暗耗，多表现为味觉障碍，常感味觉欠佳、食欲减退、口唇干燥、大便秘结；胃阴虚多由热病伤津所致，多出现饥不欲食、消谷善饥、干呕呃逆等症状。

脾气虚为脾功能失调最基本也是最常见的病理变化，主要以消化吸收功能减退为主，并伴有全身性气虚表现。脾阳虚常是脾气虚进一步发展的病理结果，也可因为过食生冷或过服寒凉药物，直接损伤脾阳而成，脾阳虚常累及肾阳而成脾肾阳虚之候。脾阳虚不仅有脾气虚的表现，且兼有温煦功能减退，寒从中生的表现。脾气下陷或中气下陷，多由脾气脾阳不足，中气虚损，或久泄久痢，或劳倦过度，损伤脾气，因而使脾气虚衰，功能减退，脾气升举无力，反而下陷所致，常为全身气虚的一个方面，主要表现为气虚和气陷两种病理变化。脾不统血，多由脾气虚弱，统摄无权所致，其病机主要在于气不摄血，故临床表现，除见脾气虚或脾阳虚征象外，还有各种出血等症状，脾阴不足是脾的阴液不足，常与胃阴不足相兼出现。

脾虚与内分泌系统疾病的联系十分密切。中医“消渴”病，属津液代谢失常类疾病，脾作为气机升降枢纽，脾虚失于运化，脾不散精，则会引起津液代谢失衡，引发消渴。《灵枢・本脏》记载有“脾脆，则善病消瘅”。脾瘅就是由于过食肥甘厚味，导致脾胃运化功能失常，饮食停滞中焦化热而形成的，其核心病机为中满内热。有研究表明，脾虚不仅会导致胃肠道激素分泌的异常，还会出现胰岛、甲状腺、垂体、下丘脑等内分泌腺体功能的异常。临床研究也表明，运脾除湿法治疗糖耐量减低疗效显著，健脾益气的中药可以提高胰岛素敏感性等。说明脾虚与内分泌疾病紧密相连。近代医家张锡纯云：“消渴一证，古有上中下之分，谓其证皆起于中焦而极于上下。至谓其证起于中焦，是诚有理，因中焦病，而累及于脾也，脾气不能散精达肺则津液少，不能通调水道，则小便无节，是以渴而多饮多溲也”。可见糖尿病的发生与脾的功能异常息息相关。脾气的充足与否，是诱发消渴的根本病理因素。脾虚则运化无权，水谷津液失布，胃受纳失司，故多食而身体消瘦。《黄帝内经》中首次提出“消渴”之名，言“此肥美之所发也”，指出消渴的病位在脾，治疗消渴的关键是调节脾胃，脾胃不和，机体代谢功能失常而引发消渴；脾主身之肌肉，脾主运化水谷之精，以养肌肉，故主肉，脾胃气机升降失调，则体内精微物质不能输布四肢，四肢筋骨肌肉无精微物质的充养则疮疡难以愈合，均强调了脾胃在治疗消渴足疮疡中的重要地位。中医名家施今墨指出：“血糖者，饮食所化之精微也”，提出血糖是饮食物经脾运化生成的精微物质。现代临床表明，2 型糖尿病的发展与胰岛素抵抗密切相关。刘望舒等研究表明，当脾脏功能减弱，无法正常运化水谷精微，导致气血生化无源，这会直接影响胰岛素的正常作用，从而产生胰岛素抵抗，致使血糖失于稳定，且慢性低度炎症也是导致胰岛素抵抗的主要原因之一，而脾虚恰恰加重炎症反应。由此可见，脾虚是诱发 2 型糖尿病的根本原因。

脾胃阴虚与 2 型糖尿病密切相关，脾胃运化、输布精微的功能失常是导致糖尿病的关键因素。人体每天摄入的饮食物均是由脾胃运化，化生为精微，布散周身，血糖也受脾胃运化的影响。脾功能的失常可以导致人体的消化吸收功能失常与精微的输布功能失调，从而导致体内糖类、脂肪代谢紊乱。2 型糖尿病起始，脾阴亏虚较轻，临床症状多不明显，主要表现为胰岛素分泌功能损伤、胰岛素抵抗；病情进展，则糖耐量异常；脾阴虚累及脾阳，影响脾气运化、散精功能。脾气亏虚，传输水谷精微营养全身功能失常，胃纳代偿性亢进，出现易饥多食症状。脾气虚，不能散精于肌肉四肢，而消瘦神疲；脾失运化，其气不升反降，津液、精微趋下，故多尿而溲甜。病情逐步进入糖尿病期，临床表现出“三多一少”典型的糖尿病临床特征。2 型糖尿病为慢性进展性疾病，脾虚及肾是病情发展的主要转归。肾精有赖于脾胃化生水谷精微的充养，后天与先天相互资生。糖尿病由轻到重，逐步发展至糖尿病的晚期，病机的发展表现为由脾及肾、由阴到阳的病理转归，临床以脾肾阴阳两虚的临床表现为主要证型。此时，胰岛 B 细胞分泌功能趋于衰竭，疾病向不可逆的晚期发展，各种并发症日渐加重。

中医学认为，现代医学中“胰”的生理功能应归属于“脾”，即“脾胰同源”。胰腺的生理功能包括外分泌和内分泌，胰腺外分泌即为胰腺分泌多种促进消化的胰酶，这是脾主运化的物质基础，胰腺内分泌则指胰腺具有分泌胰岛素、胰高血糖素等激素，以维持人体糖代谢平衡的功能，这与“脾气散精”理论高度吻合。葡萄糖是水谷精微物质的主要构成成分之一，若脾气散精功能失常，脾失健运、脾不散精或散精障碍，则导致葡萄糖不能敷布于五脏六腑，在血液中蓄积过多聚而生成痰、湿、瘀、浊等病理产物，使得血糖升高发为糖尿病。

第二节 • 脾与其他脏腑的关系

人体是一个以五脏为中心，联结六腑、筋脉、骨肉、五官、七窍等全身上下组织的整体。五脏分别代表各自的脏腑系统，各脏腑系统内部、五脏系统之间在生理和病理的层次上皆存在着密切的关联。在生理条件下，通过之间横向、纵向和交叉的多维联系，相互促进与制约，以发挥不同的功能，协调机体的正常活动。在病理条件下，五脏系统又相互影响。

五脏之间的影响因素是多样性的。张景岳根据脾有“中央土以灌溉四旁”的作用，推演出“五脏中皆有脾气，而脾胃中亦有五脏之气”的理论，由此突出了脾这一“后天之本”的重要地位。在此基础上他又提出了“善治脾者，能调五脏即所以治脾胃也”的临证思路。可见，脾脏作为人体这一开放性的巨系统中的一个子系统，与其他四脏，有着紧密的联系。

一、脾与心的关系

脾与心的关系表现在血液生成和血液运行这两个方面，此外，心与脾还存在相生关系。胃之大络，名曰虚里。贯膈络肺，出于左乳下，其动应衣，脉宗气也，可见脾胃与心，脏腑相关，经脉相连。

1. 血液生成

人体气血化生与运行有赖于心与脾，两者生理功能活动又以气血为物质基础。在气血化生方面，脾为气血生化之源，其功能运转有赖于心气、心阳的充足，而且心火直接参与血液的形成过程。脾主运化，为气血生化之源。心神具有调节脏腑生理功能和调节气血代谢的作用，所以说心脾共同完成气血化生。脾气健运，则血液化生有源，心血亦会比较充盈。心主血脉，心血充足，脾脏也会得到心血的濡养，使脾气更加健运。若脾失健运，气血生化无源，导致心血不足而心神失养，也会使脾失濡养，临床可见心悸、失眠、多梦、食少、腹胀、乏力、精神萎靡、面色无华等心脾两虚的症状。

2. 血液运行

在气血运行方面，心主血脉，脾主统血，血液在脉中运行，有赖于心气、心阳的温煦推动，又依靠脾气旺盛统摄血液而不致逸出脉外，心脾相互协同，血液才能正常运行。若心气不足，血行无力，或脾气虚损，统摄无权，则均可导致血行失常，出现气虚血瘀的症状或气虚失摄的出血现象。

3. 相生关系

心与脾的关系还体现在五行中的相生关系，心脾乃母子之脏，五行之中，心属火，脾属土，火生土，土为火之子，心为脾之母。心、脾两脏，在生理上相互依靠，病理上相互影响。生理上，心之气血阴阳，化生脾土，心阳之温煦促进脾土运化水谷，此即心火生脾土。病理上，心气、心阳亏虚，心火不振，则导致脾气、脾阳的虚损不足，直接影响脾胃的运化，或因心火炽盛伤脾而导致脾胃虚弱，此即母病及子。若因脾胃功能不足，无力化生气血，而引起心悸怔忡、健忘失眠等诸证，即为子盗母气。母病可以及子，子病可以犯母，因此心、脾常常同时患病，出现心脾两虚证。

脾胃的消化功能有赖于心火正常温煦推动，若心阳不足，脾、小肠消化功能减退，则出现消化不良、腹泻等症状。心为脾之母，心火亢盛可及于脾土，若脾胃虚弱，无力御中，则心火乘上位而伤之，导致脾虚阳亢或脾胃湿热证，出现烦躁闷乱、四肢发热、口干舌干咽干、肌热、面赤而不能食、肌肉瘦削等症状。

4. 情志调畅

气血为心主血脉藏神、脾主运化的主要物质基础，若气血亏虚，则心无以调控血液运行、心神涣散、脾无以运化。心脾二脏相互为用，心藏神，主宰精神、意识、思维和情志活动，脾在志为思，思又与心神有关，两者共同维持正常的精神情志活动。脾为神气之源，是心主神志的生理功能得以发挥的物质基础来源。饮食借助脾胃消化之力，滋养五脏，五脏得养，则气血津液调和，精神情志畅达，心方能藏神。

若脾胃虚弱以致气血亏虚，则心神涣散、脾不得运。若心气血充盈，心神健旺，则神思敏捷、脾胃自健，思虑有度，亦有利于心神内守。当情志失调时，由于心脾两脏在情志活动中发挥着重要作用，故七情内伤最易伤心脾，导致心脾失和。脾为后天之本，气血化生之源，心主神志有赖于脾胃化生之气血濡养，才能发挥驭气控精的生理功能，心神安宁，脾胃之气血亦得安康，故心脾以气血相互依附。若思虑过度，劳伤心脾，暗耗气血，导致心脾气血两虚证，心神无所养，水谷无所化，则出现心悸怔忡、健忘失眠、气短乏力、纳差等症状。

二、脾与肺的关系

脾与肺的关系主要表现在气的生成与津液代谢两个方面。

1. 气的生成

肺主呼吸，吸入自然界之清气；脾主运化，化生水谷精气。脾化生的水谷精微依赖肺气输布全身，肺的生理功能需要脾气运化水谷精微充养。肺气虚累及脾，或脾气虚影响肺，均可导致肺脾两虚。出现咳嗽气短、食少倦怠、腹胀便溏等症状。人体气血的化生主要依赖脾脏，若脾脏虚衰，则会导致生化无源，使肺卫之气无所充养，防御外邪的能力下降，从而易感外邪发病。脾土充盈则肺卫之气充足，肺脏受益。

2. 津液代谢

肺主宣发肃降，主行水，能够通调水道，使津液正常输布与排泄；脾主运化，化生精微，脾气散精，上输精微于肺，使津液正常生成与输布。肺为水之上源，脾为水液代谢的枢纽，肺脾两脏相互为用，使津液正常输布与排泄。若脾失健运，津液内停，影响肺气宣降；或肺失宣降，水道不畅，水湿困脾，均可导致津液输布失常，形成痰饮、水肿等病症。

脾的生化功能正常与肺气充足有关。肺开窍于鼻，外合于皮毛，肺气充足则卫外之气充盈，使机体不易受外邪侵犯。水之上源为肺，肩负通调水道的职责，负责身体内津液正常输布和排泄。二者在津液代谢方面相互配合尤为重要。脾的主要生理功能之一是主运化，即运化水谷精微和水液。如果脾失健运，则津液输布失常，聚湿成痰，痰贮于肺，则表现为咳痰、咳喘。长期咳喘致使肺脏受损，肺气不通。肺病日久，累及脾，致使运化水谷失常，内生湿浊，生成精微减少，导致肺更加虚损。脾气亏虚，运化功能失司，水津不行，聚生痰湿，停于肺腑，则肺气痹阻，久至肺失滋养，肺虚津枯而成肺痿。

3. 相生关系

根据五行相生理论，肺属金，脾属土，肺为脾之子，脾土旺盛，气血充足，可滋助肺金，脾通过运化功能向肺输布水谷精微，从而肺气充足，宣降功能正常；在肺气宣发与肃降作用下，由脾化生的水谷精微可以输布于周身，而水谷精微又为肺维持自身的生理功能提供了物质基础。“脾气散精，上归于肺。”即脾将水谷精微等营养物质运输到肺，使肺维持其正常功能，此过程赖于脾气升清之力，只有脾主升降功能正常，才能保证脾气健旺、运化功能正常，肺脏得以滋养。若脾气虚弱，母弱不足，无以养子，则其子亦不足，即脾虚无以资肺，肺脏失于滋养，最终可形成母子同病，可以通过健运中焦脾胃，使气血化生有源，气血充足，则肺脏得养。脾为后天之本，气血生化之源，人体五脏六腑、经络、皮肤皆赖脾养，脾虚则百病生。人体之气生成不足，脾气受损，母病及子，累及肺脏，终致肺脾两虚。

脾为后天之本，气血生化之源，脾气不足，则肺气亦虚；脾气亏虚，津液不得上呈，则肺失濡养。脾为生痰之源，脾阳虚是生痰之根本。运化水谷、升运清阳、温煦肌肉等功能，皆依赖脾之阳气。脾阳不足，无力运化水湿，致痰饮停聚，阻于脉络。肺为脾之子，脾阳虚久则致肺阳不足，不能布散、固摄水津，气不化津则肺失濡养，渐致肺叶枯萎不用，脾阴受损，四肢百骸、筋骨肌肉失去濡养，进而萎缩不用，脾阴不足，母病及子，则肺阴亏虚。肺脾阴虚，阴虚生热，虚火上炎，热灼肺津，致肺叶枯萎。

三、脾与肝的关系

肝藏血而主疏泄，脾统血而主运化，肝和脾的关系主要表现在疏泄与运化，藏血与统血两方面。病理上主要表现为消化吸收障碍和血液功能失调。

1. 疏泄与运化

肝主疏泄，具有调理脾胃升降，促进脾胃消化的功能，有助于水谷精微的运化；脾胃运化功能正常，能够化生水谷精微，又可濡养肝脏，使肝气条达，两者相互为用，维持功能正常发挥。脾胃之消化吸收，有赖于肝之疏泄调畅。

病理状态下，二者相互影响，若脾虚，失于健运，湿邪内生，阻滞气机导致中焦气机不畅，则会影响肝的疏泄功能，导致“土虚木乘”或“土壅木郁”，即脾病及肝；若肝气疏泄太过，恣意克犯脾土，水谷精微失其运化吸收，清浊相混，就会导致“肝病及脾”。

肝失疏泄，横逆犯脾，导致脾气虚弱，运化功能失调，即为肝脾不调。临床上，既有胸胁胀满、精神抑郁或急躁易怒等肝失条达的表现，又有纳呆、腹胀、便溏等脾失健运之症状。肝失疏泄，横逆克胃，导致胃失和降，气机上逆，称之为肝胃不和，临床上除肝失疏泄的表现外，又有胃脘胀痛、呃逆嗳气等症状。脾失健运，水湿内停；外湿浸渍，困遏脾阳，湿热郁蒸，致使肝胆疏泄不利，胆汁外溢，发为黄疸，出现身黄、目黄、小便黄等。脾气虚弱可致肝失疏泄，甚则动风，称之为脾虚生风。

2. 藏血与统血

肝藏血，脾统血，共同维持血液正常运行，脾气虚弱，运化无力，化源不足，或脾不统血，失血过多，均可累及于肝，使肝血不足，而出现食少、消瘦、眩晕、视物模糊、肢麻、月经量少或闭经等症状。

四、脾与肾的关系

脾为后天之本，肾为先天之本，生理上相互为用，病理上相互影响。脾与肾的关系主要表现在先后天相互滋生和水液代谢方面。肾脾为人体先后天之本，二脏在生理上相互滋养，相互制约。生理情况下，肾主藏精，主水，司关门开合，使水液的吸收和排泄正常，但这种开合作用，又赖脾气制约，即所谓“土能制水”。脾肾两脏相互协作，共同完成水液的新陈代谢。

1. 先后天相互滋生

脾为后天之本，有赖于肾的蒸化，肾为先天之本，肾中精气的充盈有赖于脾气化生水谷精微的充养。由于脾肾阳虚，脾失健运，则水反为湿，谷反为滞，水谷不化，而生泄泻。如肾阳不足，命门火衰，不能温煦脾土，阴寒极盛，发为五更泄泻。脾肾气虚，脾失运化，肾气不固，而出现腹胀便溏、二便失禁、虚喘无力等症状。脾肾精亏，则出现生长发育迟缓、成人早衰等症状。

2. 水液代谢

脾主运化水液，肾为主水之脏。脾虚不能制水，水湿壅盛，必损其阳，故脾虚及肾，肾阳亦衰。肾阳不足，不能温煦脾土，脾阳益虚。脾虚则土不制水而反克，肾虚水无所主而妄行，脾肾两虚，水湿内停，则出现水肿、腹胀便溏、小便不利、畏寒肢冷等症状。

脾肾二脏与水液代谢关系密切。一方面，脾脏功能在水液代谢中发挥着重要作用，“脾气散精”，故生理上脾能布散精微，间接发挥通调水道、输布水液之职，另一方面，二者相互协同，共司水液代谢平衡，脾主运化水液，须依赖肾气肾阳的蒸腾与气化；肾主水，依赖脾气脾阳的协助与制约。

五、脾与胃的关系

脾与胃相表里，病理上相互影响，脾与胃，纳运协调，升降相因，燥湿相济，以维持饮食物的消化和水谷精微的吸收、输布功能活动。如果脾胃纳运失调，升降失常，燥湿不济，也会相互影响，导致消化功能失常，产生各种病变。

1. 纳运相得

脾主运化，胃主受纳，相互为用，维持消化功能正常。胃受纳腐熟水谷功能失常，则食欲缺乏或嘈杂易饥。脾失健运，失于运化，则出现消化不良、食后饱胀、大便溏泄等症状。胃主受纳，脾主运化。食而不化，责在脾；不能食，责在胃。脾与胃在病理状态下互相影响，故脾胃纳运失调的症状，往往同时并见，其治亦须调脾理胃，两者兼顾。

2. 升降相因

脾气主升，胃气主降，构成机体气机运动的枢纽。脾主升清，若脾气不升，甚至中气下陷，就会出现脘腹坠胀、头晕目眩、泄泻、脱肛、内脏下垂等症状。胃主降浊，胃气不降而反上逆，就会出现恶心、呕吐、呃逆、嗳气，以及大便不通等症状，因为脾升胃降是相互为用的，所以清气不升，必致浊气不降，浊气不降，也必致清气不升，所谓清浊相干而病作。其治疗虽须健脾和胃、升清降浊，但总以恢复脾胃升降为要。

脾主升，胃主降。脾主升清，将水谷精微上输心肺、头目，经心肺作用化生气血，营养全身。脾气不升，胃气不降，就会出现腹胀、气逆、恶心、纳差、便秘，甚则泄泻等症状。

3. 燥湿相济

脾喜燥恶湿，胃喜润恶燥。若湿邪困脾，脾阳受困，水湿停滞为患；脾失健运，水不化津，也易生湿。故脾病多寒多湿，药宜温燥。热邪易于伤津，灼伤胃津而化燥；胃气上逆，频繁呕吐，胃津耗损，也会出现燥象。故胃病多热多燥，药宜凉润。湿困脾胃，胃纳不振；中满痞胀，排便异常。

第三节 • 从脾辨证的概述

一、引言

脾胃为后天之本，意为“脾胃”为人体生命活动的原动力，“治病必求其本”是中医学的治疗原则。作为后天之本脾胃的功能状态主导了机体的生理功能和病理变化，由此出发，脾胃失常往往是引发疾病的根本原因。当临床遇到一些疑难、棘手病症和慢性疾病，常规疗法效果欠佳时，从脾胃学说理论的视角出发，可发现一些新的思路，取得明显疗效。

二、脾胃辨证的辨证要点

脾病：主要病理为运化、升清、统血功能的失常，其常见的症状有腹胀、便溏、食欲缺乏、浮肿、内脏下垂、慢性出血等。胃病：主要病理为受纳、和降、腐熟功能障碍，其常见的症状有胃脘胀满或疼痛、嗳气、恶心、呕吐、呃逆等。

1. 脾气虚证

【定义】脾气虚证是指脾气不足，运化失职，以纳少、腹胀、便溏及气虚症状为主要表现的证候。

【临床表现】不欲食或纳少，腹胀，饭后尤甚，大便溏薄，肢体倦怠，少气懒言，肢体倦怠，或浮肿，或消瘦，或肥胖，面色萎黄或㿠白，舌淡苔白，脉缓或弱。

【病因病机】多因饮食不节，或劳倦过度，或忧思日久，或禀赋不足、素体脾虚，或年老体衰，或久病耗伤，调养失慎等所致。

【证候分析】

① 脾主运化水谷，脾气虚弱，运化无力，水谷不化，故不欲食或纳少，腹胀，便溏；

② 食入则脾气益困，故腹胀愈甚；

③ 气虚推动乏力，则神疲乏力，少气懒言；

④ 脾失健运，气血生化不足，肢体、肌肉、颜面、舌失于充养，故肢体倦怠，消瘦，面色萎黄，舌淡；

⑤ 脾虚失于运化水液，水湿不运，充斥形体，泛溢肌肤，则可见肢体浮肿或形体肥胖；

⑥ 脉缓或弱，为脾气虚弱之征。

【辨证要点】纳少、腹胀、便溏与气虚症状共见。

2. 脾虚气陷证

【定义】脾虚气陷证是指脾气虚弱，升举无力而反下陷，以眩晕、泄泻、脘腹重坠、内脏下垂及气虚症状为主要表现的证候。脾虚气陷证又名中气下陷证。

【证候表现】眩晕，久泄，脘腹重坠作胀，食后益甚，或小便浑浊如米泔，或便意频数，肛门重坠，甚或内脏下垂，或脱肛、子宫下垂，神疲乏力，气短懒言，面白无华，纳少，舌淡苔白，脉缓或弱。

【病因病机】多由脾气虚进一步发展，或久泄久痢，或劳累太过，或妇女孕产过多，产后失于调护等损伤脾气，清阳下陷所致。

【证候分析】

① 脾主升清，脾气虚，不能将水谷精微吸收并上输头目，头目失养，则见眩晕；

② 水谷精微不能上升而下陷及脾虚水湿不化，清浊混杂，下注于肠道，则泄泻；

③ 精微不得输布，前走膀胱，则小便浑浊如米泔；

④ 脾主升举，脾气亏虚，升举无力，气坠于下，故脘腹重坠作胀；

⑤ 餐后气被食困，故食后益甚；

⑥ 中气下陷，内脏失于举托，则便意频数，肛门重坠，甚或脱肛，或见胃、肾、子宫等脏器下垂；

⑦ 脾气虚弱，健运失职，则纳少；

⑧ 脾气虚，气血生化乏源，气虚推动乏力，血虚充养不足，则神疲乏力，气短懒言，面白无华，舌淡，脉缓或弱。

【辨证要点】眩晕、泄泻、脘腹重坠、内脏下垂与气虚症状共见。

3. 脾阳虚证

【定义】脾阳虚证是指脾阳虚衰，失于温运，阴寒内生，以纳少、腹胀、腹痛、便溏及阳虚症状为主要表现的证候。

【证候表现】腹痛绵绵，喜温喜按，纳少，腹胀，大便清稀或完谷不化，畏寒肢冷，或肢体浮肿，或白带清稀量多，或小便短少，舌质淡胖或有齿痕，舌苔白滑，脉沉迟无力。

【病因病机】多因脾气虚加重而形成，或因过食生冷、过用苦寒、外寒直中，久之损伤脾阳；或肾阳不足，命门火衰，火不生土所致。

【证候分析】

① 脾阳亏虚，虚寒内生，寒凝气滞，故腹痛绵绵，喜温喜按；

② 脾阳虚衰，运化失权，则纳少，腹胀，大便清稀，甚至完谷不化；

③ 脾阳亏虚，温煦失职，则见畏寒肢冷；

④ 脾阳不足，水液不化，泛溢肌肤，则肢体浮肿，小便短少；

⑤ 水湿下注，带脉不固，则带下清稀，色白量多；

⑥ 舌质淡胖，边有齿痕，苔白滑，脉沉迟无力，为脾阳虚衰，阴寒内生，水湿内停所致。

【辨证要点】腹胀、腹痛、大便清稀与阳虚症状共见。

【鉴别】脾阳虚证须与脾气虚证鉴别。

相同点：两证皆以纳少、腹胀、便溏为主症，皆可见全身功能活动减退的症状表现。

区别：脾阳虚证多因脾气虚病久失治发展而成，故尚可见畏寒肢冷、腹痛绵绵、喜温喜按及脉沉迟无力等虚寒表现和白带清稀量多、舌胖或有齿痕、苔白滑等水湿内盛的症状。

4. 脾不统血证

【定义】脾不统血证是指脾气虚弱，统血失常，血溢脉外，以各种出血及脾气虚症状为主要表现的证候。脾不统血证又名气不摄血证。

【证候表现】各种出血，如呕血、便血、尿血、肌衄、鼻衄、齿衄，妇女月经过多、崩漏等，伴见食少，便溏，神疲乏力，气短懒言，面色萎黄，舌淡苔白，脉细弱。

【病因病机】多由久病伤气，或忧思日久，劳倦过度，损伤脾气，以致统血失职、血溢脉外所致。

【证候分析】

① 脾气亏虚，统血无权，则血溢脉外，而见各种慢性出血：

② 血液溢出胃肠，则见呕血或便血；

③ 溢出膀胱，则见尿血；

④ 溢出肌肤，则见肌衄；

⑤ 溢出于鼻、齿龈，则为鼻衄、齿衄；

⑥ 脾虚冲任不固，则妇女月经过多，甚或崩漏；

⑦ 脾气虚弱，运化失健，则食少，便溏；

⑧ 气虚推动乏力，则神疲乏力，气短懒言；

⑨ 脾气亏虚，气血生化不足，加之反复出血，营血愈亏，面、舌、脉失于充养，故面色萎黄，舌淡苔白，脉细弱。

【辨证要点】各种出血与脾气虚症状共见。

5. 湿热蕴脾证

【定义】湿热蕴脾证是指湿热内蕴，脾失健运，以腹胀、纳呆、便溏及湿热症状为主要表现的证候。

【证候表现】脘腹胀闷，纳呆，恶心欲呕，口苦口黏，渴不多饮，便溏不爽，小便短黄，肢体困重，或身热不扬，汗出热不解，或见面目发黄、色鲜明，或皮肤瘙痒，舌质红，苔黄腻，脉濡数。

【病因病机】多因外感湿热之邪；或嗜食肥甘厚味，饮酒无度，酿成湿热，内蕴脾胃所致。

【证候分析】

① 湿热蕴结脾胃，气机阻滞，升降失常，则脘腹胀闷，纳呆，恶心欲呕；

② 湿热蕴脾，上蒸于口，则口苦口黏，渴不多饮；

③ 湿热下注大肠，肠道气机不畅，则便溏不爽；

④ 湿热下注膀胱，则小便短黄；

⑤ 脾主肌肉，湿热困脾，留滞肌肉，阻碍经气，故肢体困重；

⑥ 湿遏热伏，热邪难以散发，则身热不扬，汗出热不解；

⑦ 湿热蕴结脾胃，熏蒸肝胆，肝失疏泄，胆汁不循常道而泛溢肌肤，则见面目发黄、色鲜明；

⑧ 湿热泛溢肌肤，则皮肤瘙痒；

⑨ 舌质红，苔黄腻，脉濡数，均为湿热内蕴之征。

【辨证要点】腹胀、纳呆、便溏与湿热症状共见。

三、疾病的产生原因与脾的相关性

1. 情志不遂

人体的整个生命活动都是在气的推动作用下进行的，气机的正常运行是生命活动进行的前提，当情志不遂，气机阻滞自然会影响各个系统器官的生理功能。由于社会压力大，人际关系紧张，情感生活质量下降，以及不良情绪、不良性格的影响等原因导致人们身心状态失衡，社会适应不良，当受到持续的精神刺激，超出个体有限的自我调节能力时则出现一系列跟情志相关的症状，如胸闷气短、善太息、头晕眼花、食欲减退等。另外，中医学言“思伤脾”，脾在志为思，思虑太过可致胸胁胀满窜痛、腹胀纳呆、腹痛欲泻、泻后痛减或便溏不爽、肠鸣矢气，兼情志抑郁或急躁易怒、舌苔白等。

2. 饮食失调

饮食五味是人体精神气血化生的源泉，而以均衡为度，既不应有偏嗜，也不应摄入过多或过少。摄入过少则会导致机体气血生化乏源，人体五脏、四肢百骸得不到充足的气血濡养，各脏腑生理功能减退而出现诸多不适，甚至导致疾病的发生；摄入过多，超出脾胃的腐熟运化能力或营养过剩则会损伤脾胃，出现腹胀腹痛，痞满不舒，或者体内膏脂停积，产生肥胖及随之而来的其他代谢紊乱症状。《黄帝内经》云：“味过于甘，心气喘满，色黑，肾气不衡；味过于苦，脾气不濡，胃气乃厚；”指出甘味可以补脾，但过多的甘味食物会引起脾气偏盛，甘过盛，自伤本脏，脾失运化，水湿内停，胃气壅滞，胃脘胀满。《脾胃论·饮食伤脾论》：“《四十九难》曰：饮食劳倦则伤脾。又云：饮食自倍，肠胃乃伤。”嗜酒、过饱、过食肥甘厚味及不洁的饮食，无规律的饮食均易伤及脾胃，引起食滞、湿阻、气滞等，而食滞、湿阻、气滞日久均可化热。

3. 劳逸失度

过劳或者过逸均不利于生命活动的正常进行，会损伤人体的正气。过劳主要包括劳力过度、劳神过度、房劳过度，过劳首先耗损人体之气，继则伤形，久则伤脏。主要表现为少气懒言、体乏神疲、喘息汗出等。“久坐伤肉”，所谓脾主肌肉，伤肉即伤脾。《素问·平人气象论》云：“脏真濡于脾，脾脏肌肉之气也。”《素问·痿论》曰：“脾主身之肌肉。”脾主肌肉是指肌肉的营养从脾运化水谷精微而得，故肌肉丰满与否，与脾气盛衰有密切关系。所以“久坐伤肉”除了包含肌肉功能受损外，还应包含“伤脾”的内涵。故而久坐则脾胃的消化、转运气血的能力下降。

4. 环境气候因素

环境污染日趋严重，物理及化学性污染物作用于人体，有些在人体内蓄积造成急性或慢性中毒性伤害，心、肝、脾、肺、肾的功能均受到不同程度的影响，直至脏腑功能衰竭。脾的生理特性是喜温燥恶湿，胃的生理特性是喜凉润恶燥。气候变迁、居住环境不佳等，也会导致脾胃功能紊乱，如大便稀溏、不成形、次数增多等腹泻症状，或者出现便秘、排便困难等问题。

5. 年老体虚

人体生、长、壮、老、已的自然过程决定了衰老发生的必然性，在这一过程中随着年龄的增长，各脏腑器官出现功能的减退，机体的阴阳逐渐失去平衡，出现衰老而多病。正如《灵枢·营卫生会》曰：“老壮不同气……老者之气血衰，其肌肉枯，气道涩，五脏之气相薄，其营气衰少而卫气内伐，故昼不精夜不瞑。”进入老年期，脏腑功能日渐低下而气血化生日趋减少。若外邪入侵、七情不遂、饮食劳倦等，常人尚无妨碍，而老年人病已潜伏于内，虽尚未知晓，但其病已发。脏腑虚损是老年病的主要病理基础，尤以脾、肾最为多见。盖脾胃为水谷之海，后天之本，气血生化之源。脾胃虚衰，精微亏乏，气血化源不足，则生命活动必然受到影响。

四、从脾论治辨证的概说

1. 脾胃虚弱，易感外邪

脾胃具有保卫机体免受外邪侵袭的功能，李东垣所著的《脾胃论》中曰："脾胃之气既伤而元气亦不能充，而诸病之所由生也"，说明脾胃伤而元气衰，元气衰而不能御邪。《灵枢·本脏篇》中有言："脾坚，则脏安难伤"。《周慎斋遗书》也提到："诸病不愈，必寻到脾胃之中，方无一失，何以言之？脾胃一伤，四脏皆无生气，故疾病日多矣"。皆提示了脾脏"卫外"的功能，而脾胃功能的正常运转，是机体防御外邪的前提。《灵枢·卫气行》曰："卫气……始入于阴，常从足少阴注于肾，肾注于心，心注于肺，肺注于肝，肝注于脾，脾复注于肾为周。"卫气由水谷之"悍气"所生，可固卫肌表，同时又能够对机体内在脏器提供保护作用，卫气的功能基础全赖于水谷精微的滋养。虽然中西医对于脾脏这一器官的生理解剖形态的认识不是完全相同，但关于脾脏的免疫功能的认识基本趋于一致。现代医学研究已表明，脾的防御功能与机体的免疫应答无论是在特异性免疫还是非特异性免疫都息息相关，脾为"后天之本"，后天的获得性免疫自然也是建立在脾胃功能正常的基础之上的。

2. 脾胃失司，病邪内生

脾居中焦，喜燥恶湿，是水液代谢的枢纽。《黄帝内经》云："脾主为胃行其津液者也"，又云："脾气散精，上归于肺"，人体津液代谢涉及多个脏腑，而脾居中土，主运化，故内湿的产生尤与脾脏最为密切。湿邪为病，有内外之分，外湿为外感六淫之一，内湿则多由素体肥胖或饮食不节、起居失宜、情志失调等所致的脏腑功能失常、津液输布代谢障碍，聚而生湿。李中梓在《证治汇补·痰证》中提出"脾为生痰之源"，中医学中"痰"的概念分有形之痰与无形之痰，无形者系指由水液代谢障碍所形成的病理产物及其病理变化，虽无形可见，但临床有征可察。脾虚则运化失司，聚湿生痰，阻碍中焦气机，气机痹阻而瘀血渐生，形成痰瘀胶结的病理状态。脾胃为气机升降之枢，若脾胃健运则气机条达，痰湿之邪可自散，气为血之母，气行则血自行，血之痹亦可解。因此，在治疗时若能调畅脾胃气机、促进中焦气化，则痰瘀自除。正如"消渴"作为水谷代谢失常最常见的疾病之一，痰湿、内热是其主要的病理因素，痰湿困厄脾胃，运化功能失职，湿邪化热又进一步加重脾虚症状，进而影响糖脂代谢。脾胃为后天之本，脾胃健旺，可促进饮食与药物的吸收，在化生气血的同时，又能祛除实邪，使疾病康复而不易发。脾虚是产生湿热、痰浊、瘀血等浊邪之本源，故脾胃健运是机体功能正常运转的关键，临证之时常注重顾护脾胃，以固本澄源。

3. 脾胃气乱，升降失常

脾胃气机升降理论雏形源于《内经》中对脾胃生理功能的概括，《素问·举痛论》云："百病生于气也。"说明脏腑的功能活动以气机调畅为基础。《素问·六微旨大论》曰："出入废则神机化灭，升降息则气立孤危。故非出入，则无以生长壮老已；非升降，则无以生长化收藏。"气的升降出入是人体正常生理活动的基础，而中焦脾胃为人体气机的核心枢纽。脾胃为气血生化之源、周身气机之枢纽，其功能强健则气机升降斡旋得力；脾胃居于中焦，二者一升一降，燥湿相济，纳化相合，精气充盛则营卫调，五脏安则七情平和。李东垣在《脾胃论》中提出脾胃为脏腑升降沉浮枢机的观点，认为脾胃功能的正常运行能够维系人体气机正常运转，而叶天士指出"脾宜升则健，胃宜降则和"，只有气的升降正常，脾胃才能发挥其正常功能。《丹溪心法》曰："升降息则气立孤危"，气机紊乱，则脏腑功能无序，百病丛生，常影响情志的平和，导致情志的郁结等，气机的升降平衡与人的神志活动密切相关，脾胃作为脏腑气机升降枢纽，对机体维持稳态具有重要作用。《素问·宣明五气》提到"心藏神，肺藏魄，肝藏魂，脾藏意，肾藏志，是谓五脏所藏。"人体的情志意识活动依赖于后天之精的充养，与脾脏之间的关系密不可分，脾胃不和，气机不畅，愁忧易生，导致疾病的发生。

4. 心脾血虚

根据中医基础理论，结合现代血液病发病机制，可将脾、胃、小肠在内的具有受纳腐熟运化水谷、促进化生血液的脏腑，统一归纳称为广义的"脾"，即"脾系统"，将其共同完成的消化吸收、化生血液等过程统称为"脾生血"。脾乃气血生化之源，而心主血脉，二者在血液生成和运行方面相辅相成，相互促进。脾主运化，精微物质经脾转输到达心肺，通过心火化赤成血液，脾气健运，则心血充盈。《济阳纲目》云："脾气化液而生血……故曰生化之源。心统血者，脾气化液入心而变见为血也。"心脾两脏关系密切，相互影响，病理上互为因果。因心脾亏虚，化源不足，导致血虚津亏，阴津不足。《脾胃论》曰："夫脾胃不足，皆为血病。"《血证论》言："血之运行上下，全耐乎脾"。《明医指掌》中提到："血者，水谷之精也……生化于脾。"在血液生成的过程中，脾胃是基础和关键，脾胃损伤日久见脾胃虚弱，脾气亏虚不能运化、吸收水谷精微，胃气虚弱不能受纳、腐熟水谷，从而使气血生化乏源，进而导致血虚发生。

5. 肺脾气虚

脾为生气之源，运化生成水谷精气，肺主呼吸之气，肺气肃降，自然界的清气便可被吸入，外界的清气与体内的水谷精气二者合为宗气，进而形成后天之气。另一方面，脾运化水谷精微至肺供其生理功能所需。《薛生白医案》谓："肺为气化之源，又寄养于脾土也。"肺与大肠相表里，肺主要影响着气机和津液的调节两个环节。《类经》曰："大肠与肺为表里……津液所生之病，而主在大肠也。"气运化功能失调，以致气机与津液调节失衡。《素问·六节脏象论》中记载："肺者，气之本，魄之处也。"宗气由肺吸入之清气与脾上输之水谷之气组成。宗气积于胸中，走息道以司呼吸，贯心脉以行气血，并下蓄丹田以资元气。肺主一身之气，若肺气虚，则清气纳入减少，宗气生成不足，一身之气衰少，气少则行而无力终致气滞。肺主气而输布津液，通调水道，脾为后天之本，脾气虚则后天乏源。《医宗必读·虚痨》云："脾有生肺之能，肺无扶脾之力。"临床病证中，若肺脾气虚，水津无法输布，则津留为湿或停聚为痰、为饮，痰浊蕴塞，致肺失宣降，气机上逆。临床上，针对肺脾气虚证，治疗重在补益肺气、行气化痰，既助肺气通畅，又可消除痰郁化热之虞。通过升清降浊、调节阴阳，达到补气活血、升降气机的作用。补益肺脾以杜生痰之源，行气活血消除阳滞使阳气有所助源又能畅达全身，避免郁热内生，共奏固本与治标之功。

6. 肝脾失调

脾主运化，肝主疏泄。肝与脾胃的生理功能相互关联，脾胃为后天之源，气血生化之本，水谷精微入胃，经肝气疏泄，才能濡养全身。肝脾的生理功能异常可导致肝偏亢盛、肝气郁脾及脾胃虚弱致肝木乘之。基于五行学说，肝属木，脾属土，肝木与脾土属相克关系，而木依赖于土的滋养功能，木的生理功能正常与否也可决定土的生理功能，二者之间相辅相成、祸福相依。《血证论》中云："木之性主于疏泄，食气入胃，全赖肝木之气以疏泄之，而水谷乃化。”《医宗金鉴》曰：“肝为木气，全赖土以滋培，水以灌溉。”脾之运化功能强健，精微物质化源充足，肝脏得到充足的营养支持，使肝气疏泄有常。若脾失健运，肝失濡养，疏泄功能减退，气机难以正常运行。而情志与肝脏联系密切，古今医家多从肝论治多种情志病。《素问・六节脏象论》曰：“肝者，罢极之本，魂之居也。”《素问・六元正纪大论》中提到：“木郁之发……胃脘当心而痛。”脾胃的气机升降需肝气的疏泄功能来完成，脾土滋润属阴，病变时易壅滞不通，肝气不畅，疏泄不及，脾胃升降失职，水谷运化不能，脏腑失于濡养，不通则痛、不荣则痛。肝气郁滞，脾土壅塞，即所谓“木郁土壅”。木土本为相克、制约关系，由于先天、饮食不节或起居失常等因素导致脾土虚弱，脾虚运化失司则易生湿酝痰，脾胃虚弱则肝乘虚而犯，脾为太阴湿土之脏本属阴，喜燥而恶湿，湿生之后又伤脾，肝木即乘而犯之，使原本木对土的正常制约变为病理关系，脾土虚弱更甚，《素问・五运行大论》云：“气有余，则制己所胜而侮所不胜；气不及，则己所不胜侮而乘之，己所胜轻而侮之”，即所谓“土虚木乘”。

7. 脾肾两虚

脾肾二脏在生理上相互滋养，相互制约。肾主藏精，主水液，司开合，但司开合需要依赖脾气的制约，如《冯氏锦囊秘录》所言：“夫气者，上下四旁之枢机。若中脘之气健旺有余，则驱下脘之气于大小肠，从前后二阴而出。惟其不足，则无力运之下行”。脾肾二脏与水液代谢关系密切。肾脏乃先天之本，主藏精，肾精化为肾气，有肾阴、肾阳两种属性，肾作为气化的脏腑，肾所藏之精既是气化的物质基础，又是气化的产物。肾的气化意在对人体各脏腑之气的升降出入运动和脏腑形体官窍的功能有推动和调控功能，是肾脏生理功能的高度概括，体现了脏腑间相互依存、相互促进的关系。另一方面，肾主水，依赖脾气脾阳的协助与制约，《医宗必读》言：“夫脾具土德，脾安则土为金母，金实水源，且土不凌水，水安其位，故脾安则肾愈安也。肾兼水火，肾安则水不挟肝上泛而凌土湿，火能益土运行而化精微，故肾安则脾愈安也”。《素问・水热穴论》“肾者，胃之关也，关门不利，故聚水而从其类也……”也表明肾的气化作用在机体水液代谢方面起关键作用，以期达到阴阳协调、脏腑平和的状态。脾胃为三焦之枢转，若中运失健，湿浊内生，枢机不利，则上焦雾露弥漫，痰浊壅塞，凌心迫肺；下焦通调失司，清浊不分，湿浊阻渎，故中焦脾胃对全身气血津液的代谢有举足轻重的作用，脾肾乃先后天之本，后天之脾气可在一定程度上弥补先天肾气不足。临床上一些病证虽病本在肾，但脾肾二脏关系密切，在生理上相互资助，在病理上亦相互影响，互为因果。此外，脾胃居于中焦，是气机升降之枢纽，药物的作用及营养物质吸收均依赖于脾胃的运化、转输及升清降浊功能，可通过调理脾胃，达到补后天益先天，增强肾的气化功能。

第四节・从脾论治疾病的历史沿革

一、引言

中医学基本理论体系的形成根植于中国文化的肥沃土壤，主要受中国古代哲学思想的影响。脾胃学说的思想也不例外，同样离不开中国传统哲学思想的指导。脾胃学说是中医学宝库中的一项重要理论组成部分，其产生是由哲学、文化、社会共同影响而来的，其发展可谓是源远流长，历代医家于此均有发挥。后世医家在中医临床、各类文献中，常将“从脾论治”作为重要的治疗原则。

二、脾胃学说的理论起源

1. 道家强调“道法自然”

道家思想通过易象、先天八卦和后天八卦以及河图洛书对脾脏理论的形成产生深远的影响。无论河图，还是洛书，位于中央的“土”“五”的数字模型，都体现了其在《周易》哲学体系中具有木、火、金、水和其他数字无法替代的重要作用。其中，河洛学说被医家用来阐述人体脾脏的生理特征以及与他脏间的密切关系。具体体现在河洛脏腑位置学和河洛脏腑数字学等方面，并需与五行学说、八卦理论相配。中医脾脏象理论吸收和发展了《周易》“阴阳”的概念，即“肝心脾肺肾五脏皆为阴，胆胃大肠小肠膀胱三焦六腑皆为阳”“腹为阴，阴中之至阴，脾也”，体现了阴阳四象与五行的相通性。至阴即为中土，它的作用至关重要。脾脏又为阴中之至阴，太阳、太阴、少阳、少阴为“四象”，正是“阴阳”的高一层次划分。受《周易》太极说的影响，其后医家常以太极之理演绎脾脏的生理功能、与其他脏腑的关系以及在人体生命活动中的重要作用。

2. 儒家主张中庸之道——以土为贵

“中庸”思维蕴含“和”思维的内涵，是对其最佳调和状态的一种阐释。在西周时期便产生了五行之中土为最贵的思想，《乐记》云：“春生夏长，秋收冬藏，土所以不名时者。地，土之别名也，比于五行最尊，故自居部职也。”《尚书》将土与脾配属，脾胃主运主化和转枢的作用更符合“中土”的特点。子思在承继和发扬孔子思想的基础上，最后总结出“中和”的概念，把“中”作为“和”的前提，将“中”视作“天下之大本”“致中和”是一切变化发展的根本条件。中庸思想本身蕴含着“和”思维的内涵，是对其最佳调和状态的一种阐释，“和”则意味着和谐，其条件是中，即融合在一起的各种不同的东西都要按一定的比例。所以中的作用是达到和。脾具冲和之德，即不燥不湿，不寒不热，静藏而不至枯竭，动泄而不至耗散，升扬而不至浮越，降泄而不至沉陷。总之，以重农为经济背景，通过“和”的思维和“中庸”哲学的渗透，中土思想成为“脾为五脏之使”的深厚理论背景。其理论渗透为脾土调和四脏，容载、化生万物，从而为人体维持相对稳定状态提供了基础。

3.《黄帝内经》初步确立脾胃学说

自战国时期《黄帝内经》作为第一部医学著作问世，标志着大量的临床经验积累最终形成了系统的理论体系，为中医理论之基础，充分肯定了脾胃的重要地位。该书论述了脾胃的生理解剖、病因病机、诊断、治疗和预防，从各方面全面地为脾胃学说的确立和发展奠定了理论基础。在生理上如《素问·经脉别论》曰：“食气入胃，散精于肝，淫气于筋。食气入胃，浊气归心，淫精于脉”“饮入于胃，游溢精气，上输于脾，脾气散精，上归于肺，通调水道，下输膀胱，水精四布，五经并行。”《素问·太阴阳明论》曰：“脾与胃以膜相连，而能为之行其津液何也?”《素问·灵兰秘典论》曰：“脾胃者，仓廪之官，五味出焉”。从理论上说明了脾胃的生理功能及在脏腑中的地位。在病理上也有关于脾胃关系的详细论述，如《素问·太阴阳明论》中“四肢皆禀气于胃，而不得至经，必因于脾乃得禀也，今脾病不能为胃行其津液，四肢不得禀水谷气，气日以衰，脉道不利，筋骨肌肉，皆无气以生，故不用焉”，并以此提出相关治疗原则。《素问·太阴阳明论》曰：“脾者，土也，治中央，常以四时长四脏……不得独主于时也”，阐述中土统领周围四方，脾脏独立于四时而统治四时。故若脾病波及四脏，分别针对四脏进行治疗而疗效欠佳者，应考虑从脾脏着手。体现了在中医五行理论中，脾脏功能为生化万物、兼顾四方、四时而长养调节诸脏。《素问・玉机真脏论》云：“五脏者，皆禀气于胃，胃者，五脏之本也”，所以，有胃气则生，脾胃为“五脏之本”，强调脾胃在人体生命活动中的重要性。

三、脾胃学说的理论形成

公元前 221 年，秦统一中国，中国社会出现了暂时稳定的局面。秦汉时期，道家、儒家思想有了新的发展，进一步影响和推动医学的发展。《难经》曾进一步叙述了脾的形态结构，并有图附于书中，可见古人当时对脾胃已有深入认识。同时也详细论述了脾胃疾病的病因、病机，将饮食、劳逸及情志内伤作为脾胃疾病的主要原因，进一步发展了病因学说。西汉时期张仲景将理法方药完备、理论与实践相结合，在外感六经疾病和内伤杂病的治疗中全面继承了《内经》的学术思想，其学术思想主要记载于《伤寒论》及《金匮要略》之中。西汉时期张仲景所著的《伤寒杂病论》在脾胃学说的继承和发展中亦占有重要地位，是我国第一部理论和实践相结合的理法方药俱全的中医经典之作。并根据当时外感风寒六经传变的疾病特点及内伤杂病的发病特点，将脾胃为本的思想贯穿于六经论治及脏腑论治中，对非脾胃疾病的治疗也从脾胃着手，治疗始终不离脾胃。《金匮要略》所言：“四季脾旺不受邪。”以胃气盛衰作为辨证论治及判断预后转归的重要依据，脾旺则机体气血津液充足，营卫之气充盛，气机升降有常，机体抗病御邪能力才有保障，即“正气内存，邪不可干”。脾胃为气血生化之源，调节气机升降之枢纽，扶正御邪的营卫之气亦出于此，并创立了诸如“理中汤、半夏泻心汤”等治疗脾胃疾病的经典方剂，制定了一系列脾胃病的辨证纲要和治法方药，为脾胃学说奠定了临床证治基础。

四、脾胃学说的初步发展

1. 巢元方与《诸病源候论》

《诸病源候论》是隋代太医巢元方根据《难经》《素问》等经典，结合实践，分析风、寒、湿、火等病候的形成原因和治疗方法的著作。该书总结了隋代以前的医学成就，在中医脏象学说理论的指导下，通过“以脏为纲”的方法对脾胃理论进行分析，强调重视脾胃的生理功能、病因、病机及病理状态，并运用五脏一体观和四时及昼夜节律来分析脾胃病的发展与转归的规律。《诸病源候论》中还有专门的章节讲述脾病病机，即《诸病源候论・脾胃诸病候》中“胃为水谷之海，主受盛饮食者也；脾气磨而消之，则能食”，认为脾胃疾病主要从脾胃两脏受盛和消化水谷的功能上论治。具体应用在《诸病源候论・消渴候》中有提及“夫五味入于口，藏于胃，脾为之行其精气。”提出消渴与脾胃相关；脾胃疾病在该书篇幅很大，除了专门论述，在众多章节中也有体现，如《诸病源候论・湿候》云：“脾与胃合，俱象土。”提出祛湿当健脾。

2. 孙思邈与《备急千金要方》《千金翼方》

孙思邈所编撰的《备急千金要方》是中医理论体系构建时期唯一一部完整而又系统地记载有脏腑辨证论治内容的著作，强调脏腑辨证，以虚实寒热为纲，证型划分简洁，认为寒则虚，实则热，故文中以虚寒与实热证多见。寒热虚实概念贯穿整个脏腑辨证中。在文中提出

"五脏不足，调于胃"观点，认为调理脾胃是治疗五脏不足的根本；另外，从人体生命周期的整体性出发，治疗热病，重视滋养胃阴，反映了孙思邈顾护脾胃的养生观及整体观。在《千金翼方·卷第九》中列各经病状九篇，详细记载各经病状，其中对阳明病状和少阳病状两篇的总结、归纳，便于后世的我们对脾胃病证的诊治、认识更清晰，其为脾胃病证的辨证治疗提供了便捷的门径，也为研究《伤寒论》中脾胃病证提供了文献研究的方法及基础，使得我们对临床脾胃病证的诊治更清晰，能更合理选用治法方药。

五、脾胃学说发展的全盛期

金元时期，旧有的学术思想和临证治则方法尚不能满足临床需求，故涌现出一大批有创新精神的医家，出现了不少新的学术见解，他们在医学理论和临床经验方面，勇于创新，自成一说，来解释前人的理论，逐渐形成了不同的流派。而金元四大家，不仅在医学理论方面独树一帜，更使得中医学理论有所创新和发展，其中脾胃学说的学术理念，极大地推动了从脾论治理论的发展。

1.《脾胃论》的问世

金元四大家之一的李杲在继承古训的基础上创新发挥，独树一帜，法《内经》"土者生万物"的理论，并吸收了仲景的学术思想，开创了"补土派""脾胃学说"的先河，并著有《脾胃论》，为其脾胃学说之代表性著作，云："元气之充足，皆由脾胃之气无所伤，而后能滋养元气。若胃气之本弱，饮食自倍，则脾胃之气既伤，而元气亦不能充，而诸病之所由生也"，认为脾胃病多由虚损造成，临床惯用补中、升阳、益气、益胃之法，他认为脾胃是元气之本，是人体发病与否的关键所在，即疾病的形成乃是气不足的结果，而气之所以不足是因脾胃损伤所致，如《脾胃论·脾胃虚则九窍不通论》曰："真气又名元气，乃先身生之精气也，非胃气不能滋之。"《脾胃论·脾胃虚实传变论》又曰："脾胃之气既伤，而元气亦不能充，而诸病之所由生也。"提出"脾胃元气论、脾胃升降观、阴火论、脾胃一伤则百病生"学术观点，认为脾胃是元气之源，元气又是人身之本，脾胃伤则元气衰，元气衰则疾病所由生，因此必须重视脾胃，这是李杲脾胃学说的基本论点。针对脾胃损伤，李杲指出"惟当以甘温之剂，补其中，而升其阳"，"若用辛甘之药滋胃，当升当浮，使生长之气旺。"在甘温补益脾胃的同时，"更加升发之药，令其元气上升，塞因塞用，因曲而为之直。何为曲？乃伤胃气是也。何为直？因而升发胃气是也。"如加升麻"引胃气上腾而复其本位，便是行春升之令"，加柴胡"引清气，行少阳之气上升"，以合甘温健脾益气之品，升提元气。在治疗上从脾胃入手，创甘温除热和升阳散火两大治法，创制了补中益气汤、升阳益胃汤等方剂，如升麻、柴胡等药物在方剂中的应用，认为只有谷气上升，脾气升发，元气才能充沛，生机才能活跃，阴火才能潜藏。其立方之旨，不外乎补脾益气、升阳调中，使脾气建运，升降有序，气机畅达，阳气不得闷郁。在当时治疗因脾胃受伤引起的"阴火炽盛"的发热性疾病取得很好的效果。他还根据脾主四时，在补中益气汤的基础上随气候变化有所加减；而升阳益胃汤体现了散风药的应用，这些都体现了东垣治疗当中"常中有变"的学术思想。总而言之，李杲在脾胃学说的学术贡献使其成为补土派的鼻祖，脾胃学说得以进一步充实发展。

2. 其他理论的进展

刘完素是金元时期寒凉派，同时也是河间学派的代表人物，学术上他以倡导"火热论"著称。河间学派诸医家重仲景之学，与仲景重脾胃思想一脉相承，在他们的著作中多处体现了河间学派对脾胃的重视，强调了脾胃在人身中的重要地位。刘完素在《素问玄机原病式·六气为病》中言道："胃属土，土为万物之母，故胃为一身之本""动物神机为根在于中""食入于胃，而脾为变磨，布化五味，以养五脏之气，而养荣百骸"，指出脾胃消磨水谷以精微滋养五脏百骸，为一身之本。刘完素还在《宣明论方》中以"燥湿润燥，土气得其平"为原则，针对脾胃湿气自甚与干涸气衰两种病机，分别提出"以温燥药去其湿"与"以寒润之药补阴泻阳"的治疗策略，为后世医家治疗脾胃病搭建了新的理论框架。

金元时期攻邪派代表人物为张从正，他认为病由邪生，邪去则正安，故治疗上主张祛邪扶正。张从正在《儒门事亲》中说："胃为水谷之海，人之四季，以胃气为本""五脏六腑，四肢百骸，皆禀受于脾胃，行其津液，相与濡润滋养"。固其根本，本固则精化，精化则髓充，同样强调了脾胃滋润濡养周身的作用，指出了脾胃在人体中的根本地位。

朱丹溪继承儒、道思想，在《格致余论》指出"夫胃气者，清纯冲和之气也……人之所赖以为生者也"，而"脾具坤静之德，而有乾健之运。故能使心肺之阳降，肾肝之阴升，而成天地之交泰，是为无病之人"，认为脾胃是维系人体生命健康的根本。丹溪学派既继承了河间学派重视润养胃阴的思想，又吸收了易水学派补益脾阳的观念，在其著作中体现了重视脾阳胃阴的脾胃观。

六、脾胃学说理论的成熟

明清时期中医理论体系趋于完善，出现了很多著名的医家，脾胃学说得到进一步完善，他们在充实脾胃学说理论的同时，在临床实践中诊治疾病亦颇见功夫。他们敢于创新，博采众长，丰富了脾胃学说，并将其脾胃学术思想在文献著作中得以充分体现。

1. 薛己主张"人以脾胃为本"

薛己被称为明清温补学派的先导，治病重脾肾，重视甘温以生发脾胃之阳气，发《内经》之旨，承东垣之学，提出"人以脾胃为本"。注解《明医杂著·医论》曰："人之一身，以脾胃为主。脾胃气实，则肺得其所养，肺气既盛，水自生焉；水升则火降，水火既济，而成天地交泰之令矣。脾胃一虚，四脏俱无生气"。薛氏认为脾胃为气血之本，生化之源，脾位于中焦，五行属土，土为万物之母。《经候不调》中云："盖血生于脾土，故云脾统血"。最早明确提出"脾统血"。薛氏应用健脾益气药物来治疗血证，《证治准绳》中记"一妇人因怒……而经暴至。盖肝藏血，此怒动火，而血妄行。用加味逍遥散加生地黄治之，神思顿清，但食少体倦，月经未已，盖脾统血，此脾气虚不能摄血，用补中益气治之，月经渐止。"薛己在《内科摘要》中还提出"命门火衰而脾土虚寒"的观点，在治疗上善用温补，主张滋其化源。

2. 张景岳明确提出"脾主运化"

明代杰出医家张景岳为温补派的代表人物，在其著作《类经》和《景岳全书》中，均明确提出了脾主运化的论述。《类经·身形候脏腑》曰："脾主运化水谷以长肌肉，五脏六腑皆赖其养，故脾主为卫。"详细地论述了脾主运化，既能运化水谷精微，又运化津液。《类经·脏象类》曰："脾胃皆属乎土，所以生成万物……土为万物之本，脾胃为脏腑之本"。继承了补土医宗李东垣"脾胃滋养元气"的观点，在病因中强调脾胃损伤为其他疾病发生的重要原因，并在脾胃的生理、病理及其治则、治法、养生用药等诸多方面都有所发挥。其学术思想主要有：五脏互藏、脾土为五脏之核心、命门元气为脾土之母、升阳同时养阴，创立益气养阴之法、调和五脏以治脾胃、脾胃为养生之本等。正如《景岳全书》中指出："凡劳倦伤脾而发热者，以脾阴不足，故易于伤，伤则热生于肌肉之分，亦阴虚也。"从而意识到了脾阴的重要性。

3. 缪希雍重视脾胃善甘润

在明清之前，对于脾胃疾病多重视脾阳，尤其以《脾胃论》的面世，使得重补脾阳成为主流，而明代缪希雍虽崇其说，然又有所发展，另辟蹊径倡导辨病应分脾阳、脾阴。缪氏撰《先醒斋医学广笔记》中记载"脾主四肢，阴不足故病下体"。脾阴不足，化源缺乏，营血不生，精微不布，濡养不得，而致机体失养，痿废无用。由此可知，缪氏对脾阴的阐述，其功能上即运化水谷精微及濡养四肢百骸。该书注重脾阴，主张甘平滋润、酸甘化阴为育养脾阴大法。缪氏脾阴虚证与李东垣的脾气虚证有相同之处，即运化与濡养的异常，二者不同点在于气升与气陷所产生的两种结果。缪氏在《神农本草经疏》中也提及"升降者，病机之要最也"，可见他对东垣升降论的推崇与重视，并主张"治阴阳诸虚病皆当以保护胃气为急"。缪希雍的脾阴学说在学术上承传于李东垣，将李东垣脾胃气虚发热的理论与临证治法做以进一步拓展，增补了脾阴虚发热的学术内容，使脾胃内伤发热学说逐步完善。

4. 叶天士创立"胃阴学说"

脾胃学说逐步趋于完善，尤以叶天士的贡献最为突出，在继承张仲景和李东垣脾胃学说思想下，其较为注重益胃阴，并创立"胃阴学说"，推崇甘平甘凉濡胃阴，降之则和，倡导胃阴宜养。叶天士处于温病盛行年代，受时代背景影响，对胃阴虚的病理因素主要围绕温病展开。叶氏主张"论脾首重脾阳，论胃首重胃阴"。《临证指南医案·脾胃》曰："阳土喜柔，偏恶刚燥，若四君、异功等，竟是治脾之药，腑宜通即是补。"不仅对温热病别有体悟，对脾胃系统的理论和治则都独有心得，强调脾与胃由于生理特性不同，细化了脾胃治疗准则，于中医整体观之中不忘阴阳有异，脾胃有殊，在病理转归和临床治疗中也当有别。提倡多用甘凉濡润之品滋养胃阴之法，使胃的津液来复，则其通降可成。并提出疾病初起病位在气，然而胃病病程日久，必定入络脉，治疗当以辛香之品疏理气分，同时采用辛柔和血之法。叶氏的门人华岫云曾在《临证指南医案·脾胃》案后指出"盖东垣之法长于治脾而略于治胃耳……今观叶氏之书始知脾胃当分析而论。"叶天士在临证中对调养脾胃之阴尤为重视，在治疗中顾护胃阴，是对脾胃脏象理论的重大突破和发展，使中医脾胃学说发展成为一个完整的理论体系。

5. 沈金鳌创立"脾统四脏"

清代医家沈金鳌提炼前人理论内涵之精华，创立了"脾统四脏"学说："盖脾统四脏，脾有病，必波及之，四脏有病，亦必有待养脾，故脾气充，四脏皆赖煦育，脾气绝，四脏安能不病。"论述了脾的生理功能决定了其中心地位，是其余四脏生理活动的基础，脾病必波及余四脏，脾失健运，其余四脏均受气而发病，反之，脾胃为后天之本，气血生化之源，四脏病之治养皆依赖于脾。沈金鳌也在《杂病源流犀烛》中论及先天资养后天。如"若脾虽强盛能食，而肾气不足，真火不能上行为胃腐熟水谷……治之者惟使脾肾之气交通"。沈金鳌临证治疗某些脾胃病时喜用辛温，慎用寒凉，正如他指出"辛为肺金之味，故辛可胜酸，金克木也，辛则必热，辛以治肝实，热以扶胃衰"。

七、脾胃学说的创新发展

21 世纪的医学是以人的健康为研究对象与实践目标的健康医学，随着生活水平的提高，现代科学技术的飞速发展推动着整个社会的进步，把现代科学技术手段运用于中医学脾胃学说的基本理论、实验及临床的研究中将为医学实践提供更可靠的依据，并将有力地促进中医学脾胃学说内容体系的发展。中医学认为，脾为后天之本，主运化，脾脏的功能正常，则可维持人体内外环境的稳定，从而不易受外邪侵扰，以达到防病延年的目的，因此，脾在人体防病中具有重要的作用。现代中医学者在继承历代医家从脾论治疾病的理论成果基础上，结合中医临床实践和现代医学的发展成果，使中医从脾论治疾病的理论得以有前所未有的发展创新。

中医学“脾”的含义较为广泛，除了包括现代解剖学脾脏的主要功能，即消化系统方面的功能外，也包括了其他系统器官的部分功能。因此，中医理论体系的“脾”是一个多功能的集合体系，包括消化系统、内分泌系统、免疫系统以至神经系统等多方面的功能，在调节整个机体的生命活动中占有重要地位。“脾胃为后天之本”理论伴随着脾胃学说的丰富和完善逐渐发展广泛运用于临床，逐渐完善，并有了长足的发展，走向真正的成熟。现代学者在前人研究的基础上，对历代医家从脾论治医案进行筛选整理、归纳分析的过程中，提炼古人从脾论治的方药特点，对健脾中药的研究及重大新药创制提供了思路和借鉴，同时还加深了对古人从脾论治思路的理解和认识。并开展了临床及基础研究，对脾胃学说进行了深入的探讨，从不同方面发展了脾胃学说，扩大了脾胃学说的应用范围，充实了脾胃学说的内容。

综上所述，脾胃学说是中华民族灿烂文化的重要组成部分，在世界传统医学领域处于领先水平。由于历史条件的限制，它并非完美无缺的，如何运用现代科学技术，使其理论更加完整、方法更加科学，是我们面临的重大课题。所以，我们不仅要把古代医家的脾胃学说很好地传承下来，而且还要在临床实践中，运用现代科学知识和方法，继续充实、丰富和发展脾胃学说，把它提高到一个新的水平，使脾胃学说更好地为人类健康保驾护航。

第五节 从脾论治内分泌代谢性疾病概述

一、引言

内分泌疾病，作为现代医学体系中的一大类慢性疾病，涵盖了糖尿病、甲状腺功能亢进症、甲状腺功能减退症、代谢综合征、骨质疏松症、痛风等多种疾病。这些疾病多具有病程长、症状复杂、治疗难度大等特点，给患者的身心健康带来了极大的威胁。在西医治疗领域，虽然药物种类繁多，但往往伴随着不同程度的副作用，如白细胞减少、肝功能损害、皮疹等。相比之下，中医药治疗内分泌代谢性疾病凭借其独特的优势和理论基础，逐渐受到越来越多患者的青睐。本文将从中医“脾”的角度出发，探讨内分泌疾病的中医治疗方法，以期为内分泌疾病的中医治疗提供新的思路和方法。

二、中医对“脾”的认识

关于脾的形态，《医学入门》述其“形扁似马蹄，又如刀镰”。《医纲总枢》述其“形如犬舌，状如鸡冠”。马蹄、鸡冠等形象与现代医学所说的胰腺类似。在生理功能方面，胰腺是人体的第二大消化腺，具有内分泌和外分泌功能，胰腺中外分泌腺分泌胰液，促进胃肠消化吸收；内分泌腺分泌胰岛素，调节血糖。《素问·经脉别论篇》曰："饮入于胃，游溢精气，上输于脾，脾气散精，上归于肺，通调水道，下输膀胱，水精四布，五经并行"。中医学认为脾主运化水谷与水液，具有把饮食物化生为水谷精微，并把水谷精微传输至全身的作用。脾为五脏之一，本身不直接与水谷接触，饮食物经口进入体内，通过胃的受纳腐熟，再下送小肠进一步消化，但胃与小肠的消化功能依赖于脾的气化作用，使水谷转化为水谷精微，并通过脾气的传输作用布散全身，而发挥滋养功能。脾在运化水谷传输精微的同时，也将其中的液体化为津液，转输至肺，再经肺的宣发肃降作用输布于全身，外润肌腠皮毛，内润五脏六腑。

三、脾的现代医学内涵

中医理论认为，脾为"气血生化之源"，亦有"脾为生痰之源""四季脾旺不受邪"之说，这提示中医之脾与机体免疫功能亦相关。现代医学表明，中医学的"脾系"包含了现代医学中脾脏的免疫功能，认为脾是机体细胞免疫和体液免疫的中心，也是机体"免疫-神经-内分泌"调节系统的重要组成部分，而且也与现代医学中肾上腺皮质及黏膜免疫功能等有密切的联系。

1. 脾与神经内分泌系统

脑-肠轴（BGA）由中枢神经系统、自主神经系统、肠神经系统、下丘脑-垂体-肾上腺轴等结构组成，具有双向信号调节功能，将胃肠道和脑联系起来。存在于脑和胃肠道中的某些激素与神经递质，被称为脑肠肽，中枢神经系统与胃肠道之间通过脑肠肽产生的相互联系、相互作用的过程叫脑肠互动。当视觉、触觉等外源性信息或情感、思维等内感性信息刺激中枢神经系统时，胃肠道的感觉、运动和分泌功能也会受到影响，出现胃肠动力障碍。

中医认为"脑为元神之府"。《素问》记载："气和而生，津液相成，神乃自生。"说明脾胃化生的气血、津液是人体神志活动的物质基础。《灵枢》曰："神者，水谷之精气也。"阐述了"水谷精气"与"神明"之间的关系，证实了脾胃、大肠与脑之间存在着紧密的联系。而脾在志为思，思虑过度，日久伤脾，脾胃之气升降失司，则出现不思饮食、脘腹胀满等症状，与西医的BGA理论相吻合。动物实验表明，脾虚大鼠的胃肠激素分泌水平显著下降。有学者使用理肠汤显著改善了溃疡性结肠炎患者血清血管活性肠肽、P物质、生长抑素水平。研究发现，胃瘤安、健脾升阳方、肠激宁、附子理中汤等多种具有健脾功效的方剂均可以上调脾虚大鼠血清中淀粉酶活性以及胃动素、胃泌素的含量，降低乳酸脱氢酶、琥珀酸脱氢酶活性，从而改善胃肠道症状。由此可见，健脾类方药对脑肠肽的分泌有重要的调节作用。

2. 脾与物质能量代谢

中医学认为脾是集合消化系统，并涉及其他脏器的重要功能单位，其生理功能包括脾主运化、主统血，并以升清为其主要生理特性。"脾主运化"其内涵涵盖了"运"和"化"两方面，脾主运化中的"运"侧重脾对水谷精微的消化、吸收和转运；脾主化则是指脾将吸收的水谷精微，化生为精、气、血、津液等营养物质，即物质间的转化及物质转变为能量的过程。中医的脾是人体内一个联合机构，它负责食物的消化吸收，将食物转化为人体本身所需之动能，并将其适当分配给各器官系统，以保证人体生命活动的正常进行。葡萄糖是人类食物的主要成分，约占食物总量的50%以上，葡萄糖还是机体重要的碳源，其作为人体的三大营养物质之一，可提供机体所需之能量。中医学认为脾主运化，能将体内的“精微物质”转输至全身。葡萄糖即为人体的精微物质之一。脾虚时，脾主运化功能失司，葡萄糖不能正常转运，可引起机体的糖代谢障碍。已有研究发现脾虚痰湿可作为糖耐量低减患者的辨证分型之一，提示糖耐量减低与脾虚运化失司，致糖代谢障碍有关。蛋白质的消化过程起始于胃部。胃蛋白酶是主要的蛋白质水解酶。蛋白质进一步的消化则是在食糜内容物混入胰液后，由胰蛋白酶、糜蛋白酶、肽酶，以及弹性蛋白酶等水解酶催化进行的。经胰酶水解作用后，消化产物主要包括游离氨基酸和小分子肽化合物，生成的小分子肽成分，在小肠黏膜分泌的蛋白酶的作用下，进一步完全水解生成氨基酸，而被机体吸收。可见，蛋白质消化吸收需依赖胃、胰、肠等脏器，而这些脏器功能的发挥均需依赖中医脾系统的作用。脾虚时脾脏不能正常发挥其生理功能，必将影响胃、胰腺、肠等脏器的功能，影响蛋白质的消化吸收及代谢。此外，脾主运化升清，机体需要依赖于中医脾之功能将蛋白质运送到全身各处，从而不断地为机体提供营养及能量。脾虚时出现食欲下降、消瘦、乏力等表现，这与现代医学的蛋白质合成受阻及摄取不足表现相似，也说明了脾虚与蛋白质吸收代谢异常密切相关。脂类是一类非均一、物理和化学性质相近，并能为机体利用的有机化合物，是脂肪和类脂的总称。中医学认为“脂”与津液同源，属水谷精微，是人体必需的营养物质，其运化输布需依赖脾的功能。《黄帝内经灵枢集注》记载：“中焦之气，蒸津液，化其精微……溢于外则皮肉膏肥，余于内则膏肓丰满。”《中西汇通医经精义》曰：“脾生脂膏，脂脾所司”，说明脂来源于中焦，由脾运化水谷而生成，并依赖脾的转输功能布散周身，以濡润滋养五脏六腑、四肢百骸。可见，脾与脂类代谢密切相关。有研究者通过对血脂异常患者中医证候的研究，总结了血脂异常中医证候分布的规律，发现脾虚和肾虚是血脂异常发病的主要病理基础，提示脾虚与脂类异常存在相关性。能量代谢是机体物质代谢过程中伴随的能量释放、转移和利用，它与中医的脾主运化和脾主肌肉理论有着密切的关系。脾主运化，主要体现在纳运水谷和化生精微，这一过程就伴随着不断地消耗能量和产生能量；脾主肌肉，主要依靠脾主运化的功能来实现，现代医学认为肌肉的舒缩功能正常与否与能量代谢密切相关。从现代医学角度来看，线粒体是一种将物质代谢、能量代谢和遗传变异三大基本生命活动形式融于一体的半自主性细胞器，线粒体的三羧酸循环是糖、脂、氨基酸三大营养物质的代谢枢纽和最终通路，而其氧化磷酸化过程是机体产生能量的主要方式。脾虚病证的线粒体研究结果可体现中医脾的生理病理功能：早期研究发现，脾虚患者胃黏膜壁细胞线粒体数目减少，形态发生变化，膜结构遭到破坏；脾虚证衰老大鼠心肌和脑组织线粒体 DNA 发生缺失突变；脾虚大鼠空肠上皮细胞 ATP 含量显著降低，提示脾虚模型建立后大鼠生成 ATP 障碍，而艾灸或四君子汤灌胃治疗均可促进脾虚大鼠空肠上皮细胞 ATP 生成。

3. 脾与凝血功能

中医理论中脾具有“主统血”的生理功能，是指脾通过脾气的固摄作用统摄、控制血液在脉管内正常运行，而不溢出脉外。“脾主统血”发于《难经》中的“脾重二斤三两……主裹血，温五藏，主藏意”的论述。《医碥》也记载：“脾统血，则血随脾气流行之义也。”从解剖学角度来看，脾内血管丰富，血液充盈，可见“脾裹血”是从脾的解剖形态结构特征角度来描述的。近年来研究发现，脾虚患者出现的凝血异常主要与凝血因子结构、活性下降、微循环障碍等有关。在止血机制中起着最重要作用的血小板有 1/3 位于脾脏，脾脏肿大时大约有 90%的血小板滞留于脾脏。通过对脾虚、脾不统血者进行血小板功能及超微结构形态的观察，发现这类患者的血小板数量基本正常，但由于机体能源物质不足及利用障碍，特别是蛋白质代谢障碍，使血小板的膜糖蛋白Ⅰ、Ⅱ、Ⅲ及骨架收缩蛋白中的d-辅肌动蛋白和肌动蛋白结合蛋白生成减少，结构变异，造成血小板黏附、聚集、收缩功能下降，血小板对毛细血管的支持、营养作用降低，毛细血管脆性增加，导致出血。也有学者发现，脾不统血证反复出血的发病机制，半数病例可能与血小板聚集功能缺陷有关。由于脾虚、脾不统血者多正气虚，故亦有不少以免疫为角度的研究，研究发现脾虚时红细胞C3b受体水平下降，提示红细胞介导的清除循环免疫复合物及免疫黏附功能下降，造成循环中免疫复合物增多，沉积于很多组织器官，固定血小板、补体并与其受体发生炎症反应。出血相关因素除了凝血因子之外，还有血管本身的因素，脾虚证人群存在明显的甲襞外周微循环障碍，主要表现为管袢形态方面的改变，包括清晰度下降，管袢数减少，异形管袢明显增多；血液流速减慢，有轻至中度红细胞聚集；袢周可见轻至中度明显渗出，甲襞有少数管袢出血。脾阴虚证患者的血液流变学主要改变为全血比黏度、血浆比黏度、红细胞硬化指数增高，血沉增快，处于浓、黏、聚的状态。

中医学认为，瘀血是血液运行障碍、血液凝聚所形成的病理产物。血液在脉中正常运行而不逸出脉外，依赖于脾主统血的功能，脾阳不足，脾失健运，运化水谷精微的功能减退，则气血化源不足而气血亏虚，气虚则统摄作用减弱，统摄无权，发生血逸脉外而导致出血，形成瘀血。瘀血形成后阻滞气机、阻塞经脉、瘀阻于心胸出现胸闷、胸痛等症状。由此可知，血小板的黏附、聚集，纤溶系统抑制等导致血小板聚集、血栓形成与中医学“瘀血”有相同之处。

4. 脾与免疫系统

中医认为脾的功能为主运化、主统血、主肌肉四肢，为气血生化之源。其功能涵盖了现代解剖学的脾脏、胰脏、胃肠道，涉及消化、内分泌、神经、血液等多个系统，同时还包括淋巴组织器官及外分泌腺等，这些均与免疫系统密切相关。“脾为之卫”即脾通过卫气行使防御功能，“脾为之卫”与免疫系统相关性的建立离不开的最重要物质便是卫气。中医学将卫气的分布形式狭义地描述为“卫在脉外”，而广义上的卫气分布则是指“营中有卫，卫中有营”，即营卫皆源于脾胃所化生水谷精微而行于脉中，而卫气滑利剽悍，内而胸腹脏腑，外而皮肤腠理，外邪入侵时亦可出脉外而御邪，这与现代医学中血液系统的描述颇为一致。血液由血浆和血细胞等组成，血浆内含有的各种营养物质相当于中医学的“营气”，含有的免疫球蛋白（IgM、IgG）等抗体成分可被视为“卫气”；血细胞中红细胞负责携带氧气供给身体正常生理活动，而白细胞尤其是中性粒细胞、单核细胞、淋巴细胞等免疫细胞则发挥着重要的免疫作用。白细胞有活跃的移动能力，能够从血管内迁移到血管外，或从血管外组织迁移到血管内，通过渗出、趋化，识别、吞噬、消灭、清除或降解病原体及组织碎片。这些物质都与卫气的特性相吻合，《灵枢·上膈》云：“卫气不营，邪气居之。”意为倘若脾气虚弱，卫气不能正常运行，邪气便可趁虚而入，稽留继而引起疾病。这与现代医学的机体免疫功能低下，免疫应答不足，病原微生物侵入机体而发病的理论不谋而合。如研究发现，具有健脾功效的黄芪可以通过调节脾虚湿困大鼠IL-6、IL-10水平，进而增强机体免疫力，调节内分泌等系统，以改善脾虚湿困症状。

四、从脾论治内分泌疾病的理论基础

在中医理论中，脾被视为后天之本，主司运化、升清、统血等功能。它不仅参与食物的消化吸收，还与水液代谢密切相关。脾的生理功能主要包括：主运化，即将食物转化为营养物质并输送到全身；主升清，即将水谷精微等营养物质上升并布散到全身；主统血，即调节血液的运行。这些功能均与机体的整体生理功能密切相关。内分泌系统是生物体内一系列腺体组成的复杂网络，通过分泌激素来调节机体的生长、发育、代谢等生命活动。内分泌系统包括下丘脑-垂体-性腺轴、甲状腺-垂体轴、肾上腺-垂体轴等。这些腺体分泌的激素对机体的代谢、生长、发育等具有重要调节作用。脾与内分泌系统存在三点的联系，首先，生理功能上的联系：中医脾的运化功能与内分泌系统的代谢调节功能具有相似之处。脾的运化功能可以理解为对营养物质的吸收和利用，而内分泌系统的代谢调节则是对激素的分泌和作用的调控。两者均涉及对机体内部环境的稳定和平衡的维持。其次，病理变化上的相互影响：中医认为脾虚可引起机体内分泌失调，导致激素分泌异常。而现代医学研究也发现，内分泌系统的功能紊乱可导致脾胃功能的失调。例如，甲状腺功能减退可导致消化功能减弱，而肾上腺功能亢进则可能导致水钠潴留等脾胃功能失调的表现。最后，治疗方法上的相互借鉴：中医治疗脾虚的方法包括健脾益气、温阳健脾等，这些方法可以调节机体的内分泌功能，改善内分泌失调的症状。而现代医学在治疗内分泌系统疾病时，也可以借鉴中医的理论和方法，如通过调整饮食、中药治疗等来改善患者的脾胃功能，从而促进疾病的康复。

五、从脾论治内分泌代谢性疾病的实践应用

1. 糖尿病的治疗

中医学的脾与现代医学的胰腺关系密切，若脾虚则胰腺功能受损，从而影响胰岛素分泌，导致糖尿病的发生发展。《灵枢·本脏》曰："脾脆，则善病消瘅易伤"（脾脆即脾气虚）。《灵枢·邪气脏腑病形》曰："脾脉……微小为消瘅"，最早提出脾气亏虚易引发消渴。脾主运化，水谷精微的传输以及布散都依赖于脾，若脾气亏虚，脾的运化功能失常导致脾不散精，水谷精微输布障碍，脾虚津液不能上输于肺则出现口干、口渴等上消证；脾虚不能为胃行其津液则出现胃热多食易饥等中消证；脾虚清气不升反下陷，精微下注则出现尿浊、尿有甜味等下消证，因此，脾气亏虚，脾不散精是导致消渴三消证的基础。此外，《格致余论》曰："脾土之阴受伤，转输之官失职"，脾阴亏虚，脾的运化功能失调，脾不散精，影响气血运行与津液的输布。现代研究认为，脾阴虚，脾运化功能失司，导致精微物质不能传输，加重胰岛素信号转导障碍，胰岛素分泌减少，人体血糖水平升高。因此，调和脾胃在治疗糖尿病的过程中起关键作用，理脾阴、健脾气是健脾胃的关键。治疗糖尿病不应当一味投入清热养阴之品，应当从脾论治，在健脾的基础上进行治疗，采用补益脾气、健脾养阴等药物。现代药理学研究表明，健脾中药对受损的胰岛细胞具有修复功能，且能刺激胰岛素分泌，从而控制疾病发展。

2. 甲状腺功能异常的治疗

甲状腺功能异常主要包括甲状腺功能亢进症、甲状腺功能减退症两类疾病。甲状腺合成并释放甲状腺激素过多，造成以神经、循环、消化等系统兴奋性增高和机体代谢亢进为主要表现的临床综合征称为甲状腺功能亢进症。甲状腺合成或释放甲状腺激素不足，造成以神经、循环、消化等系统兴奋性降低和机体代谢减退为主要表现的临床综合征称为甲状腺功能减退症。中医书籍中没有本病的明确记载，只有相应症状的描述，如《诸病源候论·瘿候》篇所论"瘿""气瘿""瘿瘤"等病与甲状腺功能亢进症类似，甲状腺功能减退症则属于"瘿

病虚劳”“水肿”等范畴。

《诸病源候论·瘿候》言：“瘿者……由忧恚气结所生……搏颈下而成之”，此即明确指出瘿病主要病因为忧思气结。脾在志为思，《素问·举痛论》言：“思则气结……思则心有所存，神有所归，正气留而不行，故气结矣”，故忧思日久则伤脾，脾伤则气结而生瘿病。《灵枢·本神篇》言：“脾藏营。”关于营的解释，《灵枢·邪客》言：“营气者，泌其津液，注入于脉，化为血，以营四末，内注五脏六腑”。其中营气通过裹挟津液注入脉中化而为血，一部分外达四末以濡养四肢，另一部分内注五脏六腑以濡养在内之脏腑。由此可见，《内经》将营气及其所包裹之津液视为一个整体，此即后世所言之脾阴。脾脏通过营气挟带并转输水谷精微以灌溉四旁，构成了脾阴基本的生理功能。甲状腺功能亢进症患者临床多表现为乏力、怕热、多汗、消瘦、易激动、烦躁失眠、心悸、大便次数增多或腹泻、月经稀少等症状，此类症状与脾阴虚证息息相关。

阳气在人体主温煦及推动作用。《素问·生气通天论篇》云：“阳气者，若天与日，失其所则折寿而不彰，故天运当以日光明，是故阳因而上，卫外者也。”甲状腺功能减退症患者阳虚则温煦及推动功能失常，故而产生畏寒怕冷、便秘、体重增加等一系列低代谢症状。相关研究指出甲状腺功能减退症患者以阳虚体质多见，进一步印证了阳虚与甲状腺功能减退症的关联性。《脾胃论》曰：“脾胃虚弱，阳气不能生长，是以春夏之令不行，五脏之气不生。”由此可见，脾胃为阳气化生之源，脾阳虚则其余四脏皆受累而虚，故脾阳虚又为阳虚之根本。脾主四肢，脾阳虚而气血凝滞不通则见四肢关节疼痛、乏力少汗、手足肿胀感；脾失运化则水液内停故见体重增加、颜面及眼睑水肿；脾阳虚则气不通，胃肠推动不足故见便秘。由此可见，脾阳亏虚为甲状腺功能减退症的基本病机。

因此，根据甲状腺功能亢进症与甲状腺功能减退症基本病机的不同，可将基本治法分为两类，其中甲状腺功能亢进症治疗当益营气的同时加以滋养营阴，仲景之后，随着脾阴学说的不断完善，补益脾阴之方药层出不穷，其中参苓白术散为代表方。脾阴虚除营气不足之外，营阴亏虚亦为重要的病机，滋养营阴之药首推白芍，此外，明代缪仲淳在《先醒斋医学广笔记》中指出：“胃气弱则不能纳，脾阴亏则不能消。世人徒知香燥温补为治脾虚之法，而不知甘凉滋润益阴之有益于脾也”。其创立滋补脾阴名方资生丸，用药常以石斛、木瓜、牛膝、白芍、酸枣仁酸甘柔润为主，佐以枸杞子、生地黄等甘寒益阴之药，补营阴而不滋腻，为治疗脾阴虚提供了理论及临床依据。甲状腺功能减退症治疗当健脾气的同时辅以温运中阳，甲状腺功能减退症基本病机为脾阳虚，补脾气可以升阳除湿，脾气实则湿邪自化。故健运脾气药物首选甘温之药，甘可入脾土，温则可配合辛温开散之药以扶脾阳，甘温健脾之代表方首推李东垣之补中益气汤，在补益脾气的同时应加以辛温散寒之药以扶助脾阳。

3. 骨质疏松的治疗

脾属土，居中脏，为后天之本、气血生化之源；骨者，为肾所主，肾为先天之本，二者在生理上相资，病理上相关。《灵枢·决气》曰：“谷入气满，淖泽注于骨。”水谷精微濡养骨骼，骨方得以强健。《素问·五脏生成篇》记载：“肾之合骨也，其荣发也，其主脾也。”肾藏精，主骨；脾之合，肉也，主四肢肾主骨功能的强弱依赖于脾生化功能的滋养方能实现，是故实胜虚，土胜水也，因此后天对先天的补充是预防骨痿发生的关键。在临床治疗中应以益气健脾为治疗法则，研究发现，益气健脾法能够影响内分泌进而调节骨代谢，间接也通过肠-微生物-内分泌-骨轴影响体内钙磷代谢与骨吸收形成。益气健脾法对骨质疏松疼痛及平衡功能的改善，其深层原因也与其减少体内5-羟色胺等致止痛物质及调节中枢神经系统、改善前庭状态有关；另外，在生物能源利用上，实验研究发现健脾益气法对肌肉在线粒体有氧代谢功能、磷酸原供能、糖酵解供能及供能物质改变有积极促进作用。

4. 痛风的治疗

痛风病名，首见朱丹溪《格致余论》，设“痛风论”专篇，云：“彼痛风者，大率因血受热已自沸腾，其后或涉冷水，或立湿地，或扇取凉，或卧当风。寒凉外抟，热血得寒，污浊凝涩，所以作痛。”龚廷贤《万病回春》云：“一切痛风肢节痛者，痛属火，肿属湿”，脾胃虚弱，痰浊内生；或感受外湿，内困于脾；或饮食失节，脾不健运，水湿停聚，蕴久化热，流注肢体关节发为痛痹。归纳其病机，脾胃虚弱为痛风发病的基础，脾气亏虚则水湿不化，清阳不升，浊阴水湿汇聚，酿生湿浊，为痛风发作之根本。加之脾为后天之本，气血生化之源，脾主运化、主升清可运化水谷精微物质，输布全身濡养四肢百骸。脾主四肢，四肢功能活动流利，有赖于脾转输饮食所化之阳气充养，此为其一。其二，痛风发病，多见于第一跖趾关节，足太阴脾经循该处而行。《灵枢・经脉》云：“脾足太阴之脉，起于大指之端，循指内侧白肉际，过核骨后，上内踝前廉……属脾，络胃”，核骨即为第一跖趾关节内侧的圆形突起，从经络循行看，脾与痛风关系密切。其三，痛风患者多嗜食肥甘厚腻之品，酿热生湿，加之痛风急性发作多有暴饮暴食、高嘌呤饮食史。脾喜燥恶湿，湿邪重着黏滞，向外不能宣发、向内不得渗利。中焦气机受遏，气机不畅，脾失健运，湿邪复生，内湿外湿相合更伤脾气，如此恶性循环，终使痛风反复发作难愈。临床研究发现，以健脾为法或健脾类方剂具有降低尿酸水平的作用，其保护肾功能是通过调节机体代谢、促进尿酸排泄、改善肾脏炎症实现的。此外，脾功能失调到疾病产生是个缓慢的过程，常伴随着机体自我修复等过程。因此，通过治脾使脾健运，可驱散邪气，亦能使“正气存内，邪不可干”，增强人体抗病能力，进而达到防治痛风的作用。

六、结论与展望

从脾论治内分泌疾病是中医治疗该类疾病的重要手段之一。通过调节“脾”的运化功能以及与之相关的神经系统、内分泌系统、免疫系统等多个系统的功能状态，可以有效地改善内分泌疾病患者的临床症状和生活质量。同时，中医药治疗内分泌疾病还具有副作用小、疗效稳定等优点，逐渐受到越来越多的患者青睐。然而，目前中医治疗内分泌疾病仍存在一些问题和挑战，如辨证施治难度较大、中药疗效评估标准不统一等。因此，未来需要进一步加强中医药治疗内分泌疾病的临床研究和探索，以便更好地发挥中医药在内分泌疾病治疗中的优势和作用。

第二章

从脾论治内分泌代谢性疾病临证经验

第一节 从脾论治糖尿病前期

一、概述

糖尿病前期是糖尿病发病前的过渡阶段，包括空腹血糖受损（Impaired fasting glucose，IFG）、糖耐量减退（impaired glucose tolerance，IGT）以及两者的混合状态，是在正常血糖与糖尿病之间的中间高血糖状态。我国糖尿病前期患病率持续升高，患病人群数量庞大，每年有5%～10%的糖尿病前期个体进展为糖尿病。糖尿病前期标志着发生糖尿病的风险增加。高血糖的损害在糖尿病诊断之前就可以发生，糖尿病前期与心血管疾病、微血管病变、肿瘤、痴呆、抑郁等疾病的风险增加相关。

古代医籍无“糖尿病前期”病名的记载。但从其病因病机、临床表现来看，糖尿病前期可属于中医学“消瘅”“脾瘅”“消渴”等疾病范畴。“脾瘅”首见于《素问·奇病论篇》：“此五气之溢也，名曰脾瘅。夫五味入口，藏于胃，脾为之行其精气，津液在脾，故令人口甘也，此肥美之所发也，此人必数食甘美而多肥也。肥者，令人内热，甘者令人中满，故其气上溢，转为消渴。”提示过食肥甘厚味，五谷之气过盛满溢，导致脾胃气机壅遏、运化功能受损，水谷精微转输失常，津液膏浊留滞体内，湿热痰浊郁久化热，致中满内热，煎灼津液，以致口干。脾瘅继续发展则转为消渴，糖尿病前期为糖尿病前的血糖受损状态，二者在疾病进展中所处阶段相似。

二、脾与糖尿病前期

现代医学认为，糖尿病前期存在胰岛素抵抗，是指胰岛素作用的靶器官组织（主要指肝脏、肌肉、脂肪组织）对胰岛素生物效应的反应性降低或丧失而产生的一系列病理生理和临床表现。其病变部位在胰，中医学虽未明确提及“胰”脏，但有关胰腺生理功能和病理表现的记载却随处可见。

《难经·四十二难》云：“脾重二斤三两，扁广三寸，长五寸，有散膏半斤，主裹血，温五脏，主藏意”。其中所言之“散膏”，即今之胰脏。张锡纯在《医学衷中参西录》中有说明："脺，脾之副脏，在中医书中名为散膏，即扁鹊《难经》所谓脾有散膏半斤也。脐尾衔接于脾门，其全体之动脉又自脾脉分支而来，故与脾有密切关系。"可见，胰脏在中医学解剖中称"脺"，在结构上是与脾连在一起的，为其副脏。从相关的解剖及病理方面的研究分析，中医学的脾脏，并非单纯指有型器官，而是将有型器官脾与胰腺以及一些功能性的概念皆纳入了进去。

《医林改错》更直接地将胰视为脾，曰："脾中有一管，体象玲珑，易于出水，故名珑管。脾之长短与胃相等，脾中间一管，即是珑管。"脾气健旺，则胰腺分泌胰岛素功能正常，脾虚则胰腺分泌胰岛素的功能紊乱，所以胰病当从脾论治。

脾的气血阴阳都是构成并维持脾的生理功能的基本物质。脾气属阳而脾血属阴，脾之阳气与阴血既对立又互根，共同完成脾的生理功能。脾阴的作用，一方面是直接滋润脾脏，助化水谷，另一方面是通过与脾阳的相互作用来体现脾的生理活动。临床上则以脾气"运化散精"为其功能表现。如果脾的气血阴阳失调，必然导致水谷精微运化散精的紊乱，临床表现为糖、脂等主要营养物质代谢的紊乱。由此可以看出，脾脏功能失调致水谷精微运化散精的紊乱是糖尿病前期的主要病理基础。

中医认为脾为后天之本，气血生化之源，五脏六腑之海。脏象学说中常以脾升胃降来概括整个消化系统的生理功能。水谷精微的化生有赖于脾胃的收纳腐熟、运化转输。脾主运化、升清，就其对饮食物的作用来讲，包括对饮食物的消化吸收、精微物质的转运输布及其向气血津液的转化等一系列生理过程。故《素问·奇病论篇》曰："夫五味入口，藏于胃，脾为之行其精气。"《素问·厥论篇》曰："脾主为胃行其津液者也"。脾气功能的不健全是导致人体消化吸收、精微输布失调的关键，而精微运化输布失调往往导致机体的糖、脂等营养物质代谢的紊乱。正如《灵枢·本脏》云："脾脆，则善病消瘅"。故脾脏运化散精的功能健全与否是糖尿病发生的关键因素。

三、"治未病"与糖尿病前期

"治未病"理念首见于《素问·四气调神大论》："是故圣人不治已病治未病，不治已乱治未乱，此之谓也。夫病已成而后药之，乱已成而后治之，譬犹渴而穿井，斗而铸锥，不亦晚乎！"中医外感疾病中有"伏邪"的概念，指的是感而不随即发病，而伏藏于体内的病邪，也指这一类发病类型。此处的"伏邪"阶段便可认为是"未病"阶段，文中所说"未病"其实指的便是染病之邪，无外乎外感内伤，却未发的阶段。

"治未病"作为中医学传统预防理论的核心，透其本质有三：也就是现代医学理论中的"早预防、早干预、早防变"。新安医学作为我国中医学的重要组成部分，历史上的名医在"治未病"领域提出的超前观点数不胜数，如清代新安医家叶天士曾提出："先安未受邪之地"；又如新安医家徐大椿所言："善医者，知病势之盛而必传也，预为之防，无使结聚，无使泛滥，无使并合，此上工治未病之说也。"诸多理论都要求在治疗疾病时要提早进行干预治疗，将疾病的防治关口前移，等到已病再治，万般皆晚，乃是应了扁鹊口中的"下医"。由此我们建议针对 IGT 患者及早建立"三早防治体系"：预防糖尿病高危人群发展为 IGT（早预防）；干预 IGT 人群，使其转为正常人或稳定在 IGT 阶段（早干预）；治疗 IGT 人群，防止发展为糖尿病（早防变）。

四、病因病机

（一）中医病因

笔者认为糖尿病前期与禀赋不足、饮食失节、情志失调等因素有关。

（1）禀赋不足 《灵枢·五变》提出："五脏皆柔弱者，善病消瘅。"由五脏的生理病理可知肾为先天之本，脾为后天之本，柔弱和脆弱者当指脾虚和肾虚，这当是糖尿病前期发生的重要内在因素。

（2）饮食失节 《古今医统大全》中说："三消之疾……皆因饮食服饵失节……或因久嗜咸物，恣食炙煿，饮食过度。"以上阐述过食肥甘厚味、咸物烧烤，饮食过量，脾运化失司，最后发展成为消渴病。唐朝孙思邈在《备急千金要方·消渴》中描述嗜酒之人"三觞之后，制不由己，饮啖无度……积年长夜……遂使三焦猛热，五脏干燥"。表明长期大量酗酒可导致消渴的发生。

（3）情志失调 《儒门事亲·刘河间先生三消论》言："消渴者……或耗乱精神，过违其度。"《临证指南医案》中说："心境愁郁，内火自燃，乃消证大病。"提示情志失调，五志过极，气郁化火是消渴病发病的重要致病因素之一。

（二）中医病机

传统中医认为，消渴的病机无外阴虚、燥热两种，且两者相互影响。笔者通过多年临床实践发现，肺燥津伤、胃火炽盛、阴虚火旺虽与消渴密切相关，然追溯其源，当责之于脾，且无外脾气不足、脾失健运，其中尤以脾的运化失常为其病机关键。

脾为后天之本、气血生化之源，脾气旺盛，气血得生，则体健无恙；若脾虚生化失职，气血生化乏源，则阴精化源不足，肾精来源衰少，以致精亏血少，出现倦怠乏力、气短等症；气血不足无法濡养四肢百骸而见形体消瘦。又肾为先天之本，后天之脾虚可致先天之肾无以充养，肾失于固摄，水道失调，而见小便频数。正如《杂病广要·消渴》引《卫生家宝》言："夫消渴者……小便频数，其色如浓油，上有浮膜，味甘甜如蜜。"甘为脾之味，尿甜而浊正是脾虚不能转输精微，以致精微下注、膏汁下流所致。

脾主运化，具有消化和行津液、布精微的作用。所谓"运化"，一曰"运"，二曰"化"，且为"先化后运"。"化"即脾将摄入体内之饮食消化吸收并进一步化生为水谷精微的过程，而"运"则指脾运用其升清功能，将已化之精微输布至全身以营养四肢百骸的过程。张锡纯《医学衷中参西录·治消渴方》言："脾气不能散精达肺则津液少，不能通调水道则小便无节，是以渴而多饮多溲也。"脾失于运化，升清失职，水谷精微和水液难以上输心肺，输送全身，机体津液亏虚，化燥生热，热复灼液，故急需引水自救，而致口干、口渴、多饮；脾虚不能为胃行其津液，则胃火盛，消杀水谷，而见消谷善饥等症。

（三）西医发病机制

糖尿病病因及发病机制十分复杂，尚未完全阐明，目前认为与以下因素有关。

（1）遗传因素 糖尿病是遗传性疾病，遗传学研究表明，糖尿病发病率在血统亲属中与非血统亲属中有显著差异，前者较后者高出5倍。在1型糖尿病的病因中遗传因素的重要性为50%，而在2型糖尿病中其重要性达90%以上。

（2）应激因素　应激状态是机体在受到重大刺激时，如创伤、感染、长期血糖增高、膳食结构迅速改变、精神高度紧张等，机体的自我保护机制。应激状态下体内发生的最大改变是应激激素大量分泌。这些激素包括糖皮质激素、胰高血糖素、肾上腺素、生长素等。机体通过分泌应激激素以动员器官储备功能来应付超常需求。如果应激状态是一过性的，不会对机体造成伤害。但如果这一应激反应持续超过一定时限，不仅不能保护机体，相反还会破坏内分泌、糖代谢平衡。应激激素大多是对抗胰岛素的，对代谢的影响为起分解作用。由于升血糖的激素大幅增加，为了保持血糖相对稳定，势必加大胰岛β细胞的工作负荷，分泌更多胰岛素以试图稳定血糖，久之寡不敌众，胰岛β细胞功能减退，甚至衰竭，血糖代谢平衡被彻底打破，出现持续性高血糖。现代生活节奏加快，生活压力较大，造成心理压力增大而发生应激激素分泌过多，出现糖代谢平衡失调。

（3）肥胖因素　目前认为肥胖是糖尿病的一个重要诱因，有60％～80％的成年糖尿病患者在发病前为肥胖者，肥胖的程度与糖尿病的发病率成正比，有基础研究材料表明：随着年龄增长，体力活动逐渐减少，且人体肌肉与脂肪的比例也在改变。自25～75岁，肌肉组织逐渐减少，由占体重的47％减少到36％，而脂肪由20％增加到36％，此系老年人，特别是肥胖多脂肪的老年人中糖尿病明显增多的主要原因之一。

（4）饮食不当　饮食过多和含高脂肪、高热量的饮食易引起肥胖，可以使胰岛素受体的敏感性减低。肥胖者虽然分泌足够量的胰岛素，甚至血浆胰岛素水平高出正常水平，但不能正常发挥的作用。

不良饮食习惯，如：喜甜食，长期以精米、米粉为主，这样会造成微量元素及维生素的缺少。而某些微量元素如：锌、镁、铬对胰岛细胞功能、胰岛素的合成，以及能量代谢都起着十分重要的作用。

（5）体力活动减少　长期缺乏体育锻炼或体力劳动，而能量摄入超过能量消耗；一方面可以发生肥胖；另一方面因肌肉得不到适当的收缩和舒张，使肌细胞膜上的胰岛素受体大量减少，肌肉不能充分利用葡萄糖而出现血糖升高。所以，体力劳动者比脑力劳动者发生糖尿病少得多，相差3倍。

五、临床表现

《素问·脏气法时论》说："脾病者，身重，善饥肌肉痿。"《素问·腹中论》亦云："夫热中消中者，皆富贵人也"。王叔和在《脉诀》中曰："脾脉实兼浮，消中脾胃虚，口干欲饮水，多食亦肌虚"。从以上古代经典的论述，可以看出形体肥胖、胸脘痞闷、肢体沉重、多食等为"脾瘅"的主要症状。

结合现代生活方式的改变，笔者认为日常生活中，无论是素食主义者还是嗜食膏粱厚味者，或由于晚餐进食量多，人们摄入的能量远远超出人体代谢所需的能量，加之运动量的减少，生活沉重的压力，多余的能量不能被消耗，日久体重增加，表现为肥胖。肥胖可以引起胰岛素抵抗的发生，使糖代谢紊乱。近些年，糖尿病的表现不是很典型，所以体型偏瘦的人群，也要注意是否存在隐形肥胖。笔者认为能量近似于人体的气血阴阳，能量过盛，人体之气无力运化，导致气血紊乱、阴阳失衡。脾为后天之本，脾气虚无力输布精微于全身，表现为倦怠乏力；脾虚生湿生痰，表现为肢体沉重，腹部肥厚，大便或黏或溏，脉滑。脾不能输津达肺，故口干多饮；脾不能为胃行其津液则纳差，日久胃阴亏虚，内热自生，表现为食欲亢盛；脾虚不能充养肾精，精不化气，气虚不能固摄，表现为小便多。以上为糖尿病前期的主要临床表现，虽然临床症状、体征不是太典型，但对于40岁以上平素多食肥甘厚味、久坐少动、情志抑郁等的人，以及有糖尿病家族史者，应考虑脾瘅的可能。

六、治疗

（一）中医辨证治疗

胰岛素类似于人体的津液，津液的输布失常导致脾瘅的发生，与肺、脾、肾三脏密切相关。中焦（脾胃）失运是消渴病发病的重要环节，脾虚不运，升清降浊失司，导致水谷精微留滞不化，引起血糖升高而成脾瘅。脾居中焦，为气机升降的枢纽，肺肾两脏的强健有赖脾功能的健全，脾土居中央，以灌四旁，脾脏功能正常，则如阳光普照，阴霾（高血糖）尽散。基本治疗原则为健脾，脾旺则正常输布水谷精微物质，参与机体代谢，使人体内环境达到平衡。同时要疏肝、宁肾、活血、生津、清热，体现个体化治疗原则。笔者正是切中糖尿病前期发病的中医病因病机，选取益气健脾中药从脾论治，不仅补脾阳，同时兼顾脾阴，强健后天之本，此外对肺、肾两脏也有一定的调节作用，通过对机体上中下三焦的调理，正气充盈，御邪有力，临床观察疗效显著。

清代李用粹《证治汇补·消渴》曰："脾胃虚衰，不能交媾水火，变化津液而渴者。"对于糖尿病早期中气虚弱、脾失健运者，尤其是老年患者，临床以形体虚胖、面黄少华或无华、乏力气短、体虚多汗、神疲倦怠为主症，而三消症状不甚明显，舌淡、苔薄白，脉虚而无力。应予健脾益气法治之，方以参苓白术散化裁，药用黄芪、党参、白术、山药、茯苓、薏苡仁等。

《灵枢·五变篇》曰："刚者多怒，怒则气上逆……故为消瘅。"记载了肝与消渴之间的关系。肝主情志，消渴的发生、发展与情绪波动关系甚密。随着疾病的进展，肝郁脾虚或贯穿于整个疾病进程中。若不加干预，恐消渴难化，病情反复。症见情志抑郁或暴躁易怒，倦怠乏力，胸胁胀满，善太息，胸闷腹胀，纳食欠馨，或伴大便不调，而少见"三多一少"之症，舌淡红、苔白，脉弦细或濡弦。治宜疏肝解郁、健脾益气，多以健脾益气之四君子汤合疏肝解郁之逍遥散加减，药用党参、当归、白术、白芍、茯苓、柴胡等。

（二）中医非药物疗法

1. 针灸治疗

针灸作为中医学的特色治疗方法，绿色、安全、无毒副作用，具有简便、有效、安全的特点，针刺具有改善胰岛素抵抗、保护胰岛素细胞的作用，还可作用于中枢神经系统，通过改善基因表达而纠正内分泌紊乱，降低高危人群患2型糖尿病的风险，将2型糖尿病遏制在可逆阶段，提高生活质量。

2. 穴位埋线疗法

穴位埋线具有调和气血、平衡阴阳、刺激经络、调整脏腑的作用，在传统针灸技术基础上进一步延伸的现代针刺方法，通过将可吸收的线体材料埋植于人体腧穴处，通过线体在组织内的分解吸收，对腧穴局部形成长效、良性、温和的针感效应。

3. 艾灸疗法

灸法为中医学的一种方法，具有通过经络腧穴的作用，以达到温经散寒、扶阳固脱、消瘀散结、防病保健的作用。研究表明艾灸作用于机体的特定穴位，可通过热效应、辐射效应、药物效应等发挥防病治病作用，其中热效应和辐射效应可通过刺激穴位直接或间接将能量传递给机体，引起机体与能量相关的分子或物质发生变化，从而纠正体内能量代谢，改善与能量紊乱相关的疾病。

4. 穴位注射治疗

穴位注射是针灸治疗方法中的一种特殊方法，利用针刺和药物的协同作用以治疗疾病的方法。穴位注射具有穴效、药效加强效果，当穴位主治作用与药物药理作用相一致时，表现出最强的穴-药疗效。

5. 耳穴贴压治疗

耳穴干预的理论依据是："耳-迷走反射"，在临床上广泛应用，深受临床医生和患者的喜爱，操作简便，疗效显著，国内开展的耳穴贴压（常规取穴胰、肾、肺、脾、肾上腺、内分泌等穴），均取得良好的临床疗效。

6. 运动疗法

运动能够显著增强胰岛素的敏感性，对血糖的控制起到一定程度的帮助。而IGT群体，应在自身身体状态允许的情况下进行适当的体育锻炼。其中提倡中等强度的活动，如太极拳、八段锦、六字诀等。八段锦是我国古代的一种传统医疗保健功法。相传为岳飞所传，因有八节运动，故称八段，其练军时亦用八段锦。本套功法编排精练，动作完美。八段锦的动作是：双手托天理三焦；左右开弓似射雕；调理脾胃须单举；五劳七伤往后瞧；摇头摆尾去心火；两手攀足固肾腰；攒拳怒目增气力；背后七颠百病消。八段锦的每个动作的功效的侧重点都不同。如：攒拳怒目增气力，双腿下蹲呈马步姿势，腰背挺直，目视前方，双手抱拳在腰两侧，呈对抗姿势缓慢向前出拳并目视出拳，然后目视其缓慢回收，每组6次，该动作对下肢力量及呼吸吐纳之法的要求较高，在锻炼的同时能够提高心肺功能，长期练习对心肺功能即中医所说的气力有极大帮助。而八段锦功法结合呼吸吐纳之法在舒展筋骨，疏通经络的同时，也可对五脏阳气起到生发之效。

7. 饮食调控

《黄帝内经》记载："五谷为养，五果为助，五畜为益，五菜为充，气味合而服之，以补精益气"。由此可见中华民族千年之前便对食物配伍的原则有所研究。与此同时，也强调了食物性味在饮食的合理配比中的重要性。中医讲药食同源，食物的性味与药物一样，都以四气五味为主。五味的归经如下：酸入肝，苦入心，甘入脾，辛入肺，咸入肾。饮食不节是导致糖尿病前期、糖尿病发病的重要因素之一，早在《内经》中就有记载。是糖尿病综合治疗的重要组成部分。通过合理的饮食控制，可以调整机体代谢失衡。对于IGT人群，若其对饮食调理依从性良好，将得到理想的代谢控制。承中医因时制宜的治疗原则，根据时令气候节律特点，进食不同性味的食物。相对于冬季而言，夏季可食偏寒或凉性的食物，然而在早晨可偏平，中午、傍晚进餐可偏凉。如《食疗本草》中言："六月勿食羊，伤神。"此外，由于食物的不同部位其性质可能不同。如羊肉，温；其头肉，平；肝，性冷；羊骨，热。所以，IGT群体在吃羊肉时应当根据自身的体质而进行选择。食物的"味"在不同季节也会对人有不同的影响，如春三月，饮食之味，宜减酸增甘（甜），以养脾气，防肝过旺克脾，如菠菜、空心菜、黄瓜、西葫芦、荞麦等；夏三月，饮食之味，宜减苦增辛，以养肺气，防心过旺克肺，如芹菜、洋葱、辣椒等；秋三月，饮食之味，宜减辛增酸，以养肝气，防金过旺克木，如蛋黄、面条、鱼子等；冬三月，阳气在内，阴气在外，饮食之味，宜减咸增苦，以养心气，防水克火，如苦瓜、菊芋、香菇等。依五味，讲配食，则五脏条达，继则正气存内，邪不可干。

（三）西医药物治疗

在近年的国际和中国的糖尿病诊疗指南中，二甲双胍为 T2DM 患者的一线首选药，并且推荐能与其他各类口服药联合使用。有研究结果表明，应用二甲双胍干预治疗的糖尿病前期患者转化为糖尿病的风险下降 38%。数据统计显示，糖尿病前期患者口服阿卡波糖后，对于减少或延缓糖尿病前期转化为 2 型糖尿病具有很好的疗效。目前阿卡波糖是全球唯一拥有糖尿病前期适应证的口服降糖药。西格列汀对糖尿病前期患者的血糖、胰岛素抵抗、脂肪肝等均有一定改善作用，从而降低糖尿病的发病率。

七、临证医案

孙某，男，49 岁，2022 年 6 月 9 日初诊。

【主诉】全身乏力半年余。

【病史】患者体检中采指血检测，餐后 2h 血糖 10.2mmol/L，于次日行口服葡萄糖耐量试验（oral glucose tolerance test，OGTT），静脉血餐后 2h 血糖 10.9mmol/L，血脂正常。

刻下：全身乏力半年余，同时伴口干、大便干结，3 日一行，小便正常，舌质淡，苔薄白，脉细。

【诊断】西医诊断：糖耐量减低。

中医诊断：脾瘅（脾虚证）。

【治法】益气健脾。

【处方】党参 30g，白术 12g，茯苓 12g，山药 20g，甘草 6g。7 剂，每日 1 剂，水煎，早晚温服。另嘱患者控制饮食，加强运动。

【复诊】2022 年 6 月 17 日二诊。患者口渴、全身乏力症状减轻，早晨易醒。调整药物：党参 25g，山药 15g，白术 12g，茯苓 15g，甘草 6g。每日 1 剂。治疗 6 周后精神佳，口干、乏力症状消失，大便稍干，餐后 2h 血糖 8.7mmol/L，守方续服，隔日 1 剂，治疗 12 周后以上诸症皆消。

【按语】患者为中年男性，应酬较多，嗜食肥甘厚味，碍气之运化，损伤脾胃功能而致脾气虚。脾虚不能布散津液于全身，滋养机体，故全身乏力；脾虚不能输布津液上承于口，故口干；脾气虚，推动胃肠蠕动功能减弱，导致大便干结，大便多日一行；舌脉亦为脾气虚的征象。平日以静坐为主，运动量少均影响气的运行。治当益气健脾，给予具有益气健脾功效的参术调脾饮，笔者认为，该方为益气健脾之经方，用于调理脾虚证疗效甚佳。脾虚得到改善，精微正常输布于全身，故口渴症状缓解，同时，提高机体的“正气”，全身乏力的症状亦减轻。早晨易醒，多因营卫失调，卫阳过早出于阳分所致。调整药物为党参、山药、白术、茯苓、甘草，每日 1 剂，治疗 6 周后精神佳，口干、乏力症状消失，大便稍干，治疗 12 周后以上诸症皆消，其中大便稍干的症状可能是因长期服药调理，机体的气机达到最佳状态，或者与白术双向调节胃肠功能有关。同时餐后 2h 血糖稳定在 6.4mmol/L 左右，波动较小。

第二节 • 从脾论治糖尿病

一、概述

糖尿病是一组由多病因引起的以慢性高血糖为特征的代谢性疾病，是由于胰岛素分泌和（或）利用缺陷所引起。长期碳水化合物以及脂肪、蛋白质代谢紊乱可引起多系统损害，导致眼、肾、神经、心脏、血管等组织器官慢性进行性病变、功能减退及衰竭。近20年来，我国糖尿病患者数爆发式增长，近年来成人糖尿病患病率已高达11.9%，且发病日趋年轻化。

西医学通常在饮食和运动不能使血糖控制达标时，单独或者联合应用降糖药物，以消除糖尿病症状，防止代谢紊乱，预防糖尿病并发症的发生和发展。但由于糖尿病的病因和发病机制尚未完全阐明，目前仍缺乏病因治疗。

糖尿病在中医学中属于“消渴”病范畴，早在公元前2世纪，《黄帝内经》中已有论述。消渴的发病机制与“久病入络”和“由气入血”的病理特点相契合，中医学对于糖尿病的病因病机、辨证论治独到的见解和优势，在一定程度上弥补了西医学治疗糖尿病的局限性。

二、脾与糖尿病

1. 脾气虚弱，消渴病发

脾为气血生化之源，在五脏整体观中发挥着重要的作用。津液输布、血脉运行、四肢肌肉等方面均依赖于脾脏的生理作用。脾失健运，气血津液输布失司，五脏六腑、四肢百骸难以濡养，易发生病变。

糖尿病的典型症状为“三多一少”，即多饮、多食、多尿以及身体消瘦。宋代《圣济总录》论述消渴口干舌燥指出：“论曰脾主口，心主舌，消渴口干舌燥者，邪积于心脾，津液枯耗，不能上凑故也，其证饮食无味，善渴而口苦”，脾虚则运化无权，水谷津液失布，胃受纳失司，故多食而身体消瘦。《素问·奇病论》有云：“夫五味入口，藏于胃，脾为之行其精气……此人必数食甘美而多肥也，肥者令人发热，甘者令人中满，故其气上溢，转为消渴。”脾居中焦，脾气在水液代谢过程中承担着重要的作用，若脾气虚弱，肥甘厚味内蕴，发而为热，发为痰湿内聚中焦，阻滞气机运行，进而诱发消渴。《灵枢·本脏》曰：“脾脆，则善病消瘅易伤”。李东垣认为：“善食而瘦者，胃伏火邪于气分则能食，脾虚则肌肉削”。由此可见，糖尿病的发生与脾的关系十分密切。

2. 脾为后天之本

“治病求本”是中医遵守的基本法则，明末清初著名医家李中梓在《医宗必读》中说：“一有此身，必资谷气，谷入于胃，洒陈于六腑而气至，和调于五脏而血生，而人资之以为生者也，故曰后天之本在脾。”说明脾胃化生后天之精，是后天维持生命之根本。历代医家对于补养脾胃人类后天保养生命之根本的重要性有着众多论述记载，如《金匮要略》有云：“四季脾旺不受邪”。《医宗必读》有云：“脾为中宫之土，土为万物之母”。脾的生理作用的关键就在于其对饮食物的运化功能，当饮食物进入胃后，经脾气的传输将水谷精微中的精华部分化为气血津液以内养脏腑，外养四肢，从而使机体的生理功能得以正常发挥。

3. 脾经循行与糖尿病的关系

现代医学认为糖尿病病位在胰腺。通过分析脾经循行的路线可知，脾经“入腹，属脾，络胃，上隔”，脾经入腹络胃后应联系胰腺和脾脏，脾经食窦穴在第 5 肋间隙，距前正中线旁开 6 寸，内应脾脏和胰腺。脾经的腹哀、大包等穴均位于季肋部，内应胰腺。经络理论治疗的基本原则是“经脉所通，主治所及”，即可以治疗所属经脉循行所过及联络的脏腑肢节的病症，临床治疗时应当遵循“循经取穴”的治疗原则，因此脾经穴能治疗胰腺相关疾病，如糖尿病。

4. 糖尿病为气血津液病证

其病因病机为阴津亏耗、燥热偏盛。由于阴虚内热，耗津灼液可形成瘀血，或阴损及阳，阳气不足，气血失畅亦成瘀。瘀阻气滞，水津失布，致病情加重和演变。如《血证论·发渴》论：“瘀血发渴者，以津液之生……有瘀血，则气为血阻，不得上升，水津因不得随气上布。”脾主运化水谷精微，为人身气血生化之源，脾气主升，具有运化水谷、水湿之功，由此可见，糖尿病的发生、发展与脾的运化功能正常与否有着密切的关系。

三、病因病机

（一）中医病因

多部中医古籍中指出禀赋、饮食、情志等因素导致糖尿病发病，消渴与禀赋不足、饮食失节、情志失调、劳逸失度等因素有关，这些因素均会导致脾虚，影响水谷精微的运化，水液停聚为湿，湿邪进一步困遏脾阳，导致糖尿病的发生发展。

1. 禀赋不足

禀赋不足，先天肾精亏虚，五脏柔弱，易发消渴，其中尤其以阴虚体质最易罹患。《灵枢·五变》云：“五脏皆柔弱者善病消瘅。”

2. 饮食不节

《素问·奇病论》有云：“夫五味入口，藏于胃，脾为之行其精气……此人必数食甘美而肥也，肥者令人发热，甘者令人中满，故其气上溢，转为消渴。”过食肥甘厚味及辛辣香燥之品，易伤脾胃，致运化失职，痰湿内生，壅郁生热，化燥伤津而发病。《素问·通评虚实论》：“凡治消瘅、仆击……肥贵人，则高粱之疾也。”

3. 情志失调

恼怒惊恐，忧思过度，气机郁结，久则化火，消灼肺胃阴津。如《灵枢·五变》云：“怒则气上逆，胸中蓄积，血气逆流，髋皮充肌，血脉不行，转而为热，热则消肌肤，故为消瘅。”《临证指南医案·三消》又有“心境愁郁，内火自燃，乃消症大病”等论述。

4. 劳逸失度

房事不节或过于安逸，精气亏损，虚火内生，灼伤津液，化生虚火，上炎肺胃。如《外台秘要》说：“房事过度，肾气虚耗故也。下焦生热，热则肾燥，肾燥则渴。”

（二）中医病机

“脾不散精”是导致消渴病的基本病机，脾气散精功能受损，不能将水谷精微布散全身，而是聚为“糖浊”，表现为血糖升高。脾为太阴湿土，喜燥恶湿，若饮食不节或嗜食肥甘厚味，酿生痰湿，则影响脾之运化。《素问・奇病论篇》载：“此肥美之所发也……故其气上溢，转为消渴。”提出嗜食肥甘厚味会影响脾的生理功能，脾主运化，肥甘之品易酿生痰湿，有形实邪阻碍中焦气机，导致湿浊代谢异常，停聚机体，又因脾喜燥恶湿，湿盛伤脾，脾伤无力运化水液，致水湿内停，二者相互影响，发为消渴。若情志失调，肝气犯脾，脾失健运，亦可发为消渴，《灵枢・五变》：“怒则气上逆，胸中蓄积，血气逆流，髋皮充肌，血脉不行，转而为热，热则消肌肤，故为消瘅。”先天禀赋不足，或劳欲过度，损伤脾脏，是消渴产生的另一重要原因。诚如《灵枢・五变》所言：“五脏皆柔弱者，善病消瘅。”五脏包括脾，且脾为后天之本，气血生化之源，居中央以灌四傍，脾虚无力运化饮食水谷，致气血生化不足，血少阴亏，脏腑、肌肉失养，发为消渴。各种原因所致脾虚之证均会影响水谷精微的运化，水液停聚为湿，湿邪进一步困遏脾阳，如此循环往复，形成虚实夹杂之证。因此，饮食不节、情志失调、劳欲过度等均会导致脾虚，成为糖尿病发生的基本病机之一。消渴病以阴虚为本，燥热为标。阴虚燥热互为因果，阴愈虚则燥热愈盛，燥热愈盛则阴愈虚。故病理性质总属本虚标实。

2 型糖尿病其病理基础为胰腺β细胞功能受损，而胰腺功能归属于中医学“脾”的范畴，因此脾为糖尿病的主要病变脏腑，无论新发糖尿病者，还是日久病患，甚至存在并发症的糖尿病患者，都需要从脾论治。中医所说的“脾”按照现代医学所说就是脾和胰脏的统称。脾之副脏，西医解剖学认为即脾脏旁边的胰腺，所以“散膏”就是胰腺组织，具有协同脾主运化、温养五脏的作用。现代医学中“胰”的生理功能为分泌胰岛素调节糖代谢，与中医“脾主运化”“游溢精气”的生理相吻合。笔者指出，脾胃运化失常是 2 型糖尿病发病的重要环节，脾虚不运，升清降浊失司，水谷精微留滞不化，从而导致血糖升高。

（三）西医发病机制

糖尿病的病因和发病机制极为复杂，至今未完全阐明。通常与遗传因素、环境因素、胰岛功能有关。

1. T_1DM

（1）遗传因素　在同卵双生子中 T_1DM 同病率达 30%～40%，提示遗传因素在 T_1DM 发病中起着重要作用。T_1DM 遗传易感性涉及 50 多个基因，包括 HLA 基因和非 HLA 基因。已知位于 6 号染色体短臂的 HLA 基因为主效基因，贡献了遗传易感性的 50%，其他为次效基因。HLA-Ⅰ、HLA-Ⅱ类分子参与了 CD_4^+ T 淋巴细胞及 CD_8^+ 杀伤 T 淋巴细胞的免疫耐受和免疫损伤，从而参与了 T_1DM 的发病。*INS-VNTR*、*CTLA4*、*PTPN22* 等基因也被证实与 T_1DM 的遗传易感性密切相关。同时，表观遗传学调控影响基因表达和功能也可能在 T_1DM 的发病中起重要作用。

（2）环境因素　化学毒物，如链脲佐菌素、四氧嘧啶、吡甲硝苯脲可诱导糖尿病的发生；病毒感染，如风疹病毒、腮腺炎病毒、柯萨奇病毒、脑心肌炎病毒和巨细胞病毒等，以及饮食因素均与 T_1DM 的发生有关。病毒感染可直接损伤胰岛β细胞，迅速、大量破坏胰岛β细胞或使细胞发生微细变化，数量逐渐减少。病毒感染还可损伤胰岛β细胞而暴露其抗原成分、打破自身免疫耐受，进而启动自身免疫反应，现认为这是病毒感染导致胰岛β细胞损伤的主要机制。

（3）自身免疫　糖尿病的发生发展与体液免疫、细胞免疫密切相关。约 90% 的 T_1DM 患者血清中存在针对胰岛 β 细胞的单株抗体，比较重要的有胰岛细胞抗体（ICA）、胰岛素自身抗体（IAA）、谷氨酸脱羧酶抗体（GADA）、胰岛素瘤相关蛋白-2 抗体（IA-2A 及 IA-2βA）、锌转运体 8 抗体（ZnT8A）等。若患者两种自身抗体为阳性，今后发生 T_1DM 的可能性达 70%。当致病性和保护性 T 淋巴细胞比例失衡及其所分泌细胞因子或其他介质相互作用发生紊乱时，免疫细胞或胰岛 β 细胞受到直接或间接的高度特异性的自身免疫性攻击，可导致胰岛炎的发生。

2. T_2DM

（1）遗传因素　同卵双生子中 T_2DM 的同病率接近 100%。参与 T_2DM 发病的基因很多，分别影响糖代谢过程中的某个中间环节，并且每个基因参与发病的程度不等，可贡献不同程度的遗传易感性，多基因异常的总效应共同形成遗传易感性。

（2）环境因素　年龄增长、生活方式、营养过剩、体力活动不足、子宫内环境以及应激、化学毒物等环境因素与 T_2DM 的发生密切相关。

（3）胰岛素抵抗　胰岛素抵抗是 T_2DM 的特性，被认为可能是大多数 T_2DM 发病的始发因素，且产生胰岛素抵抗的遗传背景也会影响胰岛 β 细胞对胰岛素抵抗的代偿能力。对于胰岛素抵抗的发生机制目前主要有脂质超载和炎症两种论点：脂肪细胞增大致血液循环中游离脂肪酸及其代谢产物水平增高以及在非脂肪细胞内沉积，从而抑制胰岛素信号转导；增大的脂肪细胞吸引巨噬细胞，分泌促炎性细胞分子，如 TNF-α、IL-6 等，通过 JNK 阻断骨骼肌内的胰岛素信号转导；两者相互交叉，互有补充。

（4）胰岛 β 细胞功能异常　胰岛素分泌量缺陷、胰岛素分泌模式异常、胰岛素分泌质缺陷等胰岛 β 细胞的功能异常均在 T_2DM 的发生中起着关键作用，胰岛 β 细胞对胰岛素抵抗的失代偿是导致 T_2DM 发病的最后共同机制。

（5）胰岛 α 细胞功能异常　胰岛 α 细胞分泌的胰高血糖素在保持血糖稳态中起着重要作用。进餐后血糖升高刺激早时相胰岛素分泌和胰高血糖素样多肽-1（GLP-1）分泌，抑制 α 细胞分泌胰高血糖素，从而减少肝糖输出，防止出现餐后高血糖。由于 T_2DM 患者的胰岛 β 细胞数量明显减少，胰岛 α/β 细胞比例显著增加；同时 α 细胞对葡萄糖的敏感性下降，从而导致胰高血糖素分泌增多，导致肝糖输出增加。

（6）肠促胰素分泌缺陷　肠促胰素分泌缺陷在 T_2DM 发病过程中起着重要作用。肠促胰素 GLP-1 由肠道 L 细胞分泌，主要生物作用包括刺激胰岛 β 细胞，增强葡萄糖介导的胰岛素合成和分泌、抑制胰高血糖素分泌。经过研究表明，T_2DM 患者负荷后 GLP-1 的释放曲线低于正常个体。提高 T_2DM 患者 GLP-1 水平后，可观察到葡萄糖依赖性的促胰岛素分泌和抑制胰高血糖素分泌，并可恢复胰岛 α 细胞对葡萄糖的敏感性。

（7）肠道菌群　肠道菌群可能通过干预宿主营养及能量的吸收利用、影响体重和胆汁酸代谢、促进脂肪的合成及储存、影响慢性低度炎症反应等机制参与 T_2DM 的发生发展。

四、临床表现

（1）代谢紊乱症状群　血糖升高后因渗透性利尿引起多尿，继而口渴多饮；外周组织对葡萄糖利用障碍，脂肪分解增多，蛋白质代谢负平衡，渐见乏力、消瘦，儿童生长发育受阻，患者常有易饥、多食。故糖尿病的临床表现常被描述为“三多一少”，即多尿、多饮、多食和体重减轻。可有皮肤瘙痒，尤其外阴瘙痒。血糖升高较快时可使眼房水、晶状体渗透压改变而引起屈光改变致视物模糊。许多患者无任何症状，仅于健康检查或因各种疾病就诊化验时发现高血糖。

（2）并发症和（或）伴发病　糖尿病患者由于长期碳水化合物以及脂肪、蛋白质代谢紊乱可引起多系统损害，导致组织器官慢性进行性病变、功能减退及衰竭，如糖尿病肾病、糖尿病视网膜病变、糖尿病周围神经病变、糖尿病心肌病、糖尿病足等；病情严重或应激时可发生急性严重代谢紊乱，如糖尿病酮症酸中毒、高渗高血糖综合征；糖尿病还容易并发各种感染，血糖控制差者更易发生也更严重，如肾盂肾炎、膀胱炎、疖、痈等，严重者可出现肾及肾周脓肿、肾乳头坏死、脓毒血症等感染性疾病。

五、治疗

1. 中医治疗

药物运用是临床上治疗糖尿病的主要方式，西医药物干预尽管能够取得不错的疗效，但是整体效果上依然存在欠缺，缺乏病因治疗。笔者在治疗糖尿病的过程中，不仅要注重控制血糖水平的稳定，而且要重视对糖尿病并发症的预防和治疗，这种方法不仅注重控制血糖水平，更关注患者整体健康状况的改善和生活质量的提升。

基于中医角度，“脾气虚弱，湿邪困脾”是糖尿病的主要病机。同时此病因虚火上炎而发病，表现为口干舌燥、烦渴多饮、五心烦热等症状，属于阴阳失调，所以调节阴阳平衡是主要的治疗原则。脾气虚则运化水谷精微失调，加之消渴病患者多嗜食肥甘，水谷精微输布失调，无法荣养肢体筋肉则见消瘦、肢体麻木等症状，脾气不能散精达肺则津液少，肺阴津不足，表现为口干、口渴、多饮。笔者主张在临床诊疗过程中应当注重辨证论治，糖尿病多因肺脾肾三脏俱虚而致，而消渴又可称“消瘅”“脾瘅”，因此在调节肺脾肾三脏的同时，更应当注重调补脾脏。通过运用健脾益气、化湿养阴的中药调理脾的功能，恢复胰腺的正常生理状态，调节糖脂代谢，从而达到治疗糖尿病的目的。

2. 西医治疗

IDF 提出糖尿病综合管理五个要点：糖尿病教育、医学营养治疗、运动治疗、血糖监测和药物治疗。向每位糖尿病患者给予全面的糖尿病教育，使患者充分认识糖尿病并掌握自我管理技能，由营养师为每位糖尿病患者根据个体情况，确定合理的总能量摄入量，合理、均衡地分配各种营养物质，制订专门的医学营养治疗计划，根据患者年龄、体力、病情、有无并发症情况，在医师指导下开展合适的运动，帮助患者恢复并维持理想体重，糖尿病患者应当定期进行包括血糖、其他心血管疾病（CVD）危险因素和并发症的监测。在饮食和运动不能使血糖控制达标时应及时根据患者病情以及药物的适应证和禁忌证，单独或者联合应用降糖药物进行治疗。口服降糖药物主要有促胰岛素分泌剂（磺脲类和格列奈类）、双胍类、噻唑烷二酮类、α-糖苷酶抑制剂、二肽基肽酶-Ⅳ抑制剂（DPP-Ⅳ抑制剂）和钠-葡萄糖共转运蛋白 2 抑制剂（SGLT-2 抑制剂）；注射制剂有胰岛素及胰岛素类似物、胰高血糖素样多肽-1 受体激动剂（GLP-1 受体激动剂）。对于超重或者肥胖的糖尿病患者，在生活方式干预控制体重无效时，可选择使用减重药物，必要情况下可考虑通过进行代谢手术降低患者的体重，从而改善患者的血糖情况。对于经胰岛素强化治疗仍难以达到控制目标，且反复发生严重代谢紊乱的 T_1DM 患者，可通过单独胰腺移植或胰肾联合移植改善生活质量。

六、临证医案

1. 病案一

王某，女，45岁，2023年5月31日初诊。

【主诉】确诊2型糖尿病6年余。

【病史】患者6年前体检发现血糖升高，后诊断为2型糖尿病，其间多次住院治疗，现控糖方案为阿卡波糖50mg，每日2次；达格列净，10mg，每日1次；甘精胰岛素，晚12IU。平素血糖控制不佳，自测空腹血糖波动在8～10mmol/L，餐后2h血糖波动在12～15mmol/L。辅助检查：空腹血糖8.8mmol/L；糖化血红蛋白8.9%。

刻下：近半年体重下降约3kg，餐后易有饥饿感，纳多，有皮肤瘙痒，以大腿外侧尤甚。现自觉全身乏力，气少懒言，口干且口中有甜味。平素寐差，入睡困难，夜间易醒，醒后难以再次入睡，二便调，月经调。舌质偏红，苔薄白，脉数。

【诊断】西医诊断：2型糖尿病。

中医诊断：消渴（脾虚胃强证）。

【处方】炙黄芪30g，牡丹皮12g，陈皮15g，柏子仁20g，枇杷叶12g，合欢皮12g，生地黄20g，菟丝子15g，玉米须15g，黄芩15g。每日一剂，水煎服，早晚温服，连服28剂。联合阿卡波糖，50mg，每日2次；达格列净，10mg，每日1次；甘精胰岛素，晚12IU。并嘱患者注意饮食调摄，调畅情志，注重日常调护。

【二诊】患者诉口干与口甜症状明显改善，乏力有所好转，但仍有言语无力表现，当日空腹血糖7.8mmol/L，餐后2h血糖12mmol/L。夜间偶多梦，纳可，二便调，月经调。舌质偏红，苔薄白，脉数。上方去菟丝子，加太子参15g，党参20g，红景天10g。每日一剂，水煎服，早晚温服，连服28剂。西药联合治疗同前。并嘱患者注意饮食调摄，调畅情志，注重日常调护。

【三诊】患者诉近期自行监测空腹血糖在6～7mmol/L范围内波动，餐后2h血糖在9～11mmol/L范围内波动。现乏力症状明显改善，纳可，睡眠较前好转，夜间偶有梦，二便调，月经调。舌质淡，苔薄白，脉数。辅助检查：化验空腹血糖6.02mmol/L；糖化血红蛋白6.4%。上方加黄精15g。每日一剂，水煎服，早晚温服，连服28剂。西药联合治疗同前。患者现病情趋于平稳，其他无明显不适，嘱患者注意饮食调摄，调畅情志，注重日常调护，定期复查，不适随诊。

【按语】笔者以长期临床经验为基础，以辨证论治为依据，全方从脾入手。该患者虽进食较多，但体重有所下降，说明饮食精微物质无以运化及输布，属脾运弱；该患者口中有明显甜味，由脾虚不能运化水湿所致；口干，属被胃燥热之邪所伤；晚餐后有饥饿感，提示胃纳强。本病发病主要责之于脾，脾虚胃热为主要病因。用黄芩、炙黄芪，合陈皮于清热之中又鼓舞脾胃清阳之气上升，而有生津止渴之功；饭后饥饿感多因阴虚内热所致，加生地黄、玉米须、枇杷叶，清肺胃二经之实热，生津止渴；菟丝子，辛润养阴通络之品，可缓解口干；牡丹皮行气活血、化瘀通络；由于患者寐差，加用合欢皮、柏子仁以养气安神。二诊时患者口干症状明显改善，故去菟丝子，仍有言语无力表现，加入太子参、党参、红景天以起到益气健脾的功效。三诊患者乏力、睡眠症状均明显改善，故加用黄精，增强补脾益气功效，以保持血糖控制稳定。

2. 病案二

李某，男，52 岁，2023 年 11 月 8 日初诊。

【主诉】 2 型糖尿病 5 年余。

【病史】 患者血糖升高 5 年余，后诊断为 2 型糖尿病，其母亲患有糖尿病，患者未自行规律监测血糖，未予治疗。辅助检查：空腹血糖 12.78mmol/L；糖化血红蛋白 11.8%。

刻下：患者现有多尿、多饮症状，偶有心慌，有口干口苦及双眼干涩，有视物模糊，手指麻木，腰酸，牙痛，偶有背部皮肤瘙痒，近期自觉乏力，记忆力下降，情绪急躁。纳可，寐一般，夜间易醒，有盗汗，小便色黄有泡沫，大便调。舌质淡红，苔薄白，脉细数。

【诊断】 西医诊断：2 型糖尿病。

中医诊断：消渴（脾虚阴亏证）。

【处方】 党参 20g，炙黄芪 30g，合欢皮 12g，桑寄生 15g，知母 15g，夏枯草 10g，菊花 15g，益智 12g，杜仲 15g，五味子 10g，防风 10g，覆盆子 20g，百合 12g，玉米须 20g，炙甘草 8g。每日一剂，水煎服，早晚温服，连服 28 剂。联合格列喹酮，30mg，三餐前 30min 服用；西格列汀二甲双胍，550mg，每日 2 次。并嘱患者注意饮食调摄，调畅情志，注重日常调护。

【二诊】 患者未自行规律监测血糖。现仍有多尿、多饮症状，仅晨起有口苦，手指麻木症状有所缓解，无皮肤瘙痒，偶有乏力。纳寐可，小便有泡沫，大便调。舌质淡红，苔薄白，脉细数。上方加黄柏 12g，蒲公英 30g。每日一剂，水煎服，早晚温服，连服 28 剂。西药联合治疗同前。并嘱患者注意饮食调摄，调畅情志，注重日常调护。

【三诊】 患者未自行规律监测血糖。现多尿、多饮、口苦、手指麻木症状均有明显改善，纳寐可，二便调。舌质淡，苔薄白，脉数。辅助检查：空腹血糖 9.2mmol/L；糖化血红蛋白 7.9%。上方去桑寄生。每日一剂，水煎服，早晚温服，连服 28 剂。西药联合治疗同前。患者现病情趋于平稳，其他无明显不适，嘱患者注意饮食调摄，调畅情志，注重日常调护，定期复查，不适随诊。

【按语】 患者饮水量大，为肺热津伤的表现，肺热津伤与消渴密切相关，然溯其源，当责之于脾，以脾运化失常为病机关键。小便量多且有泡沫，舌质淡苔薄白，由脾气与脾阴亏虚所致，因此健脾养阴治疗贯穿全程。方中党参及炙黄芪助脾运化治其本，养血生津改善症状治其标；加玉米须、知母以生津止渴；加用合欢皮以养气安神，改善患者睡眠；桑寄生味苦、甘，性平，可防止药物过于凉遏损伤中焦阳气，与杜仲、益智合用，补肝肾，改善患者多尿、腰酸，提高记忆力；夏枯草、菊花、防风可清热泻火、抗炎镇痛，缓解牙痛；五味子可以补肝运脾，破解“甘浊积聚”的状态，缓解高血糖的毒性作用；覆盆子补虚滋阴；百合润肺，改善口干症状；炙甘草益气健脾，调和诸药。二诊时患者仍有多尿、多饮症状，故加用黄柏，补益肾气；晨起有口苦，蒲公英味苦、甘，性寒，无毒，归肝、胃经，善清肝热，可改善口干口苦及眼睛干涩。三诊时患者多尿症状明显好转，故去桑寄生。

七、经验总结

糖尿病作为一组由多病因引起的以慢性高血糖为特征的常见终身性代谢性疾病，长期血糖增高，大血管、微血管受损并危及心、脑、肾、周围神经、视网膜、足等，据世界卫生组织统计，糖尿病并发症高达 100 多种，是已知并发症最多的一种疾病。目前西医针对糖尿病的治疗主要通过糖尿病教育、医学营养治疗、运动治疗、病情监测和药物治疗等方面进行，但由于糖尿病的病因和发病机制极为复杂，至今尚未完全阐明，目前仍缺乏病因治疗。因此，中西医结合治疗糖尿病显示出显著优势。

脾属阴土而居中央，既能运化水谷精微，又主人身气机升降。脾运化功能有常，则运纳相济，精微化生，全身充养。若因饮食失节，脾气散精功能受损在先，枢纽滞塞不通在后，水谷精微无以布散于外，谷精则壅滞于内，“糖浊”冗积而聚，继生消渴。《素问·奇病论》中曰：“肥者令人内热，甘者令人中满。”中焦脾满，失其健运，津液疏布失常，滞久则生内热，内热耗伤阴液，消渴由此而生。

笔者以长期临床经验为基础，以辨证论治为依据，认为对于补脾益气的应用需给予足够的重视，脾气健旺，则后天之本得以巩固，气血津液的生化布散恢复正常，消渴自化，因此对于消渴病的诊治主要通过健脾益气，化湿升阳进行。脾胃为后天之本、气血生化之源，四肢百骸赖以温煦滋养；气不足无以运血，血不足无以载气，气血运行不畅瘀血自生，阻碍筋脉致其失养。故从益气健脾、活血化瘀入手，基于脾气亏虚、清阳不升是消渴病的重要病机，升阳健脾亦是消渴病的重要治法。诸药相合补益气血，消除瘀滞，经脉通畅，筋脉四肢百骸得以濡养，麻木疼痛自除。消渴病的发生与脾虚湿阻有关，其发展由于调摄或治疗不当，致脾愈虚而湿愈阻，湿郁化热，不仅耗阴伤阳，且可使消渴病治疗趋于复杂。故健脾化湿也是消渴病的治疗大法。痰盛之体，湿浊之邪阻于中焦，而致清浊不分，以辛香燥湿之品宣畅气机、分消湿浊，脾运得健，湿浊自化，故而诸证皆除。消渴病乃津液代谢失常之疾病，肺、脾、肾、肝以及三焦、膀胱在津液代谢中都起着重要作用，然脾居中属土，为气机升降的枢纽，水津入胃，必须经过脾的散精作用才能敷布于全身，故健脾化湿在消渴治疗过程中起着重要作用。

在治疗糖尿病过程中，审病求因，以从脾论治为核心，通过辨证论治，取得了良好的疗效，患者的血糖水平得以稳定控制，并有效预防和阻止了并发症的发生发展。

八、摄生调护

1. 饮食调理

中医认为，糖尿病的发生与食用过多肥甘厚味、饮食不节、情志失调有关。因此，在糖尿病的中医治疗中，饮食调理是极为重要的组成部分。糖尿病患者最好以丰富的膳食纤维、高维生素、易消化的清淡饮食为主，多吃新鲜的绿色蔬菜和水果，适量的粗粮等，同时，严格控制每日的热量摄入，避免高脂肪、高热量、糖油混合物的摄入，以饮食有节、五味调和、适寒温、顾护脾胃为原则，将体重控制在合理范围内。养成规律饮食的习惯，杜绝暴饮暴食，每日三餐定时定量。根据食物的性味归经、功效主治制定饮食调养方案，构建中医药膳食运用体系，根据患者具体运动情况荤素搭配，实现三餐分配、主副协调，膳食方案多推荐补脾益气，生津益肾之品，如糙米、山药等。

2. 运动锻炼

适度的运动锻炼能够促进体内的气血流通，提高身体的抵抗力，增强体质。中医传统运动包括五禽戏、八段锦、太极拳等，具有调息脏腑、运行气血、畅通经脉、强健筋骨、宁心安神之功，充分贯彻了中医学提倡的形神一体，天人合一的整体观。大量研究表明，运动能降低血糖，特别是对餐后血糖降低更为明显，以五禽戏、八段锦、太极拳等为主的传统运动在调节糖尿病患者的糖脂代谢，减少并发症方面可以获得较好疗效。建议患者每日锻炼30min，并告知患者锻炼过程中的注意事项，根据自己的病情和体质，制定科学的运动方案，合理安排运动强度和运动时间，不可剧烈运动，以免导致身体受损；建议糖尿病患者在餐后1～2h开始运动，不要空腹运动。

3. 情志调护

中医认为，情志失调是导致消渴病发生的重要影响因素。因此，糖尿病患者要避免精神压力过大、过度紧张或过度劳累，保持轻松愉悦的心情。可通过阅读、练书法、听音乐、绘画、旅游等多种方式来调节自身情绪，保持乐观、平和的心态。

第三节 从脾论治糖尿病肾病

一、概述

近年来，我国糖尿病患病率显著增加，其中2型糖尿病占90%以上。糖尿病患者血糖长期处于较高水平，机体正常代谢受阻，致使微血管内环境紊乱，出现糖尿病肾病（diabetic nephropathy，DN）。DN是糖尿病的常见并发症之一，是指糖尿病所致的慢性肾脏病，临床诊断依赖尿白蛋白及肾小球滤过率，是危害较大的微血管病变之一，其患病率随着糖尿病患病人数的增加也逐年增加，临床上主要表现为蛋白尿、水肿、高血压等，临床研究显示20%～40%的糖尿病患者合并糖尿病肾脏病，严重危害人们的生命健康，影响了患者生活质量。糖尿病肾病可发展为终末期肾病，早期流行病学调查认为我国终末期肾病的主要原因为慢性肾小球肾炎，近年来临床数据显示，糖尿病肾病逐渐成为我国终末期肾病的主要原发因素，最新研究显示全球由糖尿病肾病所致的终末期肾病占30%～50%。

对于糖尿病肾病的治疗，目前现代医学主要从控制尿蛋白、血糖、血压、血脂、尿酸等方面入手。糖尿病肾病具有病程长的特点，目前缺乏特异性治疗，总体预后较差，该病的治疗以及预防均存在较大困难，中医对糖尿病肾病的防治具有其独创性，中医药治疗糖尿病肾病具有“驱邪而不伤正、化浊而不留瘀”的特性，临床疗效显著。过去中医治疗本病多从“肾”论治，笔者基于多年临床实践及研究，认为脾虚是糖尿病发生的始动因素，血瘀贯穿糖尿病发生发展的始终。由此提出“从脾论治”理论。认为脾的功能失调，水谷精微不归正化而为浊瘀是本病发生发展的关键病机。多年临床实践亦证实运脾化浊法对于治疗和预防糖尿病肾病均能取得满意效果。因此，本文依据“从脾论治”理论，探讨中医对于糖尿病肾病病因、病机及治疗的相关认识，为中医药防治糖尿病肾病提出新思路。

二、脾与糖尿病肾病

尿浊、水肿、蛋白尿是糖尿病肾病常见的临床表现及理化异常，其形成在五脏之中与脾关系最为密切。《素问・奇病论》云脾瘅：“此肥美之所发也，此人必数食甘美而多肥也。”《素问・通评虚实论》亦云：“……消瘅……肥贵人，则膏粱之疾也”。糖尿病肾病源起于糖尿病，膏粱厚味、肥甘美味是糖尿病发病的直接因素，亦是糖尿病肾病的主要发病因素。脾为后天之本，气血生化之源。饮食靠脾胃运化为水谷精微而营养五脏、洒陈六腑，维持人体脏腑功能的动态平衡。若长期恣食肥甘、醇酒厚味则损伤脾胃，脾气虚弱、脾失健运则水谷不能化生精微，脾不升清则水谷之精微随尿液下流，而见尿浊之证。糖尿病肾病早期出现尿微量白蛋白，乃脾气虚衰，上输精气不能归于肺而布散全身，径走膀胱，治节无权所致，脾虚是糖尿病肾病发病和病机演变的关键环节。脾胃居于中焦，为气血津液运化升降的枢纽，津液的输布有赖于脾气的正常转输。脾气亏虚，升降失司，则水津失布，不能布达全身，以致水湿停滞体内，泛于肌表则见水肿。笔者认为脾气虚弱，脾失健运是糖尿病肾病转化及进展的关键因素，脾气虚弱在糖尿病肾病各期中都占有很大比例，在发病过程及病机演变过程中具有重要的地位，先天之精依赖后天之精的不断培育和充养，才能发挥其生理效应。又脾虚失运，水谷不能化生精微，蕴热化燥胃火炽盛，下损肾阴，久而阴损及阳；脾虚失运，不能输精于肾，肾精不充则肾气不足，肾气虚则肾阳衰微，肾失固摄，约束无权，临证见面色㿠白、腰膝酸软、全身浮肿等症状。可见饮食不节、贪食甘美是导致本病的直接因素，其病变首先发于脾，迁延数载，久而及肾，以致脏腑功能失调，精微外泄，痰湿瘀血浊毒内生。脾虚在本病的发生、发展中起着关键的作用。

三、病因病机

（一）中医病因

1. 饮食不节，嗜食肥甘

《圣济总录》曰："消瘅者膏粱之疾也"，说明饮食不节可导致消渴及本病的发生。过食肥甘厚味，致使脾胃功能受阻，长此以往，脾不散精，升清降浊失司，导致水谷不能运化精微反壅滞交结而生湿浊。脾之清阳不升，胃中浊阴不降，日久生瘀生热，致胃火炽盛，出现消谷口渴多饮、多食等症状；浊瘀日久，腐秽酿毒，损伤经络脏腑引发局部红肿、尿浊等症状。

2. 情志失调，化火伤阴

《临证指南医案》云："心境愁郁，内火自燃，乃消症大病。"无论是大怒而致肝气上逆，还是情志抑郁而致肝气不舒，均使肝失疏泄，化火伤阴，而致津液不足，燥热内盛，故发消渴。此外，肝木克脾土，肝失疏泄，进而损伤脾脏，脾失健运可损伤肾脏，会出现尿浊和多尿等症状。

3. 房事不节，劳欲过度

《外台秘要》曰："房室过度，致令肾气虚耗，下焦生热，热则肾燥，肾燥则渴。"《圣济总录》又曰："消肾者……房事过度……渴饮水浆，下输膀胱，小便利多。"可见，劳欲过度，肾精亏损，虚火内生，水竭火益烈，火烈水益干，致肾虚肺燥胃热，出现渴欲饮水，小便频多，发为消渴肾病。

4. 禀赋不足，脏腑柔弱

《素问》有言："正气存内，邪不可干""邪之所凑，其气必虚"。人之先天禀赋，受之父母，禀赋不足，素体阴虚，易患消渴。正如《灵枢·五变》篇所言："五脏皆柔弱者，善病消瘅"，由此可见禀赋缺失，脏腑柔弱是诱发糖尿病肾病的主要因素。在五脏当中，肾为先天之本，脾为后天之本，气血生化之源，脾肾两脏的虚弱则会进一步导致尿浊、尿甜以及消瘦。

（二）中医病机

《黄帝内经》中有“脾瘅”“消瘅”病名的相关记载，并指出其病因大致为恣食肥甘炙煿之品损伤脾胃致使运化功能失调，日久耗伤进而蕴热气滞，变生他证，若失治或误治，脾瘅则会进一步发展成为消渴。所以在糖尿病肾病的形成与发展过程中，脾胃失调是重要的病理因素。具体而言，脾胃为后天之本，气血生化之源，脾胃运化的水谷精微是人体脏腑发挥正常生理功能的前提，若饮食失节而损伤脾胃致使运化功能失职，一则会影响精微物质化生，二则会引起气机升降失调，以上两端会导致脾胃升降失司，精微物质随尿液流失，尿浊即为见症，正如《类证治裁·三消论治》所述：“小水不臭反甜者，此脾气下脱，症最重”。脾胃为人体气机升降的枢纽，影响着机体气血津液的运化与输布。脾气亏虚，升降失调则气化不利，影响水液的代谢输布，泛溢肌表则见水肿，津不上承则见口干。脾病日久及肾，先天之精须依赖后天之精的不断充养方能发挥其生理效应。脾虚失运，精微化生乏源，日久蕴热化燥，耗伤阴液，下损肾阴，出现腰膝酸软、消瘦乏力、口干唇燥等症状表现。久而阴损及阳，加之脾虚不能输化精气于肾，肾气亏虚，元阳衰弱，封藏失职，约束无力则会出现小便频数、浑浊如脂膏、腰酸乏力及全身浮肿等症状。清代医家陈士铎在《辨证录》中云：“夫消渴之症，皆脾坏而肾败。脾坏则土不胜水，肾败则水难敌火，两者相合而病成。倘脾又不坏，肾又不败，亦无消渴之症矣”。此论明确指出消渴的形成乃脾肾相合致病，且病变首先发于脾，日久及肾，致使脾肾脏腑功能失调，精微外泄。概而言之，脾虚是糖尿病肾病形成与发展的关键病理环节，所以在疾病的诊疗过程中应当将该因素的认识提到一定高度并加以应用。

（三）西医发病机制

DN是糖尿病患者常见的慢性并发症之一，是导致终末期肾病的主要原因。其发病机制复杂，涉及多个生理和病理过程，主要包括以下几个方面。

（1）高血糖　长期高血糖是糖尿病肾病发生的主要原因之一。高血糖会导致肾小球毛细血管内皮细胞和系膜细胞损伤，引起肾小球基底膜增厚、系膜基质扩展。

（2）血流动力学改变　糖尿病患者常伴有高血压、高滤过等血流动力学异常。这些改变会进一步加重肾小球内高压、高滤过状态，导致肾脏结构和功能损伤。

（3）氧化应激　高血糖状态下，体内会产生大量的活性氧（reactive oxygen species，ROS），导致氧化应激反应。这些活性氧会损伤肾脏细胞，促进炎症反应和纤维化过程。

（4）炎症反应　高血糖和氧化应激状态下，肾脏内会产生多种炎症介质，如肿瘤坏死因子-α（TNF-α）、白细胞介素-6（IL-6）等。这些炎症介质会进一步加重肾脏的损伤和纤维化。

（5）细胞外基质（extracellular matrix，ECM）堆积　在糖尿病肾病的进展过程中，肾小球和肾小管周围的细胞外基质成分（如胶原、纤维连接蛋白等）过度沉积，导致肾脏纤维化，最终影响肾功能。

（6）蛋白尿　糖尿病肾病的早期表现之一是微量白蛋白尿，随着病情进展会出现大量蛋白尿。蛋白尿不仅是肾脏损伤的标志，也是促进肾脏进一步损伤的因素。

（7）肾小管-间质损伤　除了肾小球损伤，肾小管和间质的损伤也是糖尿病肾病的重要特征。这些损伤主要表现为肾小管细胞的变性、坏死以及间质纤维化。糖尿病肾病的防治需要综合考虑血糖控制、血压管理、降蛋白尿治疗等多方面措施，以延缓疾病的进展和减少并发症的发生。

四、临床表现

按照临床表现可分为肾小球高滤过期、潜伏期、微量白蛋白尿期、大量蛋白尿期、终末期肾病。其主要的临床表现为早期持续性的蛋白尿，部分患者可表现为尿里泡沫多，逐渐出现肾功能损害、高血压、水肿，最后病情进展至晚期，出现严重肾功能衰竭、尿毒症，需透析治疗。

五、治疗

（一）中医治疗

脾肾气虚、湿邪遏阻气机，外感湿热邪毒或湿热郁而化热，造成血行不畅，肾络不通。糖尿病随着病情的发展，血瘀证呈上升趋势，这与中医“久病必瘀”的传统理论一致。糖尿病肾病病程中瘀血病理贯穿始终，早期患者虽然临床瘀血征象不明显，但血液流变学已发生改变。

1. 脾肾相济，从脾论治

脾胃为气机升降之枢，人体营养与药物的敷布、转输，人体清、浊的升、降都有赖于脾胃中焦之枢的功能。补肾养阴之品大多滋腻碍胃助湿，若脾胃之气虚弱，则虚不受补反增其害，故健脾是治疗肾病不容忽视的重要环节。固护中气与维护肾气一样重要。笔者常云：“补肾必健脾”“得胃气则生，无胃气则死”。糖尿病肾病患者早期易发生脾失健运、胃失和降，而失去升清降浊之功能。饮食不能化生精微反而转为湿浊，当升不升，当降不降，精微不摄而漏出，水浊不泄而滞留。脾胃功能盛衰为肾脏病变进退之枢机，补肾必用调脾胃药物，脾胃调和病邪易退。在调理脾胃时用药强调以下几点。①调补脾胃之气：因糖尿病肾病患者日久脾胃气虚证候居多，常用参苓白术散加减。②调畅中焦气机：气虚者常气滞，故调畅气机非常重要，补气方宜加陈皮、佛手、砂仁或枳壳等。③注意顺应脾胃的特性：脾宜升则健，胃宜降则和，脾喜燥恶湿，胃喜润恶燥。故治疗中若见脾虚湿困为主者，宜运脾化湿，以藿香正气散加减治疗。

2. 祛瘀通络，运行血气

仲景云：“血不利则为水”。《素问·调经论》云：“孙络水溢，则经有留血”。糖尿病肾病以蛋白尿、水肿为主要临床表现。古人治疗水肿，通过开鬼门、洁净府、去菀陈莝等方法，从肺、脾、肾着眼，鲜有从活血和络来施治的。“久病必和络”，提出用活血和络法治疗糖尿病肾病的论点。络脉具有行气血的功能，“肾络”作为络脉的一部分，是肾中最细小的部分，肾络的通畅与瘀血形成相关。现代医学认为肾小球硬化，肾间质纤维化、血管内微血栓形成等均与肾络不通密切相关。常用活血和络药物如桃仁、红花、当归、赤芍、丹参、三七、怀牛膝、川芎、鸡血藤、续断、桑枝、丝瓜络等。久病者常需在辨证论治的基础上配合常用破瘀、逐瘀的虫类药，如水蛭、全蝎、地龙、蜈蚣等。

3. 淡渗利湿，忌峻猛攻逐

糖尿病肾病极易发生水肿。“开鬼门，洁净府，去菀陈莝”是治疗水肿的原则。笔者鲜用攻逐之法，而喜用淡渗利水之法。淡渗利水的作用平缓，但作用持久，能起到缓消其水的作用。对于肿势明显者，采用轻药重投法，即作用轻缓之淡渗药物投以重剂，常可获肿退水消之效。同时，糖尿病日久，脾肾俱虚，故利水应防伤正，忌峻猛攻逐利水之品，宜淡渗利水，轻药重投，缓缓图之。切不可攻逐过猛，克伐脾胃之气。

（二）西医治疗

当前，国内外针对DN的西医治疗手段主要以降压、调节血糖、纠正脂质代谢紊乱和一般治疗为主，对终末期患者可以进行透析治疗或肾脏、干细胞移植。其常规治疗与用药如下。

1. 降糖治疗

有研究证实，降糖药物可以有效调节肠道菌群，改善胰岛素抵抗，恢复血糖水平。临床常用降糖类药物主要有双胍类药物、α-葡萄糖苷酶抑制剂、胰高血糖素样肽-1受体激动剂等。

2. 降压治疗

降低高血压可以保护心、脑、肾等靶器官，延缓DN发病进程。降压常用药物有血管紧张素转换酶抑制药（angiotensin converting enzyme inhibitors，ACEI）、血管紧张素受体拮抗剂（angiotensin receptor blockers，ARB）、钙通道阻滞剂（calcium channel blockers，CCB）、袢利尿剂、β受体拮抗剂、a受体拮抗剂等。ACEI及ARB在肾保护方面疗效独特，常被用作临床治疗DN导致高血压的首选药物。

3. 纠正脂质代谢紊乱

脂质代谢紊乱会加重肾小球硬化与肾小管损伤，加速DN进展，纠正DN患者的脂质代谢异常有利于减轻肾脏负担，降低死亡率。

4. 一般治疗

一般治疗的手段主要以调节营养平衡、生活方式和体重控制为主，《中国糖尿病肾脏病防治指南（2021年版）》推荐DN患者每日总能量摄入为25～30kcal/kg，钠摄入量应低于2.3g，对于未接受透析的DN患者应保证蛋白质的摄入量为0.8g/（kg·d），如果为透析患者，可适当增加至1.0～1.2g/（kg·d）。同时，DN患者还应进行科学适当的体育锻炼以提高心肺功能，吸烟患者应尽量戒烟。对于超重或肥胖的DN患者，应及时减脂，降低心血管及肾脏疾病风险，除生活方式的调整外，必要时也可进行药物治疗与代谢手术。

5. 透析治疗

透析治疗主要应用于终末期DN患者，其模式主要有血液透析和腹膜透析两种，二者运用不同的透析原理在临床上均有一定治疗效果。有学者通过临床数据研究发现，与血液透析相比，腹膜透析干预治疗临床效果更为显著。

6. 肾或肾胰联合移植

此方法是临床中较为理想的治疗手段，通过肾-胰、肾、胰岛联合移植后不仅可以有效改善肾功能，还可以替代胰岛功能。但因目前临床肾源的缺乏和技术水平要求高等因素导致其治疗价格高昂，极大部分患者难以承受。同时，目前预存供肾评估方法及临床对预存糖尿病供肾的认识还不完善，限制了糖尿病供体的使用，增加了弃用率，一定程度上拉大了终末期 DN 患者与供肾数量的差距。

7. 干细胞移植

干细胞移植在改善肾功能和保护肾组织方面具有潜在积极作用，但因其作用机制较为复杂，目前未大量投入临床，仍处于试验与探索阶段。

六、临证医案

张某，男，51 岁，2021 年 5 月 20 日初诊。

【主诉】 糖尿病肾病 7 年余，近 2 个月小便泡沫加重。

【病史】 患者于 10 年前无明显诱因出现体重减轻，就诊于当地医院，确诊为糖尿病，7 年前发现蛋白尿，诊断为糖尿病肾病，降糖方案改为精蛋白生物合成人胰岛素注射液（预混 30R）早 20IU、晚 18IU，空腹血糖控制在 7～8mmol/L，近 1 个月来，出现明显腰痛，检查尿常规示：尿蛋白 2＋。肾功能：尿素氮 16.15mmol/L，肌酐 170.2μmol/L，尿微量白蛋白/肌酐比值 264mg/g，遂来就诊。刻下：患者腰酸痛，神疲乏力，双下肢凹陷性水肿，双眼视物模糊，口干欲饮，纳食欠佳，小便泡沫多，日间尿少，夜尿频 4～5 次，量少，夜寐多梦，大便日行 1 次，质干结，舌淡，苔薄黄，脉细。

【诊断】 西医诊断：2 型糖尿病、糖尿病肾病。

中医诊断：消渴肾病（脾肾两虚证）。

【治法】 健脾补肾，祛瘀通络。

【处方】 炙黄芪 30g，怀山药 20g，焦白术 15g，茯苓 15g，生地黄 20g，杜仲 20g，川牛膝、怀牛膝各 20g，赤芍 15g，牡丹皮 12g，丹参 20g，地龙 10g，水蛭 6g，车前子 10g，炙甘草 8g。21 剂，水煎服，每日 2 次。

【二诊】 患者自觉服药后症状好转，腰酸不显，纳食改善，日间排尿增加，大便日行 1 次，如羊屎状，夜寐尚可，双下肢轻度水肿。复查尿蛋白（＋）。空腹血糖 6～8mmol/L。肾功能：尿素 12.15mmol/L，肌酐 150.1μmol/L。上方加火麻仁 15g，柏子仁 15g。余同前，继续服用巩固疗效。

【三诊】 先后服上方加减治疗 2 月后，患者自诉精神可，腰酸不显，双下肢水肿不显。空腹血糖 6mmol/L，尿常规：蛋白（－）。守原方继服。

【按语】 本案的医治过程充分体现了临证诊治过程中首先辨证分层，依证候明治法，按治法定处方的治疗思路。①根据患者肾功能水平进行危险分层，明确病情处于中危阶段，辨此患者为本虚标实证，即脾肾气虚、瘀血阻络，中危者以扶正为主，故总的治则定为健脾补肾、祛瘀通络、淡渗利水。②本病例所应用的处方中，以炙黄芪、焦白术、怀山药补益脾气，杜仲补益肾气，川牛膝、怀牛膝补肾活血、引药下行，茯苓淡渗利水消肿；以丹参、赤芍、牡丹皮活血和络，车前子清热利湿减少蛋白尿，考虑该患者病程长，久病伤阴，予以生地黄养阴，此外，久病入络，在辨证论治的基础上加用破瘀、逐瘀的小剂量虫类药水蛭和地龙。炙甘草调和诸药。全方用药平和，补气而不温燥，养阴而不滋腻，淡渗而不伤气阴，药虽轻缓，但轻药重投，仍取水退肿消之效。血气流通，水湿易于下泄。体现了在应用健脾补肾药物同时常共用活血和络、淡渗利水等药物的治疗原则。③在治疗本案患者的处方中，大量应用对药，发挥相须相持、协同起效的作用。

七、经验总结

《素问·调经论》云："五脏之道，皆出于经隧，以行血气。血气不和，百病乃变化而生，是故守经隧焉。"《丹溪心法》云："气血冲和，万病不生。"补行宣降，重在气化。五脏之中肾气乃根本，但与五脏相关。在运行气血时用药强调以下几点。①补气：补肾气以固根本；补脾气以养后天；补肺气以生肾气；补心气以济肾水。如重用炙黄芪30g，俾肺气旺，金水相生，上源清则下流畅。②行气：无论水肿或轻或重，在气在血，属阴属阳，治疗总以气化为先，气行则水行湿化，气行则血畅。临证多采用木香、大腹皮行气，加强利水之功；通过行气以活血，常用川芎、苏木、香附、郁金。③宣气：主要针对肺气失宣而言。肺气失宣，水失通调，则水肿矣，临证多采用紫菀、杏仁、紫苏等药宣通肺气。④降气：水湿泛滥，上逆清窍，肺气不利者，治当急降肺气以调水道。此外，胃气上逆者，则以旋覆花、赭石、砂仁等药物以降逆和胃。⑤化气：人体正常生理功能靠脏腑气机的升降出入来完成，一身的气机又依赖于肾气的气化推动得以正常运行。"阳化气，阴成形""无阳则阴无以化"，笔者极为重视肾气的气化功能，肾气衰惫，无力化气，多在辨证方中配入肉桂3g，以温阳化气。

此外，将尿蛋白排泄率与肾小球滤过率二者结合，建立糖尿病肾病"二维"危险分层法，可提高对患者肾脏预后及生存预后的预测能力。临床上应根据危险分层采取不同治法，中危者以扶正为主，重在维护肾气、保护胃气，以后天脾胃充养先天之肾，提出"补肾必用健脾"，反对使用败伤胃气之方药；高危以上者以扶正祛邪为主，重在活血和络、运行血气，对于久病入络，从血分求治，可以取得良好的临床疗效。

八、摄生调护

糖尿病肾病主要与脾、胃、肺、肾等脏腑功能失调有关。中医强调整体调养，通过辨证论治，综合调理饮食、情志、起居等，以达到预防和延缓病情发展的目的。以下是中医对糖尿病肾病的摄生调护的主要方法。

1. 辨证施治

中医根据患者的具体症状和体质，进行辨证论治。如阴虚燥热型：多见于病程较长的患者，表现为口渴多饮、五心烦热、夜尿频多等，治宜滋阴降火，常用药物如生地黄、玄参、知母、黄柏等。气阴两虚型：表现为疲倦乏力、少气懒言、口干舌燥等。治宜益气养阴，常用药物如黄芪、党参、麦冬、山药等。肾阳不足型：多见于病程较长、老年患者，表现为畏寒肢冷、腰膝酸软、夜尿频多等。治宜温补肾阳，常用药物如附子、肉桂、杜仲、淫羊藿等。

2. 饮食调养

中医强调"饮食有节"，糖尿病肾病患者应根据自身情况，进行饮食调养，清淡饮食：避免进食辛辣、油腻、高糖、高脂肪的食物，多食清淡易消化的食物。补益脾肾：可食用一些具有补益脾肾作用的食物，如山药、薏苡仁、黑芝麻、枸杞子等。适量蛋白：饮食中适量摄入优质蛋白，如鱼、瘦肉、蛋类，但要避免过量，以减轻肾脏负担。多吃蔬果：多食新鲜蔬菜和水果，但要注意糖分较高的水果（如葡萄、香蕉等）应适量摄入。

3. 起居调摄

中医强调“顺应自然”，糖尿病肾病患者应注意起居调摄：规律作息：保持规律的作息时间，保证充足的睡眠，避免熬夜。适度运动：根据自身情况，选择适合的运动，如散步、打太极拳等，以增强体质，但避免过度劳累。防寒保暖：特别是肾阳不足型患者，注意保暖，避免受寒，以免加重病情。

4. 情志调养

中医认为情志失调会影响脏腑功能，糖尿病肾病患者应注意情志调养：保持心情舒畅；避免过度紧张、焦虑，保持乐观积极的心态。适当放松：通过听音乐、练习深呼吸、冥想等方法放松心情，减轻压力。

5. 中医药调护

中药调理：在中医师指导下，根据辨证结果服用中药，以调节脏腑功能，改善症状。针灸治疗：可选择适当的穴位进行针灸治疗，以调和气血，改善症状。按摩理疗：通过按摩、理疗等方法，缓解疲劳，改善血液循环。通过综合运用以上中医摄生调护方法，可以帮助糖尿病肾病患者更好地管理病情，延缓疾病进展，提升生活质量。

第四节 • 从脾论治糖尿病周围神经病变

一、概述

近十年来，随着我国经济的迅猛发展，人民生活水平显著提高，我国糖尿病（DM）的发病率呈现不断上升的趋势，18 岁及以上人群糖尿病发病率约为 11.2%。糖尿病神经病变是糖尿病主要慢性并发症之一，其中又以糖尿病周围神经病变（diabetic peripheral neuropathy，DPN）最为常见，是糖尿病合并症中发生率最高、出现最早的一种，患病率平均在 60%～90%，临床主要表现为四肢末端的麻木疼痛及感觉障碍，严重者可导致溃疡、坏疽，甚至截肢，是糖尿病的主要致残原因，严重损害患者的身心健康，其治疗的困难性以及晚期不可逆性，给患者带来极大的痛苦。

关于 DPN，古代医学未有专门的病名记录，现代学者根据 DPN 的“凉、麻、痛、痿”的临床表现将其划分于中医的“痹证”“痿证”范围，亦有学者将其称为“消渴痹证”。目前把 DPN 病因归于饮食、禀赋、劳欲、情志等因素，其中病位在周身四肢，与肝、脾、肾密切相关，气阴两虚贯穿整个病程。相关学者发现中医疗法以“整体观念，辨证论治”为指导思想，针对“虚、痰、瘀”病理核心，治疗上重视标本同治，扶正祛邪，关注虚实，相对于单一使用西药治疗而言，中医治疗强调保持阴阳平衡，西医治疗能够补偏救弊。笔者在消渴痹证的临床经验资深，认为脾失运化是该病的病理基础。治病求本，从脾论治，补脾化浊，从脾胃功能受损导致的气虚血瘀的病因病机入手，在临床上行之有效。

二、脾与糖尿病周围神经病变

脾胃为后天之本，气血生化之源。脾脏为本病发生的重要基础。临床上部分 DPN 患者可伴见肌肉松软，四肢不充，疲乏无力，少气懒言，大便黏腻或溏，舌体胖大、边有齿痕或舌体瘦小，寸口关脉细或濡等症状和体征，提示了DPN与脾的关系。“饮入于胃，游溢精气，上输于脾，脾气散精……水精四布，五经并行”（《素问·经脉别论》），此段经文形象描述了脾胃相互配合，将饮食物运化为水谷精微布散至全身和调节水液代谢的整个生理过程。《素问·太阴阳明论》曰：“四肢皆禀气于胃，而不得至经，必因于脾，乃得禀也。”明确了脾运化功能的正常在气血发挥内养五脏、外濡百节作用中的核心地位。《素问·奇病论》认为消渴是“五气之溢也，名曰脾瘅”，在病因方面，又指出“此肥美之所发也，此人必数食甘美而多肥也”。若饮食不节，以酒为浆，嗜食厚味，超过了脾脏的运化能力，或禀赋不足，素体脾气亏虚，则脾失健运，肥甘不化，反成水湿为害。蒸于上焦，则上焦不通，肺失宣肃，荣卫不散，热气停中；困于中焦，脾胃升清降浊之用受阻，则浊阴聚而生热；流于下焦，肾脏封藏之职失司，则真阴外泄，相火妄动，湿热互蕴，发为消渴。湿热相搏日久，炼液成痰，痰“随气升降，无处不在”，幻化百病。此为痰湿流注于筋脉皮肉，则肌肉失养，四肢废痿不用。痰湿胶阻于经络，影响气血运行的同时郁而化热，气滞、血瘀和痰热互为因果，终致脉络受损，闭塞不通，发为疼痛；气血涩滞日久，而成瘀血，新血不生，痰瘀互结，筋脉失养，脉络不荣，亦发为疼痛。

三、病因病机

（一）中医病因

1. 饮食不节

患者进食肥甘厚味过多，脾胃受损，运化失司，痰热内生，痰瘀互结，导致经络阻滞，从而气血运行不畅，发为本病。如《中藏经·论肉痹》云：“肉痹者，饮食不节，高粱肥美之所为也。”《素问·痹论》云：“阴气者，静则神藏，躁则消亡，饮食自倍，肠胃乃伤。”肠胃内伤，风寒外袭，易于作痹。而消渴日久，可变生痹证。《素问·通评虚实论》曰：“凡治消瘅……痿厥，气满发逆，肥贵之人膏粱之疾也。”

2. 禀赋不足

素体亏虚，其中脾虚运化失常，气血生化乏源，《素问·痿论篇》“黄帝问曰：五脏使人痿……脾气热，则胃干而渴，肌肉不仁，发为肉痿。”《灵枢·五变》曰：“五脏皆柔弱者，善病消瘅……血脉不行，转而为热，热则消肌肤”，提示素体亏虚，可出现血脉不行，肌肤消瘦，还会继发多种病变。

3. 劳欲所伤

如“入房太甚，宗筋弛纵”“远行劳倦”等，劳力过度可耗损人体精气；劳神过度，耗伤心血、损伤心神，影响脾的运化功能，使神气虚弱，四肢失养。过度舒适闲逸，脾胃功能容易弱化，气血运行不畅、消化吸收不良或脂肪积聚过多，出现肢体软弱等。

4. 情志失调

现代人生活节奏偏快，生活和工作都面临着较大的压力，因此，在疾病的发生发展中，情志占有很大的作用。肝气郁结，可克伐脾土，张景岳《类经》中说：“阳明受病，久而传变，则木邪胜土，故机体风消”。另外忧思伤脾，忧思则气结，思虑太过，可使脾气郁结，运化功能失常。

（二）中医病机

“脾瘅”最早提出于《内经》，其为“消渴痹证”的形成提供了理论依据，“此五气之溢也，名曰脾瘅”可知脾瘅是因为脾胃气机失调，湿热阻滞，湿热之邪上溢于口，水谷精微困于脾而不能散布五脏，为“脾瘅”。《素问·痿论篇》提出：“脾气热，则胃干而渴”为“痿证”的病因病机，由此得来消渴前期患者多食肥甘厚腻而内热生，脾生痰湿，运化失司，四肢肌肉不得濡养，发为“痿证”。故朱丹溪所云：“四肢麻痹不仁，皆痰饮所致”“肥者令人内热，甘者令人中满，故其气上溢，转为消渴。”皆揭示消渴是因为饮食不当，肥甘内生湿热壅阻气机，伤及脾胃，水谷精气留于脾而不能散布全身，而气血化生匮乏，久而化热伤正，转化为消渴。《内经》从营气卫气的生理功能提示痹证的发病机理为气血运行不畅，病久入深，经络空虚，就麻木不仁。刘河间在《三消论》中提出消渴、消中、肾消，认为五脏精液枯竭，经络血涩，荣卫气不能周身循环。可知古代医家认为消渴病与心、脾胃、肾密切相关，病初为燥热偏胜，病久为燥热伤阴并重，并后期则以阴伤为主。机体久治不愈则五脏亏虚，燥热偏胜，阴血亏少则发为消渴痹证。叶天士也提到“久病入络，气血不行”，皆提示消渴痹证病机为气血运行不畅，阴阳不和，痰凝瘀结于脉道，四肢肌肉无津液气血濡养不通不荣，必有麻木、疼痛、肢软无力。消渴病因是消渴痹证病因的本中之本。此病病位与消渴相关，在肺、脾，与肝、肾相关。消渴迁延，肺脾虚衰，中气不足，气虚无力行血，血流不利，肌肤筋脉骨髓失养，久病肝肾阴血亏虚，血不荣络，抑或阴不敛阳，内风走窜经络。抑有体内正气不足，若外感湿邪，湿热相合或郁久化热，湿热下注经络，气血通行不畅，阳气疏布不通，故四肢冰凉、疼痛不仁。

（三）西医发病机制

关于 DPN 的发病机制尚不明确，DPN 各个经典途径均与氧化应激相关，如糖化作用、血管内皮功能障碍、多元醇代谢紊乱、蛋白激酶 C（protein kinase C，PKC）激活、己糖胺途径等。但这些临床研究成果尚未成功转化到临床试验，主要因素是药物没有办法到达周围神经，或者药物对肝脏损害太大而不能实践于临床。大多数学者认同神经元氧化应激是始动、关键因素。微血管病变和神经损伤共同作用是导致 DPN 的原因之一。目前主要作用机制简述如下。

1. 神经元氧化应激

由于高糖刺激了线粒体电子传递链、NADPH 氧化酶激活等途径，消耗了自由基清除剂，导致大量活性氧簇（ROS）的产生，损伤神经细胞膜、线粒体等。同时高糖状态抑制了抗氧化酶的活性进一步削弱了神经组织的抗氧化能力，导致了氧化应激损伤。

2. 晚期糖基化终末产物（advanced glycation end products，AGEs）

AGEs 是由体内葡萄糖或其他糖基团与蛋白质、脂质或核酸等大分子在非酶促条件下反应形成的稳定大分子复合物。体内 AGEs 会广泛沉积于神经内膜滋养血管，高浓度血糖进一步促进了 AGEs 的形成，导致 NO 介导的血管扩张功能下降，从而导致神经组织缺血、缺氧、损伤甚至功能障碍，以上因素综合起来导致 DPN 的发生、发展。

3. 血管内皮功能障碍

高糖环境诱导血管内皮细胞破坏，内皮细胞凋亡后 NO 和 Ca^{2+} 含量异常，从而导致血管张力失调、血小板聚集、血管壁渗透性增加；血管内皮细胞增生、AGEs堆积、血小板聚集使得管壁狭窄，导致周围神经组织的血供流量不足，进而神经内膜和纤维也缺血、缺氧，神经自我调节能力不足。

4. 多元醇代谢紊乱

高糖环境促进多元醇代谢中醛糖还原酶活性的增加，在醛糖还原酶活性的催化下，葡萄糖经还原成山梨醇。在长期高血糖环境中，山梨醇会过量积聚，导致神经组织内渗透压升高、肌醇受到竞争性抑制、Na^{+}-K^{+}-ATP酶活性降低、细胞内氧化应增强、炎症反应增高，导致神经元破坏和施万细胞凋亡。

5. 蛋白激酶C激活

高糖、高脂激活了PKC信号传导分子，PKC通过抑制血管扩张因子生成和释放、内皮细胞表达，导致血管内皮细胞损伤；PKC广泛分布于外周和中枢神经系统，参与细胞内信号的转导，炎症反应、细胞因子等激活PKC控制神经细胞，增强痛觉过敏，调节神经元和施万细胞活性，从而导致DPN疼痛的发生和发展。

6. 脂代谢紊乱

高脂状态会促进神经酰胺的生成，从而抑制胰岛素分泌，同时竞争性抑制胰岛细胞受体功能传导。脂代谢紊乱可以直接破坏神经元和施万细胞的结构和功能，从而影响血管张力和功能，同时游离脂肪酸会增加血液浓稠度，减少神经细胞供血，造成神经功能障碍。

7. 免疫相关机制

高血糖诱导的氧化应激导致神经元损伤，引起胶质细胞产生炎症反应及单核细胞和巨噬细胞的趋化和激活，促炎细胞因子的合成和释放等。这些炎症因子可以进一步损害神经组织，导致DPN的发生和发展。炎症介质的产生使得细胞免疫平衡被打乱，T细胞亚群改变尤为突出。

8. 遗传基因

家族遗传因素也与DPN的发生相关，如基因多态性或突变可能会导致神经细胞的易感性增加以及神经损伤修复功能下降。

四、临床表现

DPN是糖尿病常见并发症，主要影响周围神经，导致感觉、运动和自主神经功能障碍。其临床表现多样，主要包括以下几个方面。

1. 感觉异常

对称性远端感觉异常：最常见的表现，通常从脚趾开始，逐渐向上蔓延，手部也可能受累，呈“手套-袜套”分布。疼痛：患者常感到烧灼样刺痛、针刺样或刀割样疼痛，特别是在夜间加重。麻木和感觉减退：感觉迟钝或丧失，容易引发创伤或溃疡而不自知。感觉过敏：对轻微触碰或温度变化异常敏感，甚至轻微的触碰也可能引起剧烈疼痛。

2. 运动障碍

肌肉无力和萎缩：由于运动神经受损，患者可能出现下肢无力、肌肉萎缩、行走困难。肌肉痉挛和抽搐：肌肉痉挛和不自主抽搐也可能发生，影响活动能力。

3. 自主神经功能障碍

心血管系统：体位性低血压（站立时血压骤降，导致头晕或晕厥），心律失常。胃肠道：胃轻瘫（胃排空延迟，导致恶心、呕吐、腹胀）、腹泻或便秘。泌尿生殖系统：膀胱功能障碍（尿潴留或失禁）、男性勃起功能障碍。汗腺功能：出汗异常（多汗或少汗），特别是夜间盗汗或局部出汗减少。

4. 足部问题

足部溃疡和感染：由于感觉减退，足部容易受伤和感染，难以愈合，严重时可导致足部溃疡甚至截肢。足部畸形：由于肌肉萎缩和平衡能力差，患者可能出现足部畸形，如槌状趾、足弓塌陷等。

5. 反射减退

腱反射减弱或消失：特别是踝反射常常减弱或消失。糖尿病周围神经病变的临床表现复杂多样，严重影响患者的生活质量和功能状态。早期诊断和干预对于减轻症状、预防并发症至关重要。糖尿病患者应定期监测神经功能，并积极控制血糖，以减少神经病变的发生和进展。

五、治疗

（一）中医治疗

脾的运化功能失常，多由脾气亏虚、脾阳虚弱所致。脾主运化，包括了小肠与胰腺等器官等消化吸收功能在内。如《读医随笔》：“脾即肠胃也”。《存存斋医话稿》说：“胃化既毕，乃传于脾……所存糟粕，乃下于大肠焉。”脾胃同居中焦，经络相互络属，互为表里。脾胃因此往往互为一体，治脾当兼顾胃，脾升胃降，相济为用，为后天之本。

1. 补益脾气

仝小林认为，糖尿病分“郁、热、虚、损”四大阶段，而糖尿病周围神经病变属虚、损阶段，尤以脾气虚损为关键。因此，黄芪桂枝五物汤是治疗经络寒的糖尿病周围神经病变的理想方药，其中应用黄芪补益脾气，亦补经络气，临床效果佳。但是也要注意胃热的存在，可兼以除脏腑热。刘完素应用人参白术散治疗消渴变证，如痿痹，人参、白术、当归、芍药、大黄、泽泻、栀子以上各半两，连翘、瓜蒌根、干葛、茯苓以上各一两，官桂、藿香、木香各一分，寒水石二两，甘草二两，石膏四两。

2. 健脾化湿

消渴日久，脾气虚损，以炙黄芪、党参、茯苓、陈皮、炒白术、木瓜、薏苡仁等补气健脾祛湿治疗糖尿病周围神经病变，可取得不错效果。消渴痹证，乃因消渴日久，脾气亏虚痰湿阻滞，又痰瘀互结，瘀血痹阻脉络而致病。以健脾燥湿、化痰通络为法，运用二陈汤加枳术汤加减治疗糖尿病周围神经病变。

《古今医案按·痹》中朱丹溪用清热化湿法治疗饮食痰积在太阴阳明所致的痹证。“一壮年，厚味多怒，秋间于髀枢左右发痛一点，延及膝骨干，痛处恶寒，昼静夜剧，口或渴，膈或痞，医用补血及风药。至次年春痛甚，食减形瘦，膝肿如碗，脉弦大颇实，寸涩甚，大率皆数，小便数而短，作饮食痰积在太阴阳明治之。”此案患者厚味多怒，脏气消，肠胃伤，而湿热内生，痰积于太阴、阳明经络而成痹证，故治疗不用温散，多以清热化湿之品取效。

3. 健脾升阳

脾喜燥恶湿，以升清为用。李杲倡脾虚阴火致痹，在治疗上主张“火郁则发之”，用“甘温及甘寒之剂，于脾胃中泻心火之亢盛”以治其本。在《脾胃论》中提出升阳散火汤一方，治筋痹热“因血虚而得之，或胃虚过食冷物，抑遏阳气于脾土”。健脾升阳能提升正气，补虚扶正，改善脏腑功能，兼以化浊，能有效改善胰岛功能、阻止代谢记忆效应。

4. 佐以祛痰泄浊、活血化瘀

《丹溪心法》中云：“善治痰者，不治痰而治气”。因此，在调理脾胃的基础上再酌情祛痰泄浊，有时补益脾气即可化痰湿。有研究应用益气豁痰、化瘀通络之法，方药以黄芪健脾益气，当归、川芎、降香、地龙等活血通络，瓜蒌化痰降浊等治疗糖尿病周围神经病变，疗效佳。久病入络，血瘀贯穿消渴始末，因此，在糖尿病周围神经病变中活血化瘀占据重要地位。笔者运用温阳散寒、活血通络为法施治，选用当归四逆加吴茱萸生姜汤加减治疗糖尿病周围神经病变。

（二）西医治疗

目前治疗 DPN 暂无理想的治疗方案。通常在有效控制糖脂代谢紊乱、血压的基础上，使用针对发病机制的药物对因对症治疗。针对 DPN 单一发病机制干预，不能达到有效的临床效果。临床大多采取联合用药。

1. 抗氧化应激

α-硫辛酸抑制蛋白质糖基化，脂质过氧化，清除氧化应激，保护正常细胞。

2. 改善循环

临床上还采用血管舒张因子如前列地尔、贝前列素钠等注射液改善微循环，从而改善 DPN 症状。

3. 对症止痛

目前临床上最常用的是抗抑郁药（阿米替林）和抗惊厥药（普瑞巴林），但此两类药物治疗痛性 DPN 远期疗效及副作用还缺乏临床大规模研究，部分患者服药后症状部分改善或不改善，故需谨慎用药。利多卡因贴片常与其他镇痛药联合使用，不良反应为局部刺激和过敏反应。

4. 手术治疗

周围神经减压术（PNI）通过解剖狭窄部位对受慢性卡压的周围神经进行松解，使受压部位神经血管得到扩张，减轻血管周围组织对神经的压力和压迫。手术适应证为：①两点辨别无异常；②Tinel 征阳性；③良好的伤口愈合条件。

六、临证医案

张某，男，65 岁，2018 年 5 月 20 日初诊。

【主诉】发现血糖升高 6 年余，伴全身肌肉疼痛 2 月余。

【病史】患者自诉 6 年前因体检发现血糖升高，诊断为 2 型糖尿病，2018 年 4 月曾于安徽省中医院住院，予降糖、营养神经、改善循环等对症治疗，症状好转后出院。后渐出现全身肌肉刺痛，痛处不固定，两侧脚踝酸痛，伴手足麻木、发凉、怕冷，头部偶有昏沉感。目前用药：门冬胰岛素30IU（早24IU，中4IU，晚9IU，皮下注射）。平素血糖控制不佳，自测空腹血糖波动在5.0～10.0mmol/L，餐后2h血糖波动在7.0～10.0mmol/L，有低血糖史。刻下：肢体麻凉，尤以下肢明显，乏力，头晕，腹胀，恶心，纳呆，睡眠差，大小便正常，泡沫尿，易感冒。舌暗红，苔薄白，舌大，舌下瘀，脉沉细无力。

【诊断】西医诊断：2型糖尿病、糖尿病周围神经病变。

中医诊断：消渴痹证（脾虚痰瘀证）。

【治法】健脾化痰，活血通络。

【处方】陈皮12g，茯苓15g，半夏10g，甘草3g，泽兰10g，生薏苡仁20g，枳实10g，白术12g，炒谷芽10g，焦三仙各10g，鸡内金10g，炒莱菔子10g，天麻10g，炒酸枣仁30g，远志10g，首乌藤（夜交藤）12g，珍珠母30g，生黄芪30g，防风10g，金樱子15g，芡实15g。21剂，水煎服，每日2次。

【二诊】患者血糖控制不佳，空腹血糖升高，8～9mmol/L，足麻，下肢肿，睡眠欠佳，乏力。舌中根部白厚，舌下瘀，脉沉细。方以陈皮12g，茯苓15g，半夏10g，生甘草3g，僵蚕10g，浙贝母10g，三棱10g，莪术10g，生黄芪30g，太子参30g，鸡内金10g，炒莱菔子10g，续断12g，女贞子10g，延胡索（元胡）15g，细辛3g，天麻10g。14剂，水煎服，每日2次，早晚分服。西药同前。

【三诊】患者血压正常，空腹血糖高，在7.9～8.1mmol/L波动，足趾麻凉，二便正常。舌苔由白厚转薄白，舌下瘀，脉沉细无力。方以生地黄10g，山茱萸10g，女贞子10g，五味子10g，肉苁蓉30g，续断12g，桑寄生12g，淫羊藿10g，党参30g，茯苓10g，白术10g，生甘草3g，桂枝10g，红花10g，生龙齿30g，炒酸枣仁30g，生黄芪30g。14剂，水煎服，每日2次，早晚分服。西药同前。

【按语】患者65岁高龄，糖尿病病史6年，患者初诊乏力倦怠、易感冒，提示脾气虚弱，脾虚运化失司，痰湿内生，上扰头窍则头晕，痰湿阻滞气机，清气不升，浊阴不降，则腹胀，恶心，纳呆，睡眠差；气虚不能固涩，则现泡沫尿，蛋白尿；舌大色暗红，苔薄白，舌下瘀，脉沉细无力，为脾气虚弱，痰瘀互结之征，痰瘀互结，血行不畅，则下肢麻凉。选用陈皮、茯苓、半夏、甘草、生薏苡仁、枳实、白术、炒谷芽、焦三仙、鸡内金、炒莱菔子，健脾消食化痰；天麻、珍珠母潜阳；炒酸枣仁、首乌藤（夜交藤）、远志养心安神；生黄芪、防风益气固表；金樱子、芡实收敛固涩，泽兰活血利水。

二诊时，患者舌苔由薄白转为白厚，提示痰湿加重，方用二陈汤加减，加强化痰通络之效，方中陈皮、茯苓、半夏、僵蚕、浙贝母健脾化痰；三棱、莪术活血化瘀；生黄芪、生甘草益气。加减：鸡内金、炒莱菔子健脾消食，助运化；太子参、女贞子益气养阴；细辛、延胡索（元胡）、天麻、续断通络止痛。

三诊时，患者舌苔由白厚转薄白，舌下瘀，脉沉细，足凉明显，证型为阴阳两虚兼瘀血，治以健脾益气，阴阳双补。方中党参、茯苓、生黄芪、白术、生甘草健脾益气，生地黄、山茱萸、女贞子、五味子滋阴，肉苁蓉、续断、桑寄生、淫羊藿温肾阳，桂枝温阳通络，红花活血通络；加生龙齿、炒酸枣仁潜阳安神。

治疗过程中，患者病机出现变化，与患者病情变化、用药及饮食习惯、生活习惯等有关，根据病情变化，从脾论治，健脾化痰、活血通络，随证变化用药。

七、经验总结

本病发于脾胃失运，气虚血瘀，故治疗应以运脾益气为主，通络止痛为辅。胃主纳，脾主化，故运脾需先芳香开胃。《内经》有言“甘先入脾”，法当以甘味中和脾气，避免单补侮木，故需补运理气兼施，使得补而不滞，生化有源。本病在脾胃失运的基础上兼有气虚血瘀，气为血之帅，血为气之母，宜气血同治，益气活血，使得气旺血行，瘀祛络通。脾升胃降，枢机自利，清阳浊阴各得其所，气血得以濡养四肢，为标本兼治之法。

八、摄生调护

1. 饮食调护

遵循“饮食有节，谷类为养”的原则，多食清淡、易消化的食物，少食辛辣、油腻和甜食。补益气血：适当食用补气血的食物，如黄芪、红枣、枸杞子、当归等，有助于改善气血不足的症状。多食健脾益胃的食物，如山药、莲子、白扁豆等，帮助增强脾胃功能，促进营养吸收。

2. 运动调护

太极拳和气功等传统运动可以调和气血，增强体质，有助于缓解 DPN 症状。每天进行适度的有氧运动，如步行、慢跑，促进血液循环，增强身体免疫力。

3. 生活调护

中医认为“情志内伤，百病由生”，保持心情愉快，避免情绪波动有助于病情的稳定。规律作息：养成早睡早起的习惯，保证充足的睡眠，避免过度劳累。

根据中医理论，结合患者的具体症状进行辨证施治，制定个性化的治疗方案。定期复诊，随时调整治疗方案，确保疗效。中医注重整体调理，通过饮食、运动、生活习惯和中医疗法的综合应用，可以有效改善糖尿病周围神经病变的症状，提高患者的生活质量。建议在中医师的指导下进行调理和治疗。

第五节 • 从脾论治糖尿病视网膜病变

一、概述

糖尿病是当今社会发病率较高的代谢性疾病，目前我国糖尿病患者数量居世界第一。血糖异常能够引起眼部微循环或者神经性病变，如糖尿病视网膜病变、视网膜静脉阻塞、视网膜动脉阻塞、缺血性视神经病变等。而糖尿病视网膜病变是最常见的慢性并发症，且是一种严重的、难以逆转的致盲性眼病，近年来临床研究发现，糖尿病视网膜病变在我国糖尿病患者中的发病率高达 51.3%以上，且患病率呈上升趋势，其病因病机虚实夹杂，错综复杂。

目前西医对于糖尿病视网膜病变的治疗手段主要是在控制血糖的基础上应用抗 VEGF 药物治疗、手术治疗、激光光凝治疗等，临床疗效仍具有局限性，现代医学治疗方式上的新进展仍需要进一步探究。围绕整体观念和辨证论治，中医防治糖尿病视网膜病变的优势不断凸显。笔者注重未病先防，既病防变，可以针对糖尿病视网膜病变早期临床表现和症状进行有效防治，从而延缓糖尿病视网膜病变的进程。

糖尿病视网膜病变在中国古代并没有这一特定病名，大多数是通过患者的具体症状表现来命名疾病，若眼外观无明显异常，视力骤降为“暴盲”，自觉眼前有物飘动为“云雾移睛”，不明原因的视力缓降为“视瞻昏渺”。伴随着后世医家对糖尿病视网膜病变临床表现及病因病机认识的不断深入，才将糖尿病视网膜病变统一归纳为“消渴目病”“消渴内障”的范畴。中医学对于糖尿病视网膜病变的病因病机、辨证论治有其独到的见解和优势。

二、脾与糖尿病视网膜病变

（一）消渴目病以脾虚为本源

张锡纯先生曾提到“消渴一证，古有上、中、下之分，谓其证皆起于中焦而极于上、下”，刘河间先生在《三消论》提到“今消渴者，脾胃极虚”，此皆揭示了脾胃虚弱是消渴发生的内在原因。李东垣《兰室秘藏・诸脉者皆属于目论》云：“夫五脏六腑之精气，皆禀受于脾，上贯于目。脾者，诸阴之首也；目者，血脉之宗也。故脾虚则五脏之精气皆失所司，不能归明于目矣。”指出医者在治疗眼病的同时必须顾护脾胃，否则就是妄治。由于饮食失常，或先天禀赋不足或忧思多虑，或眠少烦多皆可损伤脾胃，使脾胃运化功能失常阻碍气机，脾气虚弱，血失统摄，血行脉外出现眼底出血，气虚血滞可形成视网膜静脉的阻塞，《素问・至真要大论》提到若脾不能主导运化功能，致水湿内停，可呈现出各种浮肿、水湿内聚的体征，在眼底可表现为渗出物、黄斑区水肿等，中气不足，清阳不升而浊阴不降，甚则可致视网膜脱离。因此，消渴目病以脾虚为本源。

（二）后天精气由脾化生

糖尿病视网膜病变临床症状复杂，病情易发展变化，虚实夹杂，因此合理、精确、有效地辨治糖尿病视网膜病变是治疗上的重点、难点。《中医眼科学（新世纪第四版）》中根据糖尿病视网膜病变患者的症状表现将其划分为气阴两虚证、脾肾两虚证、阴虚夹瘀证、痰瘀阻滞证四种类型。痰瘀阻滞证多见于糖尿病视网膜病变合并黄斑水肿，临床表现为眼底可见黄斑区视网膜水肿，甚至其他范围视网膜组织水肿，视网膜可见明显的黄白色渗出。《素问・金匮真言论》曰：“中央黄色入通于脾”，脾主黄色，镜下可见黄斑区呈黄色。《素问・阴阳应象大论》有言：“中央生湿，湿生土，土生甘，甘生脾……其在天为湿，在地为土，在体为肉，在脏为脾，在色为黄”，黄斑区位于视网膜正中央，黄斑是目中神光反射的源泉，黄斑能否聚光视物全赖以体内精气，后天精气由脾化生。《黄帝内经》病机十九条中早有记载“诸湿肿满，皆属于脾”，脾虚则可生水湿痰浊诸邪，黄斑失养而出现上述病理现象。

（三）消渴目病总体以气阴两虚为本，络阻血溢为标

消渴目病发生发展的关键就在于气、血、水在疾病中的演变。其认为消渴目病应分为2个阶段分析，消渴目病初期常见虚实夹杂；“气为血之帅，血随之而营运，血为气之守，气得之而静谧”“气结则血凝，气虚则血脱，气迫则血走”，若平素体质偏盛，则见虚火亢盛，火愈烈，而阴愈亏，致血行不畅，气化停滞，水液失司，终见水肿；若平素体质偏弱，气虚

无力则气化无力，致血水瘀滞循行失司，气虚更甚者，则无统摄血水之力，水溢脉外，水肿终见；或见血虚，阳无阴助则生化失源，血虚终兼气虚，瘀血离经终成水肿；而消渴末期，耗气伤阴，气虚渐重，阴水愈亏，外则燥热愈盛，而内寒更著，血行不畅，瘀血阻络，所谓“失血家往往水肿，瘀血化水，亦发水肿”“瘀血流注，亦发肿胀者，乃血变成水之证”“血积既久，亦能化为痰水”，血不利则为水，水瘀互结，此乃恶性循环，则渐成少量渗出，微动脉瘤，气愈虚而水瘀愈结，最终眼底病理加重为棉絮斑、新生血管等。“气、血、水”同治即是本病关键。消渴病位在肺、胃、肾，肺为华盖，水之上源，脾胃化生气血，治应调脾理血，方可标本兼治。

三、病因病机

（一）中医病因

糖尿病视网膜病变病因病机较为复杂，是糖尿病的并发症之一，是在糖尿病的基础上发展而来的，因此糖尿病发生发展的原因，亦是糖尿病视网膜病变之病因。现代中医学认为糖尿病的病因主要与禀赋不足、饮食不节、情志失调、劳逸失度相关，若未对糖尿病加以控制，则可能进一步发展成为糖尿病视网膜病变。

1. 饮食不节

“夫消渴者，多变聋、盲、疮、癣、痤、痱之类，皆肠胃燥热怫郁，水液不能浸润于周身故也。”提出饮食不节、多服温热燥药可导致燥热，郁闭玄府等通道，津液、营血、卫气、清气等失于常道，升降出入失调，导致肠胃不能正常运化精微，目窍失于濡养，引发糖尿病视网膜病变。

2. 情志失调

《儒门事亲·九气感疾更相为治衍》曰：“怒气所至……食则气逆而不下，为喘渴烦心，为消瘅，为肥气，为目暴盲……”提出情志失调影响脏腑气机运行，郁滞不行，或郁而化火，耗伤阴血，导致消渴，乃至暴盲。

3. 消渴日久

《证治准绳·消瘅》曰：“三消久之，精血既亏，或目无见，或手足偏废如风疾”，提出三消日久致精血亏虚，目失所养，导致糖尿病视网膜病变。

（二）中医病机

现代医家们对于糖尿病视网膜病变的中医病机有着各自的见解，既有相同之处，也反映出各医家的个人特色。笔者认为糖尿病视网膜病变患者多由消渴病发展而来，而消渴的基本病机为阴津亏耗、燥热偏盛，阴阳互根互用，阴虚日久，血行滞涩。目之能视，依赖于精血津液的濡养，阴虚则目失濡养。从“脾主运化”的角度出发，认为糖尿病视网膜病变的病位在脾、肝、肾，其病变以脾虚、气血不足作为基本病机。

（三）西医发病机制

1. 炎症反应

炎症反应是指机体组织在受到伤害性刺激后所表现出的防御式病理过程，广泛存在于糖尿病的病程中，在各个阶段均有慢性炎症的存在。通常认为，视网膜炎症在糖尿病视网膜病变初期甚至确诊糖尿病视网膜病变之前就已经存在，并影响糖尿病视网膜病变的进展及预后。视网膜的炎症可由眼部高糖状态、氧化应激反应等引起。在糖尿病视网膜病变中存在趋化因子及促炎细胞因子表达水平的明显增加，进一步诱导白细胞在视网膜微血管系统中聚集，这一过程称为白细胞黏附，是视网膜炎症中的关键步骤，白细胞黏附不仅可引起视网膜微血管的阻塞，还能进一步促进炎性细胞因子、生长细胞因子和血管通透性因子等的表达，使血管内皮细胞的损伤加速，最终导致血-视网膜屏障损伤。

2. 氧化应激

氧化应激是发生在机体的一种表现为氧化与抗氧化关系失衡的病理状态。糖尿病患者视网膜中晚期糖基化终末产物积累、蛋白激酶 C 激活、多元醇途径和己糖胺途径可导致活性氧产生与消耗失衡，引发氧化应激，进而引起线粒体损伤、视网膜细胞炎症及凋亡、脂质过氧化等一系列病理反应，促进糖尿病视网膜病变的发生发展。氧化应激发生后，可诱发毛细血管基底膜的增厚、血-视网膜屏障损伤，以及血管阻塞，最终导致视网膜神经-血管单元损伤及产生视网膜异常免疫反应。

3. 视网膜神经-血管单元损伤

视网膜神经-血管单元由视网膜神经元、神经胶质细胞和血管细胞共同组成。这些细胞通过在血流、血管通透性和血运重建等方面相互配合，共同应对生理、代谢和压力相关的刺激，以维持视网膜稳态。病理情况下，炎症及氧化应激都会导致视网膜神经-血管单元的损伤。另外，高糖状态以及血液循环不畅导致的缺氧都可能加剧视网膜神经-血管单元的损伤。

4. 表观遗传修饰

表观遗传修饰是指在细胞核 DNA 序列发生改变之前，基因功能通过 DNA 甲基化、核糖核酸干扰、组蛋白修饰等方面进行可逆的、可遗传的改变。高血糖导致的表观遗传修饰异常表达可以促进促炎蛋白基因的表达，同时抑制活性氧清除基因的表达，这说明氧化应激相关基因的表达受表观遗传修饰过程的影响。表观遗传修饰可通过影响线粒体的稳态及血管内皮生长因子、细胞凋亡等的表达来影响糖尿病视网膜病变的发生发展。

四、临床表现

糖尿病视网膜病变患者眼底最早可见的视网膜病变临床表现包括微血管瘤和出血。血管的改变可以发展为视网膜毛细血管无灌注，导致出血数量增加、棉絮斑和视网膜内微血管异常等临床特征。持续的无灌注最终可以导致视网膜血管的闭塞和病理性增殖，表现为视乳头或视网膜其他部位的新生血管。在糖尿病视网膜病变的病程中，血管壁通透性的增加导致了视网膜增厚或水肿。黄斑水肿、黄斑部毛细血管无灌注、玻璃体积血或牵拉性视网膜脱离引起视力下降。

2002 年国际临床分级标准（依据散瞳后检眼镜检查）将糖尿病视网膜改变分为两大类、六期。Ⅰ期：微血管瘤、小出血点。Ⅱ期：出现硬性渗出。Ⅲ期：出现棉絮状软性渗出。Ⅳ期：新生血管形成、玻璃体积血。Ⅴ期：纤维血管增殖、玻璃体机化。Ⅵ期：牵拉性视网膜脱离、失明。以上Ⅰ～Ⅲ期为非增殖性糖尿病视网膜病变，Ⅳ～Ⅵ期为增殖性糖尿病视网膜病变。当出现增殖性糖尿病视网膜病变时，常伴有糖尿病肾病及神经病变。

五、治疗

（一）中医治疗

目前中医药治疗糖尿病视网膜病变方法颇多，且临床疗效显著。目前笔者课题组治疗糖尿病视网膜病变主要运用的中医治疗方法包括中药复方治疗；中成药治疗，如芪贞降糖颗粒；针灸治疗，以脾俞、足三里、中脘、百会、睛明为主穴；眼部雾化治疗，如灯盏花素眼部雾化治疗等多种方法。

糖尿病视网膜病变的病机为久病伤阴，阴虚血燥，脉络闭阻，损伤目络，由于脾虚无力运化，致湿邪内生，津液不能行，加之气虚运行无力，最终导致痰瘀相合，同时具有本虚标实、虚实夹杂的病机特点，糖尿病后期将会阴损及阳，导致阴阳两虚，引起血瘀，阻塞脉络，影响新血产生，由目无所养演变成目无所见。笔者主张益气健脾，养肝补肾，化瘀活血并用的遣方用药原则。

（二）西医治疗

1. 控制血糖、血压

高血糖、高血压都是糖尿病视网膜病变发生发展的危险因素。由于糖尿病视网膜病变是在高糖环境下炎症、氧化应激等反应所导致的，因此血糖的调节至关重要。有效控制糖化血红蛋白水平可降低糖尿病视网膜病变发病率。胰岛素能够提高糖尿病患者血 C 肽水平，降低胰岛素抵抗，和药物控制血糖相比，更能够延缓糖尿病视网膜病变的进展。研究结果显示，收缩压每增长 10mmHg，就会增加 10％的非增殖性糖尿病视网膜病变风险及 15％的增殖期风险。

2. 激光光凝治疗

视网膜激光光凝治疗在视网膜病变中应用广泛，是不可替代的治疗手段。增殖前期患者的病情恢复较明显，能最大程度降低糖尿病视网膜病变引起的视力损伤。激光在增殖前期糖尿病视网膜病变患者治疗中优势显著。其相对于保守治疗而言，激光光凝手术治疗糖尿病视网膜病变的疗效更为显著、不良反应少。

3. 抗血管内皮生长因子治疗

玻璃体腔注射抗血管内皮生长因子是临床治疗糖尿病视网膜病变的主要治疗手段之一，可通过降低其生物活性，达到抑制新生血管生成的效果。包括康柏西普、阿柏西普、雷珠单抗、贝伐珠单抗等，主要用于治疗糖尿病性黄斑水肿及眼底新生血管。

六、临证医案

1. 病案一

刘某，女，57 岁，2024 年 2 月 21 日初诊。

【主诉】2 型糖尿病 13 年余，伴双眼视物不清 3 年余。

【病史】患者自诉 13 年前体检发现血糖升高，后诊断为 2 型糖尿病，3 年前确诊为糖尿病视网膜病变，否认糖尿病家族遗传史。现服药方案为磷酸西格列汀，100mg，每日 1 次；阿卡波糖，50mg，每日 3 次；盐酸二甲双胍，0.5g，每日 1 次；甘精胰岛素，晚 12IU；依帕司他，50mg，每日 2 次；甲钴胺片，0.5mg，每日 3 次。患者今日自测空腹血糖 6.2mmol/L，餐后 2h 血糖 7.8mmol/L。辅助检查：眼科专科检查提示右眼（Vod）1.2，左眼（Vos）1.0；眼压 9/10mmHg。双眼结膜无充血，角膜透明，前房中深，瞳孔圆，光反应（+），晶体密度增高。小瞳孔下眼底：视盘色正界清，网膜可见数枚微血管瘤。光学相干断层扫描（OCT）未见明显异常。

刻下：患者现双眼视物模糊，足底部有刺痛感，双足肢冷，腰膝酸软，平素自觉神疲乏力。纳寐可，大便干燥，小便调，现已绝经。舌质淡，苔薄白，脉数。

【诊断】西医诊断：双眼糖尿病性视网膜病变。

中医诊断：消渴目病（脾肾两虚证）。

【处方】炙黄芪 30g，牡丹皮 12g，山茱萸 15g，菟丝子 15g，百合 15g，玫瑰花 12g，青葙子 12g，密蒙花 12g，知母 12g，白术 15g，枸杞子 20g，炙甘草 8g，玉米须 15g，枇杷叶 10g。每日一剂，水煎服，早晚温服，连服 21 剂。并嘱患者注意饮食调摄，调畅情志，注重日常调护。

【二诊】2024 年 3 月 13 日。患者诉视物模糊、足底疼痛、乏力症状较前有所改善，偶有口干，纳寐可，二便调，现已绝经。舌质淡，苔薄白，脉数。上方去玫瑰花，加葛根 12g。每日一剂，水煎服，早晚温服，连服 21 剂。并嘱患者注意饮食调摄，调畅情志，注重日常调护。

【三诊】2024 年 4 月 9 日。患者诉当日空腹血糖 5.8mmol/L，视物模糊明显好转，足底疼痛、口干症状有所改善，纳寐可，二便调，现已绝经。舌质淡，苔薄白，脉数。上方加茯苓 15g。每日一剂，水煎服，早晚温服，连服 21 剂。嘱患者注意饮食调摄，调畅情志，注重日常调护，定期复查，不适随诊。

【按语】本案患者具有 2 型糖尿病病史 13 年余，近 3 年出现视力下降，视物模糊临床表现，该患者已出现糖尿病微血管病变。笔者重用炙黄芪为君药，健脾升清、散精达肺；白术助炙黄芪益气健脾；菟丝子，辛润养阴通络之品，可缓解口干；患者足底部刺痛，用牡丹皮合玫瑰花，活血止痛；山茱萸强阴敛汗、补益肝肾；加玉米须、枇杷叶、知母，生津止渴；百合凉金泄热、清热除烦；密蒙花、青葙子、枸杞子养肝明目退翳，加炙甘草以益气健脾，调和诸药。二诊时，患者偶有口干，故加用葛根，一方面葛根可直接生津液，补充胃阴；另一方面葛根入阳明经，禀天地清阳生发之气，鼓舞胃气，通过气化作用宣达津液。三诊时，患者病情趋于稳定，加用茯苓以健脾，巩固疗效。

2. 病案二

陈某，女，69 岁，2023 年 12 月 6 日初诊。

【主诉】2 型糖尿病 23 年余，伴双眼视物不清 13 年余。

【病史】患者自诉 23 年前发现血糖升高，后诊断为 2 型糖尿病，于 2011 年无明显诱因出现双眼流泪、视物模糊，2015 年因“双眼视物倾斜及重影”就诊后诊断为糖尿病眼病，后住院予以控制血糖、营养神经、激素、扩张血管等治疗以改善症状。辅助检查：空腹血糖 9.08mmol/L；糖化血红蛋白 7.6%。眼科专科检查提示 Vod 0.25，Vos 0.1；眼压 14.6/14.4mmHg。双眼结膜无充血，角膜透明，前房中深，瞳孔圆，光反应（+），晶体浑浊。小瞳孔下眼底：视盘色正界清，网膜平伏。光学相干断层扫描（OCT）示左眼色素上皮层可见高反光点。

刻下：患者现有多尿、多饮症状，形体偏胖，食少纳呆，有视物模糊及重影，神疲体倦，气短乏力，口干严重，汗出多，面颊潮红，偏好甜食，寐可，小便有泡沫，大便调。舌淡胖，苔薄少津，脉细数无力。

【诊断】西医诊断：①左眼糖尿病性视网膜病变；②双眼结膜炎；③双眼老年性白内障。

中医诊断：消渴目病（脾肾两虚证）。

【处方】炙黄芪30g，白术20g，茯苓15g，茯神15g，生地黄20g，熟地黄20g，山茱萸15g，葛根12g，青葙子12g，密蒙花12g，桑寄生12g，肉苁蓉10g，野百合12g。每日一剂，水煎服，早晚温服，连服21剂。并嘱患者注意饮食调摄，调畅情志，注重日常调护。

【二诊】患者视物模糊、乏力、口干、多尿症状有所改善，小便泡沫减少，纳寐可，二便调。舌淡，苔薄白，脉数。上方加决明子12g。每日一剂，水煎服，早晚温服，连服21剂。并嘱患者注意饮食调摄，调畅情志，注重日常调护。

【三诊】患者病情趋于稳定，其他无明显不适。舌淡，苔薄白，脉数。续服上方，巩固疗效，每日一剂，水煎服，早晚温服，连服21剂。嘱患者注意饮食调摄，调畅情志，注重日常调护，定期复查，不适随诊。

【按语】本案患者平素偏好甜食，笔者认为此可酿生湿热，积滞脾胃，致脾虚运化失司。脾虚升清失职，水谷精微难以输布全身，导致消渴及消渴目病的发生发展。方中炙黄芪健脾升清、散精达肺，重用为君。白术、茯苓助炙黄芪益气健脾；生地黄养阴生津润燥，熟地黄养血滋阴、益精填髓，“二地”合用，滋阴而不碍脾，既可治阴虚之表，又兼顾肾虚之里；葛根与炙黄芪相配，能升发脾胃清阳之气，又助脾升清输津之功；山茱萸强阴敛汗、补益肝肾，用于消渴小便频数效果尤佳；密蒙花、青葙子养肝明目；茯神味甘气平，入脾经，可益神志、安魂魄、养精神；桑寄生补肝肾、强筋骨；肉苁蓉滋肝肾精血；野百合清热除烦。二诊时加用决明子以明目退翳，以此治疗消渴目病，症状有明显改善。

七、经验总结

《素问·脉要精微论》中有言：“夫精明者，所以视万物，别黑白，审短长，以长为短，以白为黑，如是则精衰矣。”双目炯炯有神是机体精气神充足的一个体现，这依赖于脏腑气血的不断汇集供应，而脏腑气血产生的根本在于脾的生理功能是否正常。糖尿病视网膜病变属中医消渴目病，治病求本，从脾论治是从其气血生化的根本出发，消渴目病，病因多源于脾虚不足，脾属土脏，承载万物，可使水谷得以转化而成气血。《景岳全书·传忠录·脏象别论》提到“血者水谷之精也，源源而来，而实生化于脾”，脾虚会产生诸多影响，比如糖尿病视网膜病变过程中的眼底出血，这是因为脾气虚或各种原因致脾失统摄，《难经·四十二难》中就曾提到脾的这一生理功能，“主裹血，温五脏”，若脾不能统血，则导致血溢出脉外而致病变。眼底视网膜出血是视网膜毛细血管内膜由于各种原因被不断破坏，使渗透性增加，血液渗出而形成的病变，继续发展会出现渗出性改变。因此，中医治疗消渴目病应当从脾论治，此为从本源出发。

笔者认为正是由于“脾不散精”，故水谷精微难以输布，聚成“糖浊”，体现为患者血糖水平的不断升高，故治疗应健脾益气，使机体“糖浊”渐化，从脾论治可使糖尿病视网膜病变患者的症状明显改善。糖尿病患者多伴有脾虚气弱，气血生化不足。治疗上应重视健脾益气，生津养血，以充养目络。常用药物如黄芪、党参、白术等，这些药物不仅能增强脾胃功能，还能促进气血生成，改善视网膜微循环。瘀血阻络是糖尿病视网膜病变的重要病机之一。因此，活血化瘀，通络明目是治疗的关键，使用具有活血化瘀、改善微循环作用的药物，有助于改善视网膜水肿、出血等症状。糖尿病视网膜病变的发生发展与肾阴虚密切相关。因此，在治疗过程中，应注重滋阴补肾，以治其本。常用药物如生地黄、枸杞子等，这些药物具有滋阴清热、补肾益精的作用，有助于调节机体阴阳平衡，改善全身状况。笔者强调辨证施治，根据患者的具体病情、体质等因素制定个性化的治疗方案，对于糖尿病视网膜病变患者，应当以“脾”为中心，根据其症状、舌象、脉象等辨证分型，采用相应的治疗方法。

八、摄生调护

1. 控制血糖、血压、血脂

糖尿病视网膜病变不是突然发生的，糖尿病患者除了血糖升高外，常伴有血压和血脂的异常。长期的血糖、血压、脂代谢紊乱可引发并加重糖尿病微血管损伤，长年累月则引起眼底病变，因此，科学控制血糖、血压、血脂有利于减缓糖尿病视网膜病变的发生和发展。控制血糖浓度，尤其是控制餐后血糖浓度，若餐后血糖浓度在 10mmol/L 以下，可大大延缓视网膜病变的发生和发展。积极有效地降糖、胰岛素治疗可延缓糖尿病患者糖尿病视网膜病变的发生发展。高血压可使糖尿病视网膜病变的发生率增加，并使病情加重，因此，早期发现并积极治疗高血压，也是防治糖尿病视网膜病变的一个重要方面。

2. 眼部保健

糖尿病患者在看电视、书报时，不可久视，稍感疲劳时应适当休息片刻，闭目静养 10min 左右，或采用远眺法，眺望远处的树木，以保护视神经，缓解视疲劳。户外强光下可以佩戴墨镜，保护眼睛。注意用眼卫生，避免熬夜和长时间使用电子产品。常做眼保健操和眼部按摩，可促进眼部血液循环，改善眼部营养状况，缓解眼部疲劳。

3. 饮食调理

低盐、低脂、高蛋白饮食，多食新鲜蔬菜水果，积极戒烟，减少烟酒，少吃或不吃刺激性食物，注意营养均衡，控制总热量的摄入，控制体重。以饮食有节、五味调和、适寒温、顾护脾胃为原则，将体重控制在合理范围内。

第六节 • 从脾论治糖尿病性骨质疏松症

一、概述

糖尿病性骨质疏松症（diabetic osteoporosis，DOP）是糖尿病患者常见的并发症之一，表现为单位体积骨量减少、骨密度降低及骨脆性增加，易导致骨折。调查显示，全球有超过 8 亿例糖尿病患者，随着老龄化的不断加剧，患病人数持续增多；骨折作为糖尿病的慢性并发症之一，严重影响中老年患者的生活质量。而中老年人骨质疏松性骨折的治疗方案单一，主要以手术为主，术后康复周期长，医疗成本较高，并有多种并发症的风险。近年来相关医学快速发展，中医药在糖尿病合并骨质疏松的治疗中有显著优势，可有效改善患者症状，具有疗效确切，副作用小的特点。

目前，中医学认为糖尿病属于“消渴”范畴。骨质疏松在中医学中尚没有明确对应的病名，但通过研究其临床表现，中医学往往将其归纳为“骨痿”，故目前大多数医家主张将糖尿病骨质疏松症归属于中医学“消渴”并“骨痿”范畴。据文献记载，本病多与肝、脾、肾关系密切。其主要病因病机是脾肾亏虚、气血不足。脾胃为后天之本，气血生化之源，脾胃亏虚则气血不足，骨骼失养；肾主骨生髓，肾虚则骨髓空虚，骨骼疏松。由此可见，中医理论中脾和肾在骨质疏松症的发生发展中起着重要作用。因此，通过调理脾胃、补益肾精，是治疗骨质疏松症的重要手段。

二、脾、肾、肝与糖尿病性骨质疏松症

肾主骨生髓，肾虚是骨痿发生发展的根本。正如《丹溪心法》所载："肾虚受之，腿膝枯细，骨节酸疼……谓之消肾。"肝主筋，主藏血，主疏泄，在体合筋，连接骨节，又为"罢极之本"，与肢体运动紧密相连，肝的气血衰少，血不养筋，则行动迟缓，活动不利，易于疲劳，掉振鼓栗，不能久立。肾主骨生髓，肾精充盈，髓骨得养，骨骼强壮。若肾精不足，骨失所养，则骨痿无力。中医理论认为，肝肾同源，乙癸同源，肝主藏血，肾主藏精，精血互生互化。五行相生，肝属木，肾属水，水生木，肝为肾之子，肾为肝之母。《张氏医通》曰："气不耗，归精于肾而为精，精不泄，归精于肝而化清血"。肝肾精血相互滋生转化，血的生化有赖于肾中精气的气化，肾中精气的充盈亦离不开血的滋养。肝肾藏泄互用，同具相火，若肝火过盛，下劫肾阴，致相火妄动损伤肾精，可导致骨质疏松。骨骼亦要靠脾脏转输的营养物质滋养，方能强健有力，灵活自如。《素问·痿论》曰："治痿者，独取阳明"，强调脾胃在痿证治疗中的作用。《脾胃论·脾胃胜衰论》指出："大抵脾胃虚弱，阳气不能生长，是春夏之令不行，五脏之气不生。脾病则下流乘肾，土克水，则骨乏无力，是为骨蚀，令人骨髓空虚，足不能履地。"脾为后天之本，肾为先天之本，肾脏之元气只有不断得到脾胃所运化的水谷精微的滋养，方能充分发挥"肾主骨"的作用，所以健脾可以间接促进肾脏对骨骼的作用。再者，"脾主肌肉"与骨骼亦有密切关系。脾失健运，肌肉瘦削，不能养骨；阳气不充沛，会导致四肢肌肉骨骼营养不足，出现倦怠乏力，甚或痿软无力。最后，脾胃主人体消化、吸收功能，脾胃功能良好，则可增强对维生素 D、钙及各种营养物质的吸收，从而减轻骨质疏松的症状。

三、病因病机

（一）中医病因病机

1. 脏腑虚损为发病关键

肾藏精，为先天之本，《中西汇通医经精义》曰："肾系贯脊，肾藏精，精生髓，髓生骨，故骨者肾之所合也"。《素问·痿论》曰："肾者，水脏也，今水不胜火，则骨枯而髓虚，故足不任身，发为骨痿。"指出，肾为作强之官，主骨生髓，肾精充足，骨骼濡养充分而强健，则人体生长发育与日常行动正常。《太平圣惠方·卷第五十三·治消肾诸方》曰："夫消肾者，是肾脏虚惫……纵然食物，不作肌肤……腿胫消细，渐至无力。"《圣济总录》载："论曰久病消渴之人，营卫不足，筋骨羸劣，肌肤瘦瘁，故病虽瘥而气血未复。"从中可以看出消渴日久可致肾虚，元气虚衰，继而会影响各个脏腑的正常生理功能，导致并发症的发生，肾精亏虚，髓海不足，骨枯髓减而骨体枯槁，疼痛不用；消渴日久损伤气血，肌肤骨骼失养，肌肉消瘦；从而诱发骨痿，也就是糖尿病性骨质疏松症。

脾为后天之本，主运化水谷精微，并将其吸收转输至全身，内养五脏六腑，外养四肢百骸，促进人体的生长发育。《素问·痿论》曰："脾主身之肌肉"。《辨证录·痿证门》云：

“胃气一生，而津液自润，自能灌注肾经，分养骨髓矣。”意为脾运化功能正常，运化水谷，正常转输精微物质，滋润濡养肌肉，才能壮实丰满，正常发挥作用；精微物质充足，填充肾精，充养骨髓，使骨健有力，运动自如；如脾虚失养，则肌肉关节痿废不用。《圣济总录》云：“消瘅者，膏粱之疾也，肥美之过积为脾瘅，瘅病既成，乃为消中”，可见长期饮食肥甘厚味，蕴湿热之邪，损伤脾胃气机，发为消渴，日久脾胃虚弱、湿热蕴结于脾，则水谷精微运化失常，骨骼肌肉筋脉失于濡养，发为骨痿。因此在治疗骨痿时，提出“治痿独取阳明”的治则，强调脾胃在治疗痿证中的重要作用，治疗上在补益脾胃的基础上运用清胃火、祛湿热的方法，使化源充沛，肢体得以滋养，补中有清，更好地调理脾胃，痿证自愈。

肝失疏泄，使全身脏腑经络气机运行障碍，无法协调脾胃之气的升降，影响全身血液与津液的正常运行输布，骨节肌肉无以濡养，逐渐萎缩。同时《素问·上古天真论篇》云：“肝气衰，筋不能动”，也阐释了肝与肢体活动的紧密关系，肝肾精髓不足，筋脉失养，则腰膝酸软，不能久立，甚至步履全废，发为骨痿；肝主藏血，精血同源，肝肾母子相生，精血互化，也能共同促进骨骼的生长，久病损及肝肾，耗伤精血会导致肌肉消瘦，骨枯不荣而诱发骨痿。

《医学纲目·消瘅门》曰：“肺主气，肺无病则气能管摄津液，而津液之精微者，守养筋骨血脉，余者为溲。肺病则津液无气管摄，而精微者亦随溲下，故饮一溲二。”意为肺主气，通过肺气的宣发肃降功能，调节全身津液输布；而肺为娇脏，易受外邪侵袭，如果肺受燥热所伤，肺燥津伤则口渴多饮，气化失司，肺不布津，津液直趋下行，则小便频、量多；说明肺与消渴的发病有关。燥热灼伤肺津，气血津液则不能输布于周身，脏腑百骸失于濡养而成痿躄，不荣则痛，出现肌肉不荣、筋脉痿软、关节疼痛、足不能行等症状，发为骨痿；当邪热逐脏传变，侵入肾，加之房劳损耗、跌扑损伤、劳累过度等因素，邪热客肾，水不胜火，煎熬肾精，肾精亏虚，肾阴耗伤，髓海不足，故渐形成“骨枯髓虚”之势，发为骨痿。说明燥热伤肺，津液不足，都与消渴和骨痿的发生具有直接关系。

2. 痰、瘀为重要致病因素

《证治汇补·痿躄》曰：“湿痰痿者，肥盛之人，血气不能运动其痰致湿痰内停，客于经脉，使腰膝麻痹，四肢痿弱，脉来沉滑，故膏粱酒湿之故，所谓土太过，令人四肢不举是也。”意指人体痰湿内蕴，一方面脾为湿困，则气血精微物质化生不足，使骨失濡养，肌肉失荣。痰湿阻肾，肾不布精，骨失精髓充养，则骨节枯槁；另一方面，痰湿直接壅遏经脉，闭阻气血，则关节疼痛，屈伸不利。因此，痰湿与糖尿病性骨质疏松症的发生具有直接相关。

《灵枢·本脏》曰：“是故血和则经脉流行，营复阴阳，筋骨劲强，关节清利矣”“经脉者，所以行血气而营阴阳、濡筋骨，利关节者也”。可见营血在脉管运行正常，濡养经脉关节，则筋骨劲强，关节伸缩正常。《医林改错》云：“元气既虚，必不能达于血管，血管无气必停留而瘀。”是指气主行血，肾气亏虚、脾失运化，导致气化生不足，推动无力，血液留滞，化生瘀血；同时，肝失疏泄、跌扑损伤也会影响气血的生成与运行，导致瘀血阻络，血瘀客于筋脉，脉道不利，四末失养，则手足麻木，青筋暴露，骨痿不能伸缩。血瘀顽固，瘀血不去，则新血不生，血不化精，肾精亏虚，髓空失养，更加重已形成的痿证，形成恶性循环。

（二）西医发病机制

糖尿病性骨质疏松症的发病机制复杂，目前认为主要包括以下几个因素。

（1）高血糖　长期高血糖可直接损害骨细胞，抑制成骨细胞的增殖和分化，促进破骨细胞的活性，导致骨形成减少和骨吸收增加。

（2）胰岛素缺乏或抵抗　胰岛素具有促进成骨细胞增殖和分化的作用，胰岛素缺乏或抵抗会影响骨代谢。

（3）晚期糖基化终末产物（AGEs）蓄积　AGEs可与骨基质蛋白结合，影响骨基质的韧性和强度。

（4）氧化应激　高血糖状态下产生的过多活性氧自由基可损害骨细胞。

（5）微血管病变　影响骨组织的血液供应和营养。

（6）慢性炎症　糖尿病患者体内炎症因子增多，可促进破骨细胞活性。

（7）维生素D缺乏　糖尿病患者维生素D缺乏较为普遍，影响钙的吸收。

（8）其他因素　如糖尿病并发症、饮食不当、运动减少等也可能参与糖尿病性骨质疏松症的发生发展。

四、临床表现

《素问·痿论》描述骨痿“腰脊不举，骨枯而髓减”“足不任身”“色黑”“齿槁”等。《医林改错·瘫痿论》中曰：“痿证……始无疼痛之苦。”由此可见，疼痛是最常见、最主要的症状。患者可有腰背酸痛或周身酸痛，持重物时疼痛加重或活动受限，严重时翻身、坐起及行走有困难。身长缩短、驼背是最重要的临床体征。其特点是在扭转身体、持重物等日常活动中，没有较大外力作用的情况下可发生骨折。骨折发生的部位比较固定，多发部位为胸腰段椎体、桡骨远端、股骨上段、踝关节等。

五、治疗

（一）中医治疗

笔者对于本病的认识，强调肾主骨生髓的作用，同时认为脾气虚衰、脉络瘀阻也是糖尿病骨质疏松形成的重要病机。气虚则水谷不能化生精微，血生化之源不足，精血同源，精不足则髓枯骨痿；且气虚无以运血，血行无力，则血液运行受阻；阴虚则脉络失养；燥之邪熏灼，使经脉不和，血脉不活，脉络瘀阻而致骨失养，肢体酸痛或钝痛发为骨痿。以益气养阴、活血壮骨为法治疗糖尿病性骨质疏松，开拓了新的治疗途径，较好地提高了该病的治疗效果。

在注重补益脾胃、后天充养先天、“安五脏”的基础上，要注意骨痿之病位在肾在骨，应脾肾同补，以先天鼓舞后天，后天滋养先天。取阳明之论，也不仅仅是补脾胃，还要辨证清利湿热以调理脾胃，促进气血化生；多虚多瘀者，注意化瘀活血通络，使经络通畅，气血运行，则五脏六腑、四肢百骸得以正常滋养，痿证可愈。

在治疗上强调补益脾胃的重要作用，但正所谓“益脾不如强脾，强脾不如调脾”。脾主健运，主运化水谷精微。长期嗜食肥甘厚味，致脾胃受损，湿热内生，又“脾喜燥而恶湿”，湿愈阻则脾愈困，脾困湿阻则“不能为胃行其津液”。津液失去正常敷布，停而成饮。水肿、痰饮阻滞经脉，经脉不得气血津液濡养，则形体消瘦、骨骼失养而痿废不用。《临证指南医案·三消》曰：“心境愁郁，内火自燃”。情志因素也是DOP一大病因，长期精神刺激，如过度思虑伤及脾脏，脾虚生痰致痰湿内蕴，阻滞气血，气血不通，久必成瘀，痰瘀互结，凝滞经脉；或肝郁气滞，日久化火，灼伤津液，不能濡养脏腑经脉。此外，人与环境是一个整体，《素问·痿论》中曰："有渐于湿，以水为事"。如久居湿地，或冒雨涉水，感染湿邪，积渐不去，郁而生热，浸淫筋脉而致筋脉弛缓不用。故对于DOP患者因饮食、情志、环境所伤属湿热蕴结、阻滞经脉者，更应注意清利湿热这一治则。古代医家已有从湿热论治骨痿经验，如金代刘完素用金刚丸、牛膝丸及丹溪虎潜丸治疗骨痿，方中常以清热利湿药与补肾强骨药合用。同时，湿邪致病往往缠绵难愈，临证时应注意在补益脾胃的基础上，清热利湿健脾，以助脾胃之运化；脾胃功能正常，则湿邪自去，热难附和，气血运行畅通，肢体经脉方可濡养，痿证自愈。

笔者在临证辨治时，擅长使用熟地黄，不论何种证型，均巧妙组合，达到标本兼治的效果。熟地黄，味甘，性微温，归肝、肾经，是一种上好的中药材，具有补血滋阴，填精益髓的功效。当患者辨证属肝肾亏虚证时，熟地黄配伍锁阳，温肾益精，既补肾阴又补肾阳，阴阳双补；熟地黄配伍白芍，滋阴养血，柔肝止痛，迅速缓解患者疼痛症状。当患者辨证属脾肾亏虚证时，熟地黄配伍淫羊藿，补肾壮阳，益精生髓；熟地黄配伍黄芪，补气健脾，滋阴养血，填精益髓，精气血三补，起到调整全身脏腑经络气血津液的作用。

糖尿病性骨质疏松症患者多有血瘀之象，临床上表现为腰背刺痛，夜间为甚，舌质暗淡或紫暗，脉象多涩、沉涩或弦涩。《灵枢·本藏》曰："血和则经脉流行，营复阴阳，筋骨劲强，关节清利矣"。可见营血运行的正常与否关系到筋骨关节的功能。肾虚日久导致脾虚，脾虚则气血无以化生，气虚又致血瘀。《素问·太阴阳明论篇》说："脾病不能为胃行其津液，四肢不得禀水谷之气，气日以衰，脉道不利。"肝肾同源，精血互生，肾精亏虚，肝血不足，血虚亦可致血瘀。瘀血一旦形成，导致经脉不畅，而不通则痛，疼痛乃生。血瘀顽固，瘀血不去，新血不生，脾虚更甚；血不化精，肾精亏虚，髓空骨失其养，加重已形成的骨质疏松，形成恶性循环。故糖尿病性骨质疏松症在辨证的基础上多加用活血化瘀，通络止痛之剂，如当归、鸡血藤、丹参、川芎、川牛膝、桃仁、红花等；疼痛严重者，加用全蝎、蜈蚣以通络止痛。

（二）西医治疗

对于老年糖尿病性骨质疏松症患者的治疗，在生活方式干预的基础之上，西医多用降糖联合抗骨质疏松药物，降糖方案多根据患者个体差异阶段调整，而抗骨质疏松药物多分为两大类，一类为抑制骨吸收药物，例如：双膦酸盐、地舒单抗、雌激素受体激动剂等；另一类为促进骨细胞形成药物，例如特立帕肽、阿巴洛肽、抗骨硬化蛋白抗体等。

六、临证医案

病案一

邢某，女，59岁，2019年11月20日初诊。

【主诉】发现血糖升高12年，腰骶部疼痛半个月。

【现病史】患者于12年前因口干、多饮、多尿、消瘦就诊于合肥市第一人民医院内分泌科，空腹血糖及餐后2h血糖均升高，住院后经过系统检查明确诊断为"2型糖尿病"。后一直坚持正规降糖治疗，控制饮食适当运动，自诉血糖控制尚可。患者平素喜欢练习八段锦、太极剑，今日空腹血糖5.9mmol/L，餐后2h血糖8.3mmol/L，糖化血红蛋白5.7%。腰椎骨密度 0.81g/cm^2，自身抗体阴性，人白细胞抗原 B-27（HLA-B27）阴性。

刻下：近半个月来腰骶部疼痛不已，活动和夜间尤为明显，难以持重，疼痛部位固定，大便时溏，形体消瘦，畏寒怕冷，因疼痛影响睡眠。舌质紫暗，苔少，脉细涩。

【诊断】西医诊断：糖尿病性骨质疏松症。

中医诊断：消渴、骨痿（脾肾两虚夹瘀证）。

【治法】健脾益肾，活血化瘀。

【处方】黄芪 15g，杜仲 15g，熟地黄 15g，白术 15g，茯苓 12g，枸杞子 15g，淫羊藿 12g，续断 15g，骨碎补 15g，豨莶草 12g，伸筋草 20g，蜈蚣 2 条，全蝎 12g，威灵仙 15g，丹参 12g。14 剂，水煎服，每日 1 剂。

【二诊】患者诉腰骶部疼痛略减轻，大便正常，睡眠好转。舌淡暗，苔薄，脉沉细。原方去茯苓，加鸡血藤 15g，当归 12g。14 剂，水煎服，每日 1 剂。嘱其适当运动，练习八段锦、太极剑等，多晒太阳。

【三诊】患者诉腰骶部疼痛明显减轻，二便正常，纳寐尚可。舌淡，苔薄白，脉细弱。拟上方去豨莶草、全蝎，其余药物同前，继续服用 14 剂。水煎服，每日 1 剂。

【按语】患者体质衰弱，脾气亏虚，运化失常，肾精亏少，髓海空虚，无法充养骨骼，骨枯不用，故见腰骶部疼痛不已活动后尤为明显，难以持重，疼痛部位固定，大便时溏，形体消瘦。肾阳肾阴偏衰，脾虚气血生化乏源，气虚无力推动，引发血瘀。故见夜间疼痛明显，畏寒怕冷。舌质紫暗，苔少，脉细涩皆为脾肾亏虚夹瘀之象。精血来源于先天或后天，禀赋不足，先天已定，故精血亏虚着重调补中土，有避重就轻之巧，方中黄芪、白术、茯苓益气健脾，合杜仲、续断可补肾健脾，强筋健骨，活血通脉；枸杞子、熟地黄、淫羊藿具有补肾壮阳、益精生髓之效：续断、骨碎补、蜈蚣、全蝎合用可壮骨补钙、通络镇痛；丹参养血活血；豨莶草、伸筋草、威灵仙可祛风除湿、舒筋通络。诸药合用，共奏补肾、健脾通络之效，达到标本兼顾的目的。二诊时患者疼痛略好转，大便正常，故去茯苓，加用当归、鸡血藤以加强养血活血通络止痛之功。因疼痛减轻，嘱患者适当运动，调理全身气血，有助于恢复健康。三诊时患者腰骶部疼痛明显减轻，故在前方基础上去豨莶草、全蝎，继续巩固治疗，促进康复。

病案二

吕某，男，55 岁，2019 年 10 月 13 日初诊。

【主诉】腰背及双下肢酸痛半年。

【现病史】患者患糖尿病 10 年，现口服二甲双胍肠溶胶囊 0.5g，每日 2 次，阿卡波糖 50mg，每日 3 次，血糖控制欠佳。近半年来腰背及双下肢酸痛，遇寒及劳累后疼痛加重，倦怠乏力，大便溏泄，每日 3 次，舌质紫暗，有瘀斑，边有齿痕，苔白，脉细滑。空腹血糖 8.2mmol/L。骨密度检查：腰椎、股骨、颈骨密度小于同性别峰值 2.5 个标准差。

【诊断】西医诊断：2 型糖尿病合并骨质疏松。

中医诊断：消渴、骨痿（脾肾亏虚夹瘀证）。

【治法】补肾健脾，祛瘀止痛。

【处方】黄芪 20g，淫羊藿 10g，补骨脂 15g，杜仲 20g，续断 15g，肉苁蓉 15g，狗脊 20g，山茱萸 10g，枸杞子 20g，生地黄 30g，连翘 10g，首乌藤 15g，川芎 15g，鸡内金 10g，龙骨 20g，怀牛膝 10g。15 剂，每日 1 剂，分 2 次温服。嘱其继用原降糖方案并配合饮食控制。嘱患者低盐、低脂糖尿病饮食，禁食辛辣刺激之品，注意休息，保持心情畅达。

【二诊】2019 年 10 月 28 日。诸症减轻，效不更方。

【三诊】2020 年 1 月 28 日。患者不适症状基本消失，空腹血糖 6.7mmol/L。嘱其继服原方，6 个月随诊复查骨密度：腰椎、股骨、颈骨密度小于同性别峰值 2.0 个标准差。

【按语】糖尿病性骨质疏松症多病程漫长，且病机复杂。此患者病程 10 年，就诊时以倦怠乏力、大便溏泄，腰膝酸软，双下肢酸痛，遇寒加重为主。笔者认为，患者久病致虚、寒、瘀，故予以健脾温肾，祛瘀止痛，证药相合，终获良效。糖尿病性骨质疏松症的治疗注重标本兼顾，其本虚，重在脾肾两虚，故予健脾肾。因肾主元阳而藏精，元阳温煦而助生化，精能生髓，髓充而骨强；若肾虚则元阳不足，肾精亏虚，不能温煦，且助脾阳乏力。脾为气血生化之源，主运化，为骨强盛之物质来源。脾伤则气血不足，不能施精于肾，肾损又失脾精的益助，从而造成肾精亏耗，不能温润筋骨故以健脾肾、强筋骨之法治本。其标实，主在瘀毒阻络，“久病必虚，因虚致瘀，瘀久化毒”，故以祛瘀清毒之法治标。该方中黄芪补气健脾，增强运化功能，为“补骨”提供物质源泉。淫羊藿、补骨脂补肾壮阳，强筋骨。杜仲、续断补肝肾，强筋骨；山茱萸、肉苁蓉补肾助阳；狗脊、枸杞子滋补肝肾；生地黄清热凉血；连翘清热解毒，消肿散结。连翘可通达十二经络以止痛，且有清毒热防温补太过之虞。首乌藤养血安神，祛风通络。龙骨镇静安神、平肝潜阳。川芎活血行气，祛风止痛。鸡内金健脾固精，消积化瘀，善消脾胃之积，凡虚劳之证，其经络多瘀滞，加鸡内金于滋补药中，以化其经络之瘀滞，病始可愈。怀牛膝活血通筋，补肝肾，强筋骨，引血下行。诸药共奏健脾肾、强筋骨、祛瘀止痛之功。

七、经验总结

中医学认为，消渴的主要病机为阴精亏损，虚热内扰，燥热偏胜，以致出现多饮、多尿、多食、消瘦等症，并随着病情进展出现各种并发症。骨痿即是消渴病情进展后并发的疾病之一。骨痿多因过劳动火，阴液受损，阳和之气内伐，化为邪热，热舍于肾，更耗其精，骨为之枯而髓随之减，发为骨痿。《素问·痿论》曰：“阳明者，五脏六腑之海，主润宗筋，宗筋主束骨而利机关也。”并提出“治痿独取阳明”。其理论至今仍是现代医家遣方用药的重要法则之一。“治痿独取阳明”首先旨在重视补益脾胃，调养后天，强调脾胃在治疗痿证中的作用。脾主运化，布化后天水谷精微，促进气血化生运行，若脾胃功能健旺，则化源充沛，宗筋得以濡润，肢体得以滋养，痿证自愈。另外，“治痿独取阳明”并不仅仅是补益脾胃，后世医家认为是“独取”而非“只取”，其意在于强调补益脾胃在治疗痿证及相关疾病中的重要作用，但不仅仅是补益脾胃。临证尚需在补益脾胃的基础上，谨察病机，观其五脏虚实寒热，根据痿证的分型及相关脏腑经络随证变通，注重辨证论治。正如《景岳全书·痿证》所言：“酌寒热之浅深，审虚实之缓急……庶得治痿之全矣。”

八、摄生养护

（1）防治糖尿病骨质疏松症，首先是控制血糖。早期使用胰岛素，能纠正代谢异常，防止渗透性利尿引起的钙丢失，有效阻止骨量减少，维护骨骼重建。

（2）补充含钙量高的食物。在控制每日总热量的基础上，要求食物多样化，平衡膳食、均衡营养。可适当补充牛奶、大豆、鸡蛋、鱼等。注意不要同时吃大量菠菜、苋菜等草酸含量高的食物，以免影响人体对钙的吸收。

（3）坚持适量运动。户外运动不仅有助于降低血糖，还可促进钙的吸收与利用，增加并保持骨量。在阳光充足时运动，效果会更好。

（4）不能忽视补充钙剂。糖尿病并发骨质疏松症的患者，除治疗原发病外，可以在医生指导下服用维生素 D、降钙素、双膦酸盐等药物，以补充钙质。

第七节 • 从脾论治糖尿病性胃轻瘫

一、概述

糖尿病胃轻瘫（diabetic gastroparesis，DGP）是糖尿病后期常见的一种并发症，此疾病与血糖升高导致胃肠动力障碍密切相关，出现糖尿病性胃排空延迟。DGP 临床症状为餐后腹胀厌食、嗳气反酸，甚至出现恶心呕吐、体重减轻。其发病机制现代研究尚未明确，影响因素可有以下几点：①高血糖状态；②自主神经功能紊乱；③平滑肌病变；④胃肠道激素及菌群紊乱；⑤脑-肠轴异常反馈等。现阶段，随着社会经济的发展，DGP 的发病率随着糖尿病的发病率升高也逐渐升高。

中医学中并未确切提及糖尿病性胃轻瘫这一病名，但根据该病的临床证候特点，归入中医“消渴”“痞满”“呕吐”“反胃”“恶心”等范畴。因本病多发于消渴病后并发症阶段，故临床常以治疗原发消渴，辅以治疗临床症状为主。

二、脾胃的生理功能与糖尿病性胃轻瘫

（一）脾主运化

运，即转运输送；化，即消化吸收。脾主运化，指脾具有将水谷化为精微，并将精微物质转输至全身各脏腑组织的功能。实际上，就是对营养物质的消化、吸收和运输功能。脾宜升则健。《医学三字经》中说：“人纳水谷，脾气化而上升”。脾的运化功能包括运化水谷和运化水液两个方面。

1. 运化水谷

水谷，泛指各种饮食物。脾运化水谷，是指脾对饮食物的消化吸收作用。脾主运化水谷，包括了消化水谷、吸收转输精微并将精微转化为气血。胃主受纳水谷，并对饮食物进行初步消化，通过幽门下移于小肠作进一步消化。但必须依赖脾的磨谷消食作用，才能将水谷化生为精微。食物经过消化吸收后，其水谷精微又靠脾的转输和散精作用而上输于肺，由肺脏注入心脉化为气血，再通过经脉输送全身，以营养五脏六腑、四肢百骸，以及皮毛、筋肉等各个组织器官。

2. 运化水液

运化水湿又称运化水液，是指脾对水液的吸收和转输，调节人体水液代谢的作用，即脾配合肺、肾、三焦、膀胱等脏腑，调节、维持人体水液代谢平衡的作用。脾主运化水湿是调节人体水液代谢的关键环节。在人体水液代谢过程中，脾在运输水谷精微的同时，还把人体所需要的水液（津液），通过心肺而运送到全身各组织中去，以起到滋养濡润作用，又把各组织器官利用后的水液，及时地转输给肾，通过肾的气化作用形成尿液，送到膀胱，排泄于

外，从而维持体内水液代谢的平衡。脾脏居于中央，为人体气机升降的枢纽。糖尿病性胃轻瘫患者临床进食后腹胀腹痛、恶心呕吐，盖脾胃气机失调，脾失运化，胃失和降，饮食无法吸收，积聚于胃中。

（二）脾主升清

升，指上升和输布；清，指精微物质。脾主升清是指脾具有将水谷精微等营养物质，吸收并上输于心、肺、头目，再通过心肺的作用化生气血，以营养全身，同时也起到维持人体内脏位置相对恒定的作用。这种运化功能的特点是以上升为主，故说"脾气主升"。脾之升清，是和胃之降浊相对而言。脾宜升则健，胃宜降则和。脾气主升与胃气主降形成了升清降浊的一对矛盾，它们既对立又统一，共同完成饮食物之消化吸收和输布。脾气不能升清，则水谷不能运化，气血生化无源，可出现脘腹胀满、神疲乏力、恶心呕吐等症状，这与糖尿病性胃轻瘫临床症状十分相似。

三、病因病机

古代医家对糖尿病性胃轻瘫的发病其实已有相对系统的认识，认为其病位主要在脾胃，可涉及肝、肾等多个脏腑，中焦脾胃是气机升降的枢纽，脾主升清，胃主降浊，脾气虚弱，导致运化失司，脾不升清、胃不和降，中焦壅滞不通形成痞满。消渴以阴虚为主，日久致气阴两虚，脾气不足，失于濡养，不能腐熟水谷精微，而致中焦壅滞，湿邪痰浊停滞于内，加之饮食不节、情志不畅等病理因素，导致肝气横逆犯脾，肝脾不调。

1. 从肝论治——肝郁犯脾

糖尿病性胃轻瘫从肝论治源于"消渴"的发生与肝密不可分。黄元御在《四圣心源》中记载："消渴者，足厥阴之病也……凡木之性，专欲疏泄，疏泄不遂，则相火失其蛰藏"。《素问·保命全形论篇》云："土得木而达，"肝主疏泄，调畅情志，消渴日久，多数患者会出现抑郁。肝脾同居中焦，肝郁横逆犯胃克脾，影响脾胃运化腐熟，从而发生 DGP。临床治疗 DGP 应用疏肝健脾，能够调达肝气、恢复疏泄，运转气机，因此认为肝郁脾虚是 DGP 的重要病机。

2. 从脾胃论治——脾胃虚弱

《灵枢·本藏第四十七》曰："肾脆，则善病消瘅。"从脾论治消渴在古今医家均已得到公认。现代医家多认为糖尿病性胃轻瘫为本虚标实之证，其主要病机为脾胃虚弱，为消渴日久，久病体虚，致脾胃升降失常所致。《伤寒证治准绳》载："脾不能行气于四脏，结而不散，则为痞"。叶天士在《临证指南医案》中也有相关记载："纳食主胃……胃宜降则和"。由此可见对于糖尿病性胃轻瘫来说，调理脾胃功能，复其升降，消其痞满是治疗的重中之重。

3. 从肾论治——肾阳不足

《济生方》云："消渴之疾，皆起于肾"。从肾论治消渴由来已久，《金匮要略》中指出："男子消渴，小便反多，以饮一斗，小便一斗，肾气丸主之。"便是从肾论治消渴的较早记载。脾胃肾三者生理上相互资生、病理上相互累及、治疗上相互兼顾，在糖尿病性胃轻瘫的发病中至关重要。首先，脾肾为先后天之本，其二脏功能失调共同促进 DM 及 DGP 的发生；其次，"肾为胃关"。《冯氏锦囊秘录》认为："水不得土藉，何处以发生？土不得水，燥槁何能生物？故土以成水柔润之德，水以成土化育之功”。可见，肾脏在脾胃功能的正常发挥中必不可少。再者，糖尿病性胃轻瘫为慢性病，脾胃虚弱，化源不足，日久肾失充养，正所谓“五脏之伤，穷必及肾”。在糖尿病性胃轻瘫的治疗中，尤其是久病者，往往存在肾虚之症，可配以温肾化气以健脾助运、滋肾和胃以助胃之通降。

而同时也有现代研究将糖尿病性胃轻瘫分为急性期和缓解期。急性期以脾胃阳虚、胃气上逆为主，日久阴损及阳，脾胃阳气虚微，胃中无火，难以腐熟水谷，故朝食暮吐，暮食朝吐，应急则治其标。缓解期分为三个证型：中焦壅滞，寒热错杂；中焦虚寒，脾肾阳衰；脾胃虚弱，痰湿阻滞。

笔者根据古代文献以及现代文献研究，基于李东垣的“阴火理论”认为糖尿病性胃轻瘫的主要病因为脾胃之阴火。有关类似阴火说法可追溯到《黄帝内经》。《素问·调经论篇》中，“阴虚生内热奈何？岐伯曰：有所劳倦，形气衰少，谷气不盛，上焦不行，下脘不通，胃气热，热气熏胸中，故内热”，强调了劳倦造成的脾气虚，上焦不通，胃气郁于胸中，阴气相对虚弱，则易出现内热的证候。李东垣是金元四大家中补土派的代表人物，在继承《内经》学术思想的基础上，开创建立起内伤病的证治体系。在《内外伤辨惑论》与《脾胃论》两书中提出了“阴火”理论，他认为“内伤脾胃，百病由生”，并指出“遍观《内经》中所说，变化百病，其源皆由喜怒过度，饮食失节，寒温不适，劳役所伤而然。”而“阴火”就是指一种火热邪气，该邪气是在脾胃内伤虚损基础上所产生的。《脾胃论》中曰：“若饮食失节，寒温不适，则脾胃乃伤。喜、怒、忧、恐，损耗元气。既脾胃气衰，元气不足，而心火独盛，心火者，阴火也。”可见李东垣认为饮食、劳倦、七情等因素皆是阴火的病因。而这些因素导致了脾胃元气受损。脾胃气虚，气虚导致气机升降失常，气机升降障碍便会导致局部气机的郁滞，气有余便是火。因此，在气虚基础上所产生的“郁火”便是李东垣所提的“阴火”。“元气之充足，皆由脾胃之气无所伤也，而后能滋养元气”及“火与元气不两立，一胜则一负”，点明了元气的盛衰与脾胃之气的盛衰密切相关，当劳倦、饮食、情志等病因伤及脾土，会致脾土亏虚、元气损伤，形成火与元气不两立之势，阴火遂生。由上文可知糖尿病性胃轻瘫的病位在脾胃，糖尿病性胃轻瘫病机是以脾胃虚弱为本，气滞、血瘀、食积、湿热等为标，《杂病源流犀烛》曰：“呕、吐、哕，脾胃虚弱病也。”由此可见，糖尿病性胃轻瘫的腹胀腹满、恶心呕吐等症状，与脾胃虚弱有着重要的关联。而上文也提到阴火理论立足于脾胃升降，同时糖尿病性胃轻瘫的病因病机与脾胃升降更是密切相关，因此阴火的产生及发展也与糖尿病性胃轻瘫密切相关。脾胃为人体气机升降之枢纽，在饮食、情志、劳累等因素综合作用下消渴日久损伤脾胃之气，则脾胃气机失调，导致脾胃气虚，运化无力，则水谷化生津血不足，元气无所禀而日衰；其布散不行，故精微下走肾间，日久导致肾中相火上冲，形成阴火。水谷化生不足，中焦受阻，脾阳虚衰，水湿内生，而下焦阴火乖戾脾胃，则郁久化热，煎灼水湿津液成痰，循环往复，也可导致消渴痞满的发生。虽然现今糖尿病性胃轻瘫的常见病因如思虑过度、情志不遂、暴饮暴食、烟酒过量等，和由李杲在当时提出的饥寒交迫、劳役等因素已不尽相同，但是仍然是有着互通的病理基础——脾胃受损。而正是这些病理因素，最终导致了脾胃虚弱，元气不充，气火失调，浮游于上；加之脾阳虚水湿不运，郁久化热，引起病变。总的来说，笔者基于“阴火理论”，认为此病病程较长，以脾胃虚弱为本，阴火上冲为标以及易耗气伤阴是阴火之为病的主要辨证要点。故针对此病机，应当从补脾胃、泻阴火、升清阳这三个方面进行治疗，在临床上也应在此基础上灵活加减变通。

四、临床表现

糖尿病性胃轻瘫患者的典型症状为腹胀、早饱、厌食、嗳气、恶心、呕吐、体重减轻，症状通常在餐后较为严重。体检可见胃区胀满，可闻及振水音。糖尿病性胃轻瘫的大多数患者其实早期并没有明显的临床症状，较少数的患者早期即存在早饱、恶心、呕吐、腹胀等症状，其严重程度也因人而异，同一患者的症状程度，亦受多方面因素影响，这可能与糖尿病自主神经病变导致传入神经通路敏感性降低有关。其他由于胃排空延迟而致胃潴留，可有反复胃石形成。当并发食管下括约肌压力减低时可出现胃-食管反流症状（如反酸、反食、胃灼热等），严重者可出现反流性食管炎。而临床的异常除有上述症状外还可出现小肠和结肠排空异常，引起腹痛、便秘或腹泻等症状。

五、临证医案

1. 病案一

于某，男，44 岁。2020 年 10 月 12 日初诊。

【主诉】腹部胀痛一月余，加重伴呕吐三周。

【现病史】患者 6 年前体检时发现血糖升高，当时空腹血糖值为 12.1mmol/L，未予重视。4 年前体检时发现空腹血糖值 13.6mmol/L，餐后 2h 血糖 20.6mmol/L，并且伴有明显的口干、多饮、多尿，就诊于当地医院内分泌科，确诊为 2 型糖尿病，时降糖方案为盐酸二甲双胍片、达格列净，自诉后血糖控制不稳定，多次在当地医院调整药物，间断使用过阿卡波糖、磷酸西格列汀片、精蛋白生物合成人胰岛素注射液（预混 30R）、甘精胰岛素。患者近 2 年来未规律服用药物，且平素运动量极少，久坐，饮食控制欠佳，并且嗜食辛辣油腻，未规律监测血糖变化，近 3 月降糖方案为二甲双胍（每次 0.5g，每日 2 次）、阿卡波糖（每次 50mg，每日 3 次）、甘精胰岛素（每晚 16U，皮下注射），患者诉已加强饮食控制及运动频率。患者一月前无明显诱因下进食后出现腹部胀满疼痛，时无恶心呕吐，双下肢无力，纳寐可，小便泡沫较多，大便正常。饮酒后出现腹部胀痛加重，并出现恶心呕吐，呕吐物初为胃内容物，后为清水样物，全身困倦，食欲较差，睡眠可，大便稀溏，小便量少，舌淡、苔薄白，脉濡缓。

【诊断】西医诊断：2 型糖尿病性胃轻瘫。

中医诊断：消渴（脾胃虚弱证）。

【治法】益气健脾，降逆止呕。

【处方】予以升阳益胃汤加减。黄芪 30g，党参 15g，白术 10g，炙甘草 8g，当归 15g，陈皮 10g，升麻 8g，防风 8g，柴胡 8g，茯苓 10g，姜半夏 10g，橘红 10g。14 剂，日 1 剂，共煎 400mL，早晚各温服 200mL。嘱患者严格控制饮食、加强运动、规律监测血糖变化。

【二诊】10 月 26 日，患者诉自测空腹血糖 6～7mmol/L，餐后 2h 血糖 7～8mmol/L。腹部仍有胀满不适，但较前明显缓解，恶心呕吐好转，发作次数减少。大便基本成形，仍稀，余诸症改善，近期因家中事务出现入睡困难，多梦易醒。舌红，苔微黄，脉濡。

处方：给予前方加减。处方如下：黄芪 30g，党参 15g，白术 10g，炙甘草 8g，当归 10g，陈皮 9g，升麻 12g，柴胡 12g，姜半夏 15g，橘红 15g，远志 10g，酸枣仁 12g。14 剂，服法同前。

【三诊】患者自诉上述不适皆明显缓解，舌淡、苔薄白，脉滑。

处方：继续上方14剂，巩固疗效。

后患者多次进行复诊，未诉不适症状，血糖控制达标，继续嘱患者严格控制饮食，加强运动，规律监测血糖、血脂变化，定期复查糖化血红蛋白、血糖血脂系列，不适随诊。

【按语】《素问·奇病论篇》中有“此肥美之所发也，此人必数食甘美而多肥也，肥者令人内热，甘者令人中满，故其气上溢，转为消渴”的说法，长期沉溺于辛辣肥甘美味，肥会让身体产生内热，甘可以导致人中满，辛不仅可以产生内热，也会导致脾胃受损，三者均可损伤脾胃，脾气上溢，故导致消渴的发生。此患者有6年的糖尿病病史，在此期间未重视，未进行运动及饮食管理，且药物也未规律服用，机体长时间处于高血糖状态，饮食又不加以节制，导致脾胃损伤、痰湿内生。中焦脾胃受损，气机运化失常，不能正常升清与通降，故出现腹部胀满不适；脾胃受损，一方面，脾胃不能正常运化水谷精微，另一方面，胃气不能下降，导致胃气上逆，故会恶心呕吐，此时脾气已虚，气血亏耗，出现呕吐清水；脾胃受损，水湿内生，湿性重浊会导致机体出现沉重感，又会进一步影响体内气机的运行及阻滞脾主升清的功能，二者协同作用下，清气不能正常上升荣养头目，故出现全身困倦；脾胃受损，胃不能正常腐熟水谷，一部分的水谷仍然停留于胃部，导致患者食欲较差；脾胃受损，不能正常运化水谷精微，导致大便稀溏；结合患者舌淡、苔薄白，脉濡缓，辨证为脾胃虚弱证。升阳益胃汤出自李东垣《内外伤辨惑论》。《脾胃论·肺之脾胃虚论》中曰：“脾胃之虚，怠惰嗜卧，四肢不收。时值秋燥令行，湿热少退……兼见肺病，洒淅恶寒，渗惨不乐，面色恶而不和，乃阳气不伸故也。当升阳益胃，名之曰升阳益胃汤。”拟方中重用黄芪30g为君药，并配伍补气健脾养胃的党参、白术、甘草，另柴胡、升麻、防风合陈皮共奏升举清阳，祛风除湿之效；姜半夏、陈皮、茯苓能起到除湿清热的作用，再佐以当归养血和营，患者诉睡眠困难，可加用酸枣仁、远志安神助眠。

2. 病案二

李某某，男，50岁。2021年11月25日初诊。

【主诉】发现血糖升高10年余。

【现病史】患者10年前因慢性胃炎住院时发现血糖升高，当时提示胰岛功能差，开始运用胰岛素治疗，血糖控制达标后开始口服瑞格列奈、阿卡波糖、二甲双胍治疗，2018年调整降糖方案为二甲双胍、格列吡嗪、瑞格列奈，至今仍延续以上治疗方案，平素饮食控制较差，体型肥胖，身高169cm，体重89kg，BMI 31.16kg/m^2，运动量少，未规律监测血糖变化。患者入院后测即刻血糖值为15.5mmol/L，予胰岛素泵降血糖，血糖控制达标后，考虑患者尿总蛋白611.4mg/L，尿肌酐2313μmol/L，尿蛋白-肌酐比值2.34mg/g，故在加强对患者的饮食控制及运动指导的前提下，调整降糖方案为二甲双胍2.0g/d，达格列净10mg/d。患者近半月来进食后感腹部灼热，胀满疼痛，出现头晕头痛，恶心呕吐，口气较重，食欲较差，脾气暴躁，睡眠差，大便干结，小便灼热疼痛，色黄量多，舌红，苔黄腻，脉滑数。

【诊断】西医诊断：2型糖尿病性胃轻瘫。

中医诊断：消渴（湿热困脾证）。

【治法】清热除湿，降浊和胃。

【处方】方可用黄芩滑石汤加减。黄芩12g，滑石20g，茯苓12g，茯神12g，猪苓12g，薏苡仁12g，豆蔻10g，白术10g，通草9g，远志10g，炙甘草8g。14剂，每日1剂，共煎400mL，早晚各温服200mL。嘱患者严格控制饮食、加强运动、规律监测血糖变化。

【二诊】12 月 10 日，患者自诉腹部灼热感消失，但腹胀感仍存在，恶心呕吐较前好转，次数减少，大便仍有所干结，睡眠明显改善，余诸证皆有缓解，舌红，苔黄，脉滑。监测空腹血糖 5～7mmol/L，餐后 2h 血糖 7～9mmol/L。

处方：给予前方加减。黄芩 10g，滑石 20g，茯苓 15g，猪苓 15g，薏苡仁 12g，豆蔻 10g，白术 10g，通草 9g，炙甘草 8g。14 剂，每日 1 剂，共煎 400mL，早晚各温服 200mL。

【三诊】12 月 26 日，患者自诉上述症状皆明显缓解，舌红，苔薄黄，脉滑。

【按语】继续上方 14 剂，巩固疗效。

后患者多次进行复诊，未诉不适症状，血糖控制达标，继续嘱患者严格控制饮食，加强运动，规律监测血糖、血脂变化，定期复查。

按语：此患者有 10 年余的糖尿病病史，10 年前血糖控制达标后，平素饮食控制差，运动量少，且肥胖，未规律监测血糖变化，药物虽规律服用，但血糖水平控制不详，通过入院后即刻血糖可以了解到患者机体近期处于高血糖状态，饮食又不加以节制，导致损伤脾胃、湿热内生，故出现腹部灼热感。脾胃为气机升降之枢纽，脾胃受损，出现腹部胀痛，恶心呕吐。湿热蕴结于脾胃，上蒸清窍，出现头晕头痛，并见失眠。湿热流于下焦，故见小便灼热、疼痛、色黄，大便干结。结合患者舌红，苔黄腻，脉滑数，辨为消渴（湿热困脾证）。治疗时以清热化湿，降浊和胃为主要治法。方选黄芩滑石汤，此方出自吴鞠通《温病条辨》："脉缓身痛，舌淡黄而滑，渴不多饮，或竟不渴……内不能运水谷之湿，外复感时令之湿……徒清热则湿不退，徒祛湿则热愈炽，黄芩滑石汤主之。"方中黄芩寒能泄热；燥湿则是由于滑石、黄芩之苦，猪苓、茯苓、薏苡仁、豆蔻可以起到淡渗利湿，健脾的作用；再用白术来加强燥湿健脾的功效，再加上通草可通行三焦；便可使全方共奏清热，利湿，健脾之功。患者睡眠较差，故加以茯神、远志以安神定志，炙甘草调和诸药。

六、经验总结

我国糖尿病患者人数居高不下，糖尿病并发症的发病率也水涨船高。对于糖尿病性胃轻瘫，西医的发病机制尚不清楚，治疗上多采用增强胃肠蠕动及营养神经的方法，尚未发现针对性强、不良反应小的方法。而中医药因其独特的辨证论治、整体观念、多靶点、不良反应小，在治疗糖尿病性胃轻瘫方面有着不容忽视的优势。中医学认为，糖尿病性胃轻瘫的发生与脾胃受损有着密不可分的联系，采用健脾益气法往往成效颇丰。但除药物治疗外，还要规律监测血糖变化，最重要的是让糖尿病自我管理教育和支持的意识真正在患者心中扎根，让患者拥有更积极的生活态度、更丰富的糖尿病知识和较好的糖尿病自我管理能力，更有战胜疾病的信心。阴火理论最早源于《黄帝内经》，过度劳倦、精神压力、饮食不节等为阴火产生的常见病因；脾胃虚弱、清阳不升、湿浊下注、相火内生则是阴火产生的病机。阴火鸱张总是糖尿病性胃轻瘫发生、发展的重要病机，并且阴火的病理基础是脾胃内伤虚损，与糖尿病性胃轻瘫的发生发展也有着密切联系。基于李东垣"阴火理论"，可将临床常见糖尿病性胃轻瘫病人分为三类：脾胃气虚证，湿热困脾证，肝郁脾虚证。并且提出糖尿病可从补脾胃、泻阴火、升清阳三个方面来治疗。

七、摄生调护

1. 饮食管理

① 清淡饮食：建议患者在日常生活中吃清淡易消化的食物，有助于减轻胃肠道负担，

促进病情恢复。

② 少量多餐：将每日进食的食物分成小量多次地吃，这样就可以减轻胃的负担，更有利于改善腹胀、恶心等症状。

③ 忌油腻生冷：尽量少吃一些含油脂高的食物，如坚果、肥肉、脑类、河虾、蛋黄、动物内脏及油炸食品。我们可以将富含脂肪、蛋白质的食物加工成小颗粒状并搭配适量液体少量多次进食，这样就能减小对胃肠道的影响。

④ 忌过饱：饮食控制量，因为过量饮食可导致食物堆积，增加胃肠负担，引起腹胀或腹痛，不利于我们胃轻瘫患者病情的恢复。

2. 运动管理

应定期进行适度的有氧运动，遵循循序渐进、持之以恒的原则，且体重较大的患者运动时要注意保护好关节。从中医角度而言，运动可以移情易性，以达“变精化气”之功，从而增强正气。

第八节 • 从脾论治糖尿病皮肤瘙痒症

一、概述

2 型糖尿病（type 2 diabetes mellitus，T_2DM）是一种常见的慢性疾病，其主要特征是高血糖。据 2021 年发布的中国糖尿病流行病学研究数据显示，我国 T_2DM 的患病率为 10.9%，约有 1.14 亿人患病。T_2DM 的临床症状可能比较隐匿，有些表现为多饮、多尿、食欲缺乏、体重下降，出现皮肤瘙痒的情况较常见，高血糖导致机体免疫力下降和神经损伤，从而引发皮肤问题。糖尿病皮肤瘙痒症，是糖尿病患者常见的慢性并发症之一。据统计，皮肤瘙痒症在糖尿病患者中很常见，据统计发生率为 7%～43%。糖尿病皮肤瘙痒症易发生在秋冬干燥季节，最典型的临床症状是皮肤瘙痒，呈游走性、阵发性，可在夜间加重，严重威胁着患者的身心健康，影响其生活质量。症状可表现为全身性或局部性。全身性的皮肤瘙痒多见于老年糖尿病患者，最初都是由一处开始，逐渐蔓延到全身；局部瘙痒常见于外阴和肛门部位，其次是腰背及下肢。症状严重者可出现抓痕、红斑、丘疹、色素沉着、皮肤干燥脱屑、血痂和皮肤肥厚皲裂等损害，甚至影响患者的生活质量和身心健康。其大多无明显的原发性皮肤损害，严重者可见皮肤抓痕、血痂、色素沉着、皮肤肥厚等。

中国是世界上最早认识糖尿病的国家之一，公元前 1122～前 770 年甲骨文中已有“尿病”的记载。“痒”作为病名首先出现在《礼记》：“以适父母舅姑之所，及所，下气怡声，问衣燠寒，疾痛苛痒，而敬抑搔之。”之后在《素问・至真要大论篇》中提到：“诸痛痒疮，皆属于心”。《黄帝内经》中提到：“虚邪搏于皮肤之间，其气外发，腠理开，毫毛摇，气往来行，则为痒”。在《难经》中有：“诊之虚实者，痒者为虚，痛者为实”，都针对痒的理论进行阐述。本病属中医学之“风瘙痒”“痒风”“痒症”等疾病范畴，《儒门事亲》中记载：“夫消渴者，多变聋、盲、疮、癣、痤之类。”提出消渴病可并发皮肤病变，若不积极治疗，缠绵难愈，可导致皮肤感染，甚至引起失眠、焦虑等心理疾病，严重影响患者的生活质量。糖尿病可导致皮肤瘙痒，而皮肤瘙痒又增加了血糖控制的难度，尤其瘙痒影响睡眠甚至皮肤感染时对血糖的影响更甚，是亟待解决的临床问题。

二、脾与糖尿病皮肤瘙痒症

脾的生理功能包括主运化和主统血两方面。

（一）主运化

脾主运化，是指脾能够消化饮食，吸收其中的精微物质和水液，然后再转输至心肺的功能。

饮食入胃后，对饮食物的消化和吸收，实际上是在胃和小肠内进行的。但是，必须依赖于脾的运化功能，才能将水谷化为精微。同样，也有赖于脾的转输和散精功能，才能把水谷精微“灌溉四旁”和布散至全身。另一方面，对被吸收的水谷精微中多余的水分，能及时转输至肺和肾，通过肺、肾的气化功能，化为汗和尿排出体外。因此，一般将脾主运化的功能分为运化精微和运化水液两个方面。但是，由于在脾的消化、吸收和转输过程中，运化精微和运化水液是同时进行的，所以，这两方面的功能之间有着密切的联系，病理上也往往相互影响。

脾主运化的功能，除了与脾阳的温煦作用有关外，主要依赖于脾气的推动作用；脾气的运动特点，是以上升为主，故中医学有“脾主升清”的说法。升，指上升和输布；清，指饮食中的精微物质。脾主升清，即通过脾气的作用将饮食中的精微物质上输于心、肺。因此，脾主升清功能正常，气血化生充足，人体的生命活动就能保持旺盛的生机。另一方面，“升”还具有升提、托举之意。脾气上升，还能固摄内脏，维持内脏在恒定的位置而不致下垂。

脾的运化功能正常，称为脾气健运；脾的运化功能失常，称为脾失健运。其临床表现主要有：消化吸收功能减弱，表现为食欲缺乏、腹胀、腹痛、便溏等症；水液代谢障碍，引起水湿内停，可出现痰饮、水肿等症；如脾不升清，可见头晕目眩、神疲乏力；如脾气下陷，可见内脏下垂、久泻脱肛等。而在糖尿病发展过程中，因体内阴虚，产生内热，导致脾胃功能受损，脾失运化，饮食物消化吸收的精微物质无法布散四周，荣于皮肤，且脾虚则气血生成不足，血虚失于濡养皮肤，导致皮肤瘙痒。同样，糖尿病患者往往之前嗜食辛辣肥厚之味，体内内热较重，伤精耗气，脾失于运化水湿，湿热蒸于皮肤之上，营卫失和，皮肤腠理无法排出油脂，出现皮肤瘙痒。

（二）主统血

统，是统摄、控制的意思。脾主统血，指脾能够统摄、固护血液在脉管中正常运行，使其不致逸出脉外。

脾统血，主要依赖于脾气对血液的固摄作用。脾气充足，就能将周身血液控制、约束在脉管中循行，从而防止其逸出于脉外。其次，脾统血的功能与脾阳也有关。因此脾气脾阳虚弱，导致统血功能失常，血液不循常道，就会出现便血、尿血、崩漏、皮下紫斑等多种出血病证。

（三）脾主升清

升，指上升和输布；清，指精微物质。脾主升清是指脾具有将水谷精微等营养物质，吸收并上输于心、肺、头目，再通过心、肺的作用化生气血，以营养全身。这种运化功能的特点是以上升为主，故说“脾气主升”。

而上升的主要是精微物质，所以说“脾主升清”。脾之升清，是和胃之降浊相对而言。脾宜升则健，胃宜降则和。脾气主升与胃气主降形成了升清降浊的矛盾主体，它们既对立又统一，共同完成对饮食物之消化吸收和输布。另一方面，脏腑之间的升降相因、协调平衡是维持人体内脏位置相对恒定的重要因素。脾气之升可以维持内脏位置之恒定而不下垂。脾的升清功能正常，水谷精微等营养物质才能正常吸收和输布，气血充盛，人体的生机盎然。如脾气不能升清，则水谷不能运化，气血生化无源，可出现神疲乏力、眩晕、泄泻等症状。脾气下陷（又称中气下陷），则可见久泄脱肛甚或内脏下垂等。在糖尿病患者中，脾胃功能受损，脾失于运化，升清功能失调，清气无法荣于皮肤，导致皮肤瘙痒。

三、病因病机

中医古籍中没有糖尿病皮肤瘙痒症的直接论述，相关内容散见于“消渴”“风瘙痒”“痒风”等疾病的记载中。首见于《黄帝内经素问·至真要大论篇》的“诸痛痒疮，皆属于心”。认为瘙痒是由于心热入血，热伤心神，火灼肌肤，成疮成脓导致的。《黄帝内经》指出：“诸痛为实，诸痒为虚”。《丹溪心法》亦载：“身上虚痒，血不荣于肌腠，所以痒也。”

目前，对于糖尿病皮肤瘙痒的病因病机，中医学普遍认为消渴病患者阴虚为本，经久不愈，阴损及阳，逐渐累及四肢；阳气耗损，无力运血助行，以致瘀血阻滞脉络，肌肤失于温养，致血瘀生风，同时阴虚生燥热，煎灼津液，气血俱虚，生风生燥，发为瘙痒。近代医家张山雷曰：“湿郁生热，流溢肌表，则血浊不清，湿邪留而不去，积湿生热，蕴热生虫，其痒尤烈。”本病以风、湿、热为主，外风多为风湿、风热，内风则为阴虚生风、血虚生风、血瘀生风。风热血热，蕴于肌肤，不得疏泄，因而致痒；饮食不节，湿热内生，熏蒸肌肤，发为瘙痒，由此可见，实证是以“风、湿、热”邪为主。久病体虚，气血不足，血虚生风，肌肤失养，亦可发病，由此可见，虚证以“血虚”为主。“治风先治血，血行风自灭”，针对血虚生风者，宜养血活血，而肝主藏血，又为“风”脏，故临床上虚证以“血虚肝旺”多见。实证时以湿邪为特征，它容易阻滞气机，气滞则可形成血瘀；血能载气，血虚则气没有介质可以依附，导致气不能推动血液运行而出现血瘀症状。故认为本病虚证以血虚肝旺为主，实证以湿热蕴结为主，瘀血贯穿于任何阶段。

现代研究认为糖尿病皮肤瘙痒症为整体病变，脏腑病变及六淫邪气均可致痒，非独风也。早期以热毒、湿热等实证为主，中晚期本虚标实、虚实夹杂，以肺脾气虚、血虚肝旺、气阴两虚证多见。同时有医家强调应该注意糖尿病瘙痒的四季发病特点，认为春为风令，风邪盛行；夏季酷暑，湿气蕴结，湿热多见；秋季主燥，平素血虚阴虚之人多易生风见燥；冬季寒冷，阳虚卫弱者多病。

四、治疗

《儒门事亲·三消论》云：“夫消渴者，多变聋、盲、疮、癣、痤、痱之类。”可见消渴病后期多见皮肤瘙痒类变证。中医学中虽无糖尿病合并皮肤瘙痒症相对应的病名，结合其病因病机，可参照“风瘙痒”“痒风”论治。糖尿病合并皮肤瘙痒症发病虽见于肌表，实则是肝脾失调导致人体脏腑、经络、气血津液产生病变，皮毛失于濡养或病理产物蓄积损伤脉络而出现痒痛、灼热、干燥等自觉症状。针对其病因病机，临床治疗以疏肝健脾治本，祛风、清热、利湿、化瘀治标，标本兼顾，诸症可去。

（一）疏肝健脾

糖尿病合并皮肤瘙痒症与脾关系密切，正如《灵枢·本藏》记载“脾脆，则善病消瘅易伤”。一则患者素体脾胃虚弱或既往嗜食肥甘厚味滋腻碍脾，中土不运，导致腐熟及升清无力，脾虚运化及转输失调，精微物质不能有序地散布全身，则水反为湿，谷反为滞，津液不行，水湿内生，郁久化热，湿热蕴结肌肤，瘙痒则生。故临床常用四君子汤、参苓白术散等健脾益气，脾胃健运则湿浊得化，气血有源；顾护中焦则气机升降得宜，血行通畅。过度的精神刺激或情志不调，致肝气郁遏，郁久化热，相火伤津，阴虚燥热，上消肺阴，中劫胃液，下耗肾精，消渴内生，久之出现血瘀、痰湿等病理变化，变证多生。本病常反复发作，多因风邪内伏，肝五气属风，肝主藏血，体阴而用阳，肝赖阴血滋养助其柔和而升发，故肝阳易亢，易引动肝风，可见瘙痒伴皮肤干燥、麻木、抓痕等症。本病病情缠绵，给患者造成严重的心理负担，肝气郁结更甚，反加重瘙痒发作，导致恶性循环。在临证时要注意疏肝、柔肝、清肝，方可选柴胡疏肝散疏肝解郁、一贯煎滋阴疏肝、当归饮子养血柔肝、龙胆泻肝汤清肝胆实火。

（二）疏解风湿热瘀

临床治疗糖尿病合并皮肤瘙痒症应调和肝脾，注重祛除“风、湿、热、瘀”等病理因素，并且分邪而辨证诊治。风邪致病，善行而数变，症见周身皮肤瘙痒剧烈，伴肌肤干燥、脱屑，游走不定。外风见于秋冬季节，治当以疏风除湿、清热止痒为主，荆芥、防风、蝉蜕、浮萍加之有良效；内风见于阴血亏虚，化燥生风，酌加白芍、当归、天冬、麦冬、生地黄养血滋阴，所谓“治风先治血，血行风自灭”之意。湿邪致病，缠绵难愈，缓而不觉，易兼他邪，变化多端，内不得化，外不得出，日久不祛，化热生风。湿热蕴结肌肤，是本病迁延不愈、反复发作的重要原因，症见瘙痒伴肌肤灼热，皮疹色红，搔抓后见糜烂渗液。临证应多加清热燥湿、清热利湿之品。火为热之极，毒为火之聚，见皮损红赤，伴口渴多饮，舌质红或绛红，用药可加清热泻火、凉血解毒之物。瘀者，多见于顽固性瘙痒，瘙痒剧烈，皮疹暗红色，或凝聚成块，或融合成片，可有色素沉着、皮肤增厚以及苔藓样变，舌苔薄，舌质紫暗，脉弦细涩。用药可活血祛瘀，久病入络成瘀，则可用虫类药走窜、无微不至之性，通络活血，搜风解毒。

根据糖尿病性皮肤瘙痒的病因病机，主要分为湿热蕴结型和血虚肝旺型。不管何种证型，内服中药均配伍当归和生地黄，糖尿病性皮肤瘙痒症患者多见于老年人，而且糖尿病病程一般较长，多有阴亏、血虚和血瘀的特点，而当归养血活血，生地黄养阴生津，两者组合，起到养血活血、养阴生津之效，正好契合该病特点而治。同时针对上半身瘙痒严重加入羌活、菊花；针对下半身瘙痒严重加入川牛膝、独活；针对全身皮肤泛发加入防风、浮萍；针对夜间瘙痒严重加入酸枣仁、生龙骨。

五、临证医案

病案 1

吴某，男，55 岁。2019 年 11 月 18 日门诊初诊。

【主诉】血糖升高 12 年，全身皮肤瘙痒 2 月余。

【现病史】患者 12 年前体检发现血糖升高，后于当地医院确诊 2 型糖尿病，时降糖方案未知，目前西药予以二甲双胍 0.5g，口服，一天两次；瑞格列奈 1mg，口服，一天 3 次；阿卡波糖 50mg，口服，一天 3 次；自诉血糖控制较平稳，平素空腹血糖波动在 6～7mmol/L；餐后 2h 血糖波动在 8～9mmol/L。现全身散在性皮肤瘙痒 2 个月，前期使用了三九皮炎平及复方氢化可的松软膏等多种皮肤病外用药物均无缓解，现有全身散在性皮肤瘙痒，肛门部潮湿瘙痒尤其突出，遇热痒重，抓痕结暗红色血痂，双下肢色素沉着尤其明显、呈继发湿疹样变或苔藓样改变，伴有失眠烦躁，大便干结，舌质红、苔黄腻，脉滑数。

【诊断】西医诊断：2 型糖尿病，糖尿病性皮肤瘙痒症。

中医诊断：消渴（湿热蕴结证）。

【治法】清热利湿，活血化瘀。

【处方】

（1）外洗方：蛇床子 30g，地肤子 30g，白鲜皮 30g，苦参 30g，黄芩 20g，黄柏 20g，桃仁 20g，红花 20g，生甘草 20g。用法：14 剂，适温洗浴肛门和双下肢部位 20～30min，水温 35～40℃，2 次/天。

（2）内服方：蒲公英 30g，栀子 10g，生地黄 10g，当归 10g，炒黄连 9g，干连翘 12g，泽泻 10g，车前子 12g，土茯苓 15g，赤芍 15g，白芍 15g，蛇床子 12g，蝉蜕 10g，淡防风 12g，酸枣仁 12g，远志 12g，炙甘草 8g。14 剂，日 1 剂，共煎 400mL，早晚各温服 200mL。并嘱其忌食风腥发物，避免加重病情。

【二诊】11 月 25 日，患者诉全身散在性皮肤瘙痒明显减轻，抓痕及血痂、颜面部色素沉着、继发湿疹样变显著改善，失眠、烦躁好转，大便偏稀，舌质略红，苔薄黄微腻，脉滑。

【处方】

（1）外洗方继续用，14 剂。

（2）内服方：栀子 10g，生地黄 10g，当归 10g，炒黄连 9g，泽泻 10g，车前子 12g，土茯苓 15g，赤芍 15g，白芍 15g，蛇床子 12g，干蝉蜕 10g，淡防风 12g，炙甘草 8g。14 剂，日 1 剂，共煎 400mL，早晚各温服 200mL。

【三诊】12 月 5 日，全身皮肤光洁，无皮肤瘙痒及抓痕，心情平和，精神一般，饮食尚可，夜能安睡，二便正常，舌质略红，苔薄黄，脉滑。

【处方】同前方，14 剂，并嘱其忌食风腥发物，避免加重病情。

【按语】患者消渴日久，阴虚内热，湿毒蕴结，湿热下注，蕴阻肌肤，不得疏泄，故见皮肤作痒，肛门部位及下肢尤为明显。治以清热利湿，活血化瘀，祛风止痒之剂内服，方中蒲公英清热解毒，清利湿热，消痈散结，利尿通淋；连翘清热解毒，消肿散结，疏散风热；栀子泻火除烦，凉血解毒，清利湿热；炒黄连清热燥湿，泻火解毒；土茯苓清热解毒除湿；泽泻利水渗湿，泄热化浊；车前子利水通淋，清热明目；生地黄清热凉血，养阴生津；当归补血活血，润肠通便；赤芍清热凉血，散瘀止痛；白芍养血活血，柔肝止痛；蛇床子燥湿杀虫，散寒祛风；蝉蜕清热散结，凉血止痛，息风止痉；防风祛风解表，胜湿止痛；酸枣仁补益肝肾，养心安神；远志消散痈肿，安神益智；炙甘草调和诸药，清热解毒，缓急止痛。全方共奏清热利湿，滋阴养血，活血化瘀，祛风止痒之功。外洗方中黄芩、黄柏、苦参清热燥湿，祛风杀虫；蛇床子、地肤子、白鲜皮清热利湿，祛风止痒；桃仁、红花活血化瘀；甘草缓急止痛，清热解毒。全方共奏清热利湿、活血化瘀、祛风止痒之效。内外合用，效果更佳。

病案 2

王某，女，64 岁，2019 年 10 月 11 日门诊初诊。

【主诉】血糖升高 21 年余，全身皮肤瘙痒 3 月余。

【现病史】患者既往有 2 型糖尿病 21 年，西药长期予以沙格列汀 5mg，口服，一天 1 次；二甲双胍 0.5g，口服，一天 2 次，两药联合口服控制血糖尚平稳。现无明显诱因出现全身散在性皮肤瘙痒已 3 个月，曾求医于西医皮肤病专科治疗，给予氯雷他定片口服及外涂复方醋酸地塞米松乳膏，均无明显好转，故来我院内分泌科门诊就诊，现躯干及四肢散在性皮肤瘙痒无度，抓痕、血痂遍布，腹股处呈继发湿疹样变，局部色素沉着，夜间尤其严重，难以入睡，伴有情绪急躁，心烦不宁，二便正常，舌质淡红、苔白，脉弦细。

【诊断】西医诊断：2 型糖尿病，糖尿病性皮肤瘙痒症。

中医诊断：消渴（血虚肝旺证）。

【治法】养血润燥，平肝息风。

【处方】

（1）外洗方：蛇床子 30g，地肤子 30g，白鲜皮 30g，苦参 30g，桃仁 20g，红花 20g，生甘草 20g。用法：14 剂，适温，洗浴肛门和双下肢部位 20～30min，水温 35～40℃，2 次/天。

（2）内服方：当归 15g，川芎 12g，川牛膝 12g，白芍 10g，生地黄 12g，何首乌 10g，白蒺藜 20g，牡丹皮 10g，皂角刺 10g，钩藤 10g，苦参 10g，海桐皮 10g，珍珠母 20g，炙甘草 8g。14 剂，日 1 剂，共煎 400mL，早晚各温服 200mL。并嘱其忌食风腥发物，避免加重病情。

【二诊】10 月 25 日，其躯干及四肢散在性皮肤瘙痒明显减轻约 70%，湿疹消失，抓痕及血痂、局部色素沉着等消减大半，夜能入眠，情绪平和，面有笑容，小便黄清，大便黄软，舌质偏红，苔薄黄，脉细数。

【处方】

（1）外洗方继用，14 剂。

（2）内服方：当归 15g，川芎 12g，川牛膝 12g，白芍 10g，生地黄 12g，何首乌 10g，白蒺藜 20g，牡丹皮 10g，皂角刺 10g，钩藤 10g，地肤子 10g，炙甘草 8g。14 剂，日 1 剂，共煎 400mL，早晚各温服 200mL。

【三诊】11 月 1 日，患者全身皮肤无明显瘙痒，无抓痕及血痂，局部皮肤色素沉着变淡，纳寐尚可，二便正常。舌质淡红，苔薄黄，脉细。

【处方】

（1）外洗方继用，7 剂。

（2）内服方：当归 15g，川芎 12g，川牛膝 12g，白芍 10g，生地黄 12g，何首乌 10g，白蒺藜 20g，牡丹皮 10g，皂角刺 10g，钩藤 10g，炙甘草 8g。7 剂，日 1 剂，共煎 400mL，早晚各温服 200mL。

【按语】患者老年女性，消渴病久，血虚肝旺，血虚则肌肤失养，肝旺则风从内生，风胜则血燥，风动则痒，故予以养血润燥、平肝息风之剂口服，方中当归、川芎、生地黄、白芍、何首乌养血润燥，白蒺藜、钩藤平肝息风，皂角刺祛风止痒，牡丹皮清热凉血、活血化瘀，治疗血中之虚热；川牛膝活血化瘀，祛风利湿，尤其善于治疗下身之皮肤瘙痒；肝旺阳亢，急躁易怒，心烦不宁，难以入睡，故加珍珠母平肝潜阳，镇静安神；苦参、海桐皮清热燥湿，活血化瘀，杀虫祛风；炙甘草调和诸药。全方精简，共奏养血润燥，平肝息风，祛湿止痒之效。

六、经验总结

现阶段随着经济的快速发展，糖尿病相关并发症发病率越来越高，“消渴”并“风瘙痒”与“久病多瘀”“瘀以发渴”“久病致虚”“因虚致痒”“湿胜则痒”密切相关，糖尿病性皮肤瘙痒症的虚证以血虚肝旺为主，实证以湿热蕴结为主，瘀血贯穿于任何阶段。在治疗上，提出要辨证论治，内外合治，分清部位，全面权衡病症的轻重缓急，综合运用养血润燥、平肝息风、清热利湿、活血化瘀、祛风止痒及中药外洗等法，精心组方，方能收效。此外，还要注重生活调护，发病期间勿食辛辣刺激及风腥发物，日常生活中清洗皮肤时水温不宜过高，以防止加重皮肤损伤。

七、摄生调护

1. 发生时及时对症止痒

对于可能存在皮肤瘙痒症的糖尿病患者，可根据个人情况服用甲钴胺或B族维生素，补充维生素B_{12}，营养神经，预防神经病变。同时，在医生指导下，根据瘙痒轻重程度不同，对症处理。

（1）轻度瘙痒未破溃。涂抹富含保湿因子、尿囊素等成分的润肤乳，减少皮肤干燥脱屑；外用镇静止痒药物。

（2）重度瘙痒并伴皮肤破溃。内服抗组胺药物，根据病情合理外用激素类止痒药物。注意：药膏不能涂于皮肤破溃处。

2. 避免皮肤干燥

使用保湿霜和护肤霜，让皮肤保持湿润和健康。避免使用有香味的面霜和乳液，因为糖尿病患者的皮肤可能会对它们产生反应，导致更多的瘙痒。每天两次保湿。每次淋浴时，根据需要使用身体乳润湿全身。还应避免使用香皂，因为其中的化学物质会导致皮肤干燥和发炎，可以改用温和、无味的肥皂。

3. 改变沐浴方式

洗澡太频繁会导致瘙痒加重。将洗澡次数限制为每两天一次。当然，频率也要因气候、天气和自己的活动而异。洗澡时，避免使用非常热的水，可以使用室温或更低温度的水。热水会扩张血管，加速胰岛素代谢，从而引发低血糖。另一个原因是出现神经病变的患者对疼痛和温度失去敏感性，可能会在不知不觉中烫伤自己。

4. 调节情绪

皮肤瘙痒会影响患者的情绪，而焦虑、烦躁等不良情绪又会引起失眠、血糖升高，进一步加重瘙痒症状。因此，糖尿病病友一定要注意心理调节，学会分散注意力，减少情绪波动，忌食辛辣，戒烟戒酒，多饮水，切忌用力抓挠及滥用药物，必要时及时就医。

第九节 · 从脾论治桥本甲状腺炎

一、概述

桥本甲状腺炎（Hashimoto thyroiditis，HT）是一种较为常见的自身免疫性甲状腺疾病，又名慢性淋巴细胞性甲状腺炎，其典型特征为甲状腺呈弥漫性、无痛性的轻度或中度肿大，甲状腺自身抗体升高。其起病较为隐匿，早期临床症状多不明显，部分患者有心悸、多汗等甲状腺功能亢进症（以下简称甲亢），晚期多伴有颈部甲状腺明显肿大、乏力、怕冷、腰酸背痛等甲状腺功能减退（以下简称甲减）表现，发病人数约占世界总人口的5%。桥本甲状腺炎的发病机制尚不明确，目前认为与细胞免疫和体液免疫失衡有关。考虑辅助性T细胞1（Th1）/Th2比例失衡，Th1及Th2细胞活化产生肿瘤坏死因子α（TNF-α）、干扰素γ（IFN-γ）、白细胞介素4（IL-4）、IL-5及IL-13等细胞因子，Th17及调节性T细胞均参与桥本甲状腺炎的病理过程，引起甲状腺自身免疫反应，其发病与遗传易感性、环境触发碘过量、硒缺乏、维生素D缺乏、环境污染、感染、焦虑症和抑郁症、肥胖等因素有关，疾病进展可导致生殖、内分泌及代谢异常，甚至诱发癌变，严重影响患者的生活质量和健康。目前西医治疗以临床随诊观察、补充或抑制甲状腺激素治疗、补充硒剂或维生素D及免疫调节辅助治疗为主，但目前尚无明确有效的治疗方案，且没有有效的措施防止本病发展为甲减。

二、脾与桥本甲状腺炎

桥本甲状腺炎在中医属于瘿病范畴，本病基本发病病机为气滞、痰凝、血瘀壅结或三者互结于颈前。桥本甲状腺炎病位在甲状腺，甲状腺位于甲状软骨下，气管两侧。《黄帝内经》指出，足太阴脾经“上膈，挟咽，连舌本，散舌下”，揭示了脾与甲状腺生理上的联系。病理上，脾“主运化，后天之本，气血生化之源”，其功能与机体的免疫功能和营养状况密切相关。《灵枢》曰：“脾者，主为卫。”《医旨绪余·宗气营气卫气说》：“卫气者，为言护卫周身……不使外邪侵犯也。”卫气来源于脾胃运化的水谷之精的悍烈部分，具有防御外邪、温养全身的作用，其防御外邪的作用与现代医学免疫系统的免疫防御功能相一致。《周慎斋遗书》曰：“诸病不愈，必寻到脾胃之中”。“脾为后天之本”“四季脾旺不受邪”“脾气虚而四肢不用，五脏不安。”说明中医的“脾”与机体的免疫功能密切相关。而桥本甲状腺炎作为一种常见的甲状腺自身免疫性疾病，其主要特征为细胞免疫反应和甲状腺特异性抗体［血清中甲状腺过氧化物酶抗体（TPOAb）、甲状腺球蛋白抗体（TGAb）］增高为特征，有相关研究表明自身免疫性甲状腺疾病的发生与肠道菌群紊乱有关，比如在桥本甲状腺炎患者肠道中普雷沃氏菌属的相对丰度降低，普雷沃氏菌属可以通过降低辅助性T细胞17（T helper 17 cell，Th17）极化和促进抗炎调节性T细胞（regulatory T cell，Treg）在肠道分化而增强抗炎活性，这说明普雷沃氏菌属等菌通过影响Th17/Treg轴诱导和加重桥本甲状腺炎的发生。而维持肠道菌群平衡是脾主运化的主要生理功能，脾虚失健，气机升降失常，“清气在下，则生飧泄”，小肠泌别清浊及大肠传导功能失常，肠道黏膜免疫功能失调，肠道菌群失调。因此，中医“脾”与桥本甲状腺炎在免疫功能方面有相关性。

三、病因病机

（一）中医病因

中医学中没有对桥本甲状腺炎的专门记载。大多数学者认为该病属于中医学“瘿病”范围。《医宗金鉴》中提到“多外因六邪，荣卫气血凝郁；内因七情，忧恚怒气，湿痰瘀滞，山岚水气而成，皆不痛痒。”所以瘿病多与外感六淫、内伤饮食、情志及居住环境有关。

1. 饮食水土失宜

早在《吕氏春秋·尽数》篇就指出“轻水所”多“瘿人”，即指水质因素影响甲状腺的体积，观察到瘿的发病与地理环境有关。盖因水土失宜、饮食失调，影响脾胃运化水湿和化生气血等功能，脾失健运，不能运化水湿，湿聚而生痰，痰气壅结颈前而发为瘿瘤。《圣济总录》中的“泥瘿”即由此所致。

2. 情志内伤

《诸病源候论·瘿候》中指出：“瘿者，由忧恚气结所生”。《三因极一病证方论·瘿瘤证治》指出瘿病“随忧愁消长。”临床中可见桥本甲状腺炎患者多既往有情志郁结忧愤，且疾病的发展受情志变化影响。由于长期郁忿恼怒或忧思郁虑，易使气机郁滞，肝气失于条达，津液凝聚成痰，肝气挟痰、挟瘀循厥阴之脉上逆，聚结于颈，留而不去，气血凝滞，则成瘿病。

3. 体质因素

“女子以肝为先天”。女性的经、带、胎、产等生理特点皆与肝经气血密切相关，遇有情志、饮食等致病因素，损害肝的正常疏泄功能，常引起气郁痰结、气滞血瘀及肝郁化火等病理变化，故女性易患瘿瘤。本病还与肾气亏虚、正气不足有关，肾为先天之本，即与病者的个人体质有着密切关系。另外，素体阴虚之人，痰气郁结之后易于化火，更加伤阴，导致病程缠绵难愈。

4. 病理因素

《外科正宗·瘿瘤论》曰：“夫人生瘿瘤之症，非阴阳正气结肿，乃五脏瘀血、浊气、痰滞所成。”指出瘿瘤主要由气血痰瘀凝滞而成。气机郁滞是本病的初始环节。气能载津而行，气顺则津液输布正常；气郁则津停，日久痰气交阻于颈前，形成瘿瘤。

（二）中医病机

瘿病发病病机为气滞、痰凝、血瘀壅结或三者互结于颈前，病位主要在肝、脾，亦与心、肾有关。因素体亏虚、饮食失宜、情志不畅而引发，气机不畅而致气滞，气滞导致血瘀、痰凝，终致气、血、痰壅结成瘿病、瘿瘤。《明医指掌·瘿瘤证》中指出瘿“日久结聚不散，积累而成……必因气滞痰凝，隧道中有所留止故也”。由此可确定本病的主要病理因素为气滞、血瘀、痰凝，气郁为先，痰凝壅塞化形，血瘀乃固，病则加害。

1. 气结伤脾　郁而成瘿

中医认为瘿病的发生与情志因素密切相关。《重订严氏济生方·瘿瘤论治》有云：“夫瘿瘤者，多由喜怒不节，忧思过度，而成斯疾焉。”喜怒忧思皆属于七情的范畴，七情与五脏分别相关，是五脏精气功能活动的外在表现，而脾在志为思，过度思虑则伤脾，《灵枢·本神》篇记载："脾愁忧而不解则伤意，意伤则悗乱，四肢不举"。脾藏意主思异常，则可出现情绪低落、腹胀纳呆、便溏等脾虚表现，故思则气结伤脾为瘿病病机之一。

2. 运化失调，痰凝血瘀

脾为人体后天之本，气血生化之源，主运化水谷精微。《素问·经脉别论篇》载："饮入于胃，游溢精气，上输于脾，脾气散精，上归于肺。"饮食入于胃，经脾气的推动、激发作用，将谷食水饮转化为水谷精微，由脾之升清、肺之宣发输布于全身脏腑、经络、四肢百骸以及筋肉皮毛等组织，以维持一切生命活动的正常进行。若饮食失节、思虑劳神过度损伤脾胃，致使脾失健运，气血津液生化乏源，气衰无力推动血液运行成瘀，津液输布障碍而见水湿痰饮，而痰饮水湿停聚于内，阻遏脉络，亦可致血液运行不畅形成瘀血，最终痰结血瘀壅结颈前发为瘿病。由此可见，脾虚运化失司是导致瘿病的重要病机。

3. 脾阳虚损，阴寒内生

瘿病日久不愈可损伤阳气。脾阳是脾气中具有温煦、推动等作用的部分，脾阳虚损是指脾中阳气不足，其运化水谷精微、气机升降及统血功能低下，致使机体虚寒内生的病理变化，机体失于温煦，可致津液不化，痰湿凝聚，结于颈前，出现颈前肿块，伴有畏寒怕冷、神疲乏力、纳差等表现，故温补脾阳乃瘿病后期的重要治法。

4. 升降不调，五脏失司

瘿病发病与脾、肝、肾有关，若肾阳亏虚，致血失温煦成瘀；若患者情志失调，喜怒不节，损及肝脏，致气机郁滞。肝肾居下焦，其气以升为和；脾胃同居中焦，为维持五脏气机升降有序和阴阳平衡之基础。《四圣心源·天人解》提到："清浊之间，是谓中气，中气者，阴阳升降之枢轴""阴阳之间是谓中气，中者，土也。"脾土位于中焦，脾气主升，胃气主降，机体"升降之权，则在阴阳之交"，故脾胃升降为五脏气机升降之枢纽。《四圣心源·劳伤解》载："脾升则肾肝亦升，故水木不郁。"中焦为升降之枢纽，脾气不升，则肝木升发受困，气血运行受阻，气机郁滞乃现；胃气不降，则肺金、心火沉降不及，易致肾阳亏虚。若脾胃升降正常，则全身脏腑功能协调，故调理脾胃气机对治疗瘿病尤为重要。

（三）西医发病机制

本病为遗传因素和多种内外环境因素影响的自身免疫性甲状腺炎。其病因和发病机制没有完全清楚，目前认为与下列因素有关。

1. 遗传因素

本病的发生与自身免疫的发病机制密切相关。本病有家族簇集现象，约10%的患者有家族史，且女性多发。临床上常见到桥本甲状腺炎的多发家系，可见遗传因素在其发病中起了重要作用。

2. 自身免疫反应

本病为自身免疫病的佐证包括：在本病患者的血清中抗甲状腺抗体明显升高，如甲状腺球蛋白抗体与甲状腺过氧化物酶抗体常明显升高。部分患者血清甲状腺刺激阻断抗体值升高。

3. 细胞免疫

细胞免疫的证据是甲状腺组织中有大量浆细胞和淋巴细胞浸润和淋巴滤泡形成。有母细胞形成，移动抑制因子和淋巴毒素的产生，本病患者的T淋巴细胞是有致敏活性的，相应的抗原主要是甲状腺细胞膜。

4. 与其他自身免疫性疾病并存

有的患者同时伴随其他自身免疫性疾病，如恶性贫血、播散性红斑狼疮、类风湿关节炎、干燥综合征、1型糖尿病、慢性活动性肝炎等。

四、临床表现

本病90%以上发生于女性，起病隐匿，发展缓慢，病程较长，常无特殊感觉，当出现甲状腺肿时，平均病程已达2～4年。90%患者的甲状腺呈对称的弥漫性肿大，10%的患者甲状腺萎缩。病因可能是甲状腺被淋巴细胞浸润形成Askanazy细胞所致。甲状腺肿常常是桥本甲状腺炎的标志，通常是逐渐发生的，可在常规检查时发现。有时甲状腺迅速肿大，当伴有疼痛和压痛时，和亚急性甲状腺炎相似。一些患者特别是有纤维变类型者在首次见到时表现是甲减。本病甲状腺肿一般为中度大小，质地硬，容易随吞咽时活动，表面光滑或有细沙粒感，也可呈大小不等的结节，一般与周围组织无粘连。邻近组织如气管、食管和喉返神经可受压，常有咽部不适感，10%～20%的人有颈部压迫感或隐痛。

桥本甲状腺炎早期的临床表现并不典型，或与其他甲状腺疾病或自身免疫性疾病合并存在，大致可分为以下临床类型。①桥本甲亢，有甲亢表现，即Graves病与桥本病合并存在，也可相互转化，患者有甲亢表现和实验室检查结果。②假性甲亢，有甲亢症状，但甲状腺功能正常。③儿童型，约占儿童甲状腺肿40%以上，多见于9～13岁。甲状腺功能大部分正常，甲状腺抗体滴度较低，易误诊为非毒性或青春期甲状腺肿。部分出现甲减的患者可能影响生长发育。④伴发甲状腺肿瘤，常表现为孤立性结节，抗体滴度较高，病理学显示结节部分为甲状腺瘤或癌，其余部分为桥本甲状腺炎。⑤伴发其他自身免疫性疾病，桥本甲状腺炎可伴发肾上腺功能减退、甲状旁腺功能减退、1型糖尿病、性功能减退、恶性贫血、重症肌无力、自身免疫性肝病、系统性红斑狼疮等。⑥桥本脑病，本病严重而罕见，其病因有争论，但肯定与自身免疫有关。

五、治疗

（一）中医治疗

依据桥本甲状腺炎的特征表现，如甲状腺肿大及咽部不适感，将其归属于中医学“瘿瘤”范畴。中医药治疗瘿瘤的历史源远流长，历代医家积累了丰富的经验。如唐代孙思邈在《备急千金要方》中记载了用羊的甲状腺治疗瘿瘤，我国目前市面上的甲状腺片仍然是猪牛羊的甲状腺所制成的。中医学认为该病与体质、情志和饮食、水土有关。长期精神抑郁，情志不畅，致肝气郁结，气滞血瘀，郁而化火，灼津成痰，循肝经挟痰挟瘀结于颈部而致颈肿。或先天禀赋不足，后天调摄不当，饮食水土失宜，致脾虚失运，痰湿内生，痰瘀互结而病。病程迁延日久，正气耗伤，阴损及阳，则见脾肾阳虚诸证。总之，该病涉及肝、脾、肾三脏，病机关键在于肝郁气滞，脾失健运，脾肾阳虚，气血瘀滞，其主要病理产物和致病因素是气滞、痰凝、血瘀，以气、痰、瘀三者合而为患。常见证型有：肝郁气滞型，治以疏肝理气，消肿散结，用丹栀逍遥散或柴胡疏肝散加减。脾虚痰湿型，治以健脾利湿，豁痰散结，用补中益气汤或参苓白术散加减。脾肾阳虚型，治以益气健脾，温阳补肾，用真武汤、阳和汤或右归丸加减。痰结血瘀型，治以化痰祛瘀，消瘿散结，用桃红四物汤合二陈汤加减。与西药甲状腺激素、糖皮质激素治疗相比，中医治疗桥本甲状腺炎具有一定的优势。主要是通过调节脏腑功能，调整阴阳气血平衡，纠正自身免疫功能紊乱而达到治疗目的。

（二）西医治疗

桥本甲状腺炎无特殊治疗方法，临床确诊后，视甲状腺大小及有无症状而决定是否进行治疗。如甲状腺较小，又无明显压迫症状，可随诊观察；每年随查，及时发现是否存在甲状腺功能减退，暂不治疗。对甲状腺肿大明显并伴有压迫者，采用 T_4 制剂治疗，可缩小甲状腺肿。如有并发亚临床甲减者，则需采用甲状腺激素替代治疗，采用甲状腺片或左旋甲状腺素（L-T_4）；投药从小剂量开始，甲状腺片 10～20mg/d，每 1～2 周增加 20mg，直到 60～120mg/d；L-T_4 25～50μg/d，直至 100～150μg/d，长期维持。L-T_4 替代治疗，以空腹服药为好，因某些食物或药物会减少 L-T_4 的吸收。桥本甲状腺炎在病程中可能出现短暂甲亢（桥本甲亢），应按 Graves 病进行治疗；如甲巯咪唑 20～30mg/d，分次服用，症状控制后，减少药量；维持时间应酌情缩短，应预防甲状腺功能减退的发生。本病一般不手术治疗。有报道桥本甲状腺炎患者中有 5%～17.7%伴有甲状腺癌，出现此种情况时可能需要手术处理，术后需长期甲状腺激素替代治疗。

桥本甲状腺炎患者妊娠期的治疗：虽然甲状腺功能正常，TGAb、TPOAb 的阳性与妊娠结果的关联性仍充满争议，但是甲减对胎儿发育和后代智力的影响已经得到确认。值得注意的是桥本甲状腺炎患者轻度甲减包括亚临床甲减症状轻微或没有临床症状，且这些症状易与妊娠反应相混淆，容易漏诊，而轻度甲减能够导致胎儿脑发育异常和后代智力水平下降。所以，建议在妊娠早期对有甲状腺疾病危险因素的妇女要积极筛查甲状腺功能，对妊娠期亚临床甲减的妇女进行 L-T_4 干预治疗。对于 TGAb、TPOAb 阳性者，目前几乎没有任何安全有效的干预方法，但对于亚临床甲减促甲状腺激素（TSH）升高者的干预则容易有效。中华预防医学会妇女保健分会于 2022 年颁布的《孕产期甲状腺疾病防治管理指南》中提到孕产期患者的 TPOAb 或 TgAb 超过试剂盒提供的参考范围上限即可诊断桥本甲状腺炎。若并发亚临床甲减者，L-T_4 剂量按照每天每公斤体重 2.0～2.4μg 计算，足量起始或根据患者的耐受程度逐渐增加剂量，尽快达标。妊娠期全程将 TSH 控制在参考范围下限（或 0.1mU/L）至 2.5mU/L。根据控制目标调整 L-T_4 剂量。在妊娠期 1～20 周，每 2～4 周检测甲状腺功能，血清 TSH 稳定后可以每 4～6 周检测 1 次。

六、临证医案

病案一

患者女性，44 岁。2019 年 8 月 6 日初诊。

【主诉】乏力、畏寒、面色少华伴颈部不适 1 年余，加重 1 月。

【病史】患者 1 年前无明显诱因下自觉全身倦怠乏力，畏寒，不喜凉食，少汗，伴颈部肿胀不适感，至当地社区医院诊断为甲状腺功能减退症，予左甲状腺素钠每次 50μg，每日 1 次口服治疗。患者服用 1 周后自觉症状缓解后自行停药。后症状反复，自行间断服用上述药物。1 个月前患者上述症状加重明显，时值长夏不吹风扇不觉烦热。刻下症：乏力、畏寒怕冷、头晕、腰膝酸软、夜尿频数、夜寐差，纳食尚可，大便尚调。末次月经：2019 年 7 月

20 日，月经周期延迟，量少，色淡，无血块，无痛经。查体：双侧甲状腺Ⅰ°肿大，质软，触痛（—），皮色正常；心肺（—），肝脾不大，双眼睑轻度水肿，舌质淡白，舌体胖大，边有齿痕，舌苔薄，脉沉细。甲状腺功能检查提示：游离三碘甲状腺原氨酸（FT3）0.18pmol/L、游离四碘甲状腺原氨酸（FT4）5.73pmol/L、TSH 35.48μU/L、TG-Ab＞1000IU/mL，TPO-Ab＞1000IU/mL。甲状腺彩超提示：甲状腺弥漫性病变。

【诊断】中医诊断：瘿病；脾肾阳虚、气结痰凝证。

西医诊断：甲状腺功能减退症合并桥本甲状腺炎。

【处方】茯苓 15g，山药 20g，炒白术 10g，百合 12g，当归 10g，炙黄芪 30g，山慈菇 12g，夏枯草 8g，桂枝 8g，干姜 9g，陈皮 8g，合欢花 12g，女贞子 12g，墨旱莲 15g，杜仲 15g，山茱萸 10g，炙甘草 8g。水煎服，14 剂，每日 1 剂，水煎，早晚分服。

【二诊】患者 2019 年 8 月 20 日前来就诊，患者上述方药服用 2 周后，乏力症状明显减轻，眼睑浮肿好转，仍有畏寒怕冷，夜寐因小便频数欠佳，仍有颈前部肿胀感。末次月经（LMP）：2019 年 8 月 18 日，正值经期，腰酸明显，量少，色淡，无血块，痛经（—）。纳可，未诉腹胀不适，大便尚调，舌淡苔薄白，脉沉细。方药：上方去干姜、山慈菇，加山豆根 6g，金樱子 10g。14 剂，每日 1 剂，水煎，早晚分服。

【三诊】患者 2019 年 9 月 4 日前来就诊，乏力、畏寒等症状基本缓解，偶有头晕，自觉颈部较前舒缓明显，无明显腰酸，夜尿频数症状改善，小便每晚 2～3 次。纳尚可，大便尚调。舌质淡红，苔薄，脉沉细。甲状腺功能检查提示：FT3 3.88pmol/L、FT4 10.53pmol/L、TSH 4.45μU/L、TG-Ab 921.8IU/mL、TPO-Ab 910.1IU/mL。方药：上方去山药加延胡索 12g，葛根 10g。14 剂，每日 1 剂，水煎，早晚分服。嘱左甲状腺素钠片维持 12.5μg，每日 1 次，定期复查甲状腺功能。

【四诊】患者 2019 年 9 月 24 日前来就诊，颈部无明显不适，无乏力、畏寒症状，未诉头晕，月经按时来潮，守方微调，3 个月后临床初愈。嘱左甲状腺素钠片维持 12.5μg，每日 1 次，每月复查甲状腺功能。

【按语】该患者为桥本甲状腺炎中后期，伴有甲状腺功能减退且病程日久，阳气不振，失于运化，痰气郁结颈前，发为瘿肿。《黄帝内经》有言“精气夺则虚”，机体气、血、津液等生成障碍，不能濡养机体组织器官，即导致脏腑损伤。该患者虽脾虚症状非十分明显，然先后天之本皆无力振奋，血运无力。笔者基于“脾为吞”理论，先“见吞调脾”，补益中土为先，择茯苓、山药、炒白术补脾养脾；《药性歌诀》云：“黄芪入药，为强壮剂，具有益正气，壮脾胃……”大剂量黄芪除补气外，亦乃健中州之要义，配合干姜温中散寒，上几味使气血生化得其源，加以补肾温阳，滋养肝肾，以复“虚之精气”；益气行气活血药物配合桂枝温阳通脉，如春水潺潺共掣形寒痼冷；百合、合欢花养心安神，又可疏肝清心，配以山慈菇、夏枯草散结消肿。同时，针对兼证化裁，先后天精气俱复，月经尚可复调。然桥本甲状腺炎标实日久，行气、消瘀、散结不可贪功，需徐徐图之，于复脾肾之阳后加重祛痰利咽，消瘿散结之法。

病案二

患者，女，54 岁，2022 年 9 月 23 日初诊。

【主诉】诊断桥本甲状腺炎 3 年，下肢浮肿疼痛 1 年。

【病史】患者 3 年前体检发现桥本甲状腺炎，倦怠乏力，颈部不适。近 1 年下肢浮肿疼痛，疲劳加重，怕冷，胸闷气短。否认心血管病史与肾病病史。纳少，眠可，二便可。查体：甲状腺质韧，Ⅰ度肿大，两侧对称，舌胖淡有齿痕，苔白滑，脉沉濡。甲状腺功能七项：三碘甲状腺原氨酸 1.41nmol/L，甲状腺素 100.91nmol/L，游离三碘甲状腺原氨酸 4.91pmol/L，游离甲状腺素 14.29pmol/L，促甲状腺激素 2.05μIU/mL，甲状腺过氧化物酶抗体＞600IU/mL，甲状腺球蛋白抗体 139.70IU/mL。超声示：甲状腺弥漫性改变。

【诊断】中医诊断：瘿病（脾肾阳虚）。

西医诊断：桥本甲状腺炎。

【处方】生黄芪 20g，白术 25g，炒薏苡仁 20g，当归 15g，白芍 15g，茯苓 15g，泽泻 15g，穿山龙 15g，川芎 10g，女贞子 15g，党参 15g，麦冬 15g，五味子 6g，炙甘草 3g。14 付，水煎服，早晚分服。

【二诊】下肢浮肿较前减轻，疼痛好转，小便较前增多，仍觉乏力。纳眠可，舌淡红苔白，脉沉。原方去女贞子，加淫羊藿 10g、巴戟天 10g。14 付，水煎服，早晚分服。

【三诊】下肢已不肿，疼痛减轻，乏力好转，食欲增加。舌淡红，脉弦，复查甲状腺过氧化物酶抗体 227.6IU/mL，甲状腺球蛋白抗体 28.54IU/mL，甲状腺功能五项未见异常。原方改黄芪 30g，加郁金 10g。14 付，水煎服，早晚分服。3 个月后随访未复发。

【按语】患者桥本甲状腺炎病程较长，脾虚日久累及肾阳，脾肾两虚故水液代谢异常，溢于下肢故肿，水停则血行不畅，不通则痛。脾肾两虚，故乏力短气、畏寒肢冷。脉沉为水，为阳虚，舌胖有齿痕为脾气虚。应以健脾益肾，温阳利水为治法，笔者以长期临床经验为基础，以辨证论治为依据，处方化裁补中益气汤和当归芍药散，以黄芪为君，健脾益气，兼可利水。当归、白芍、川芎、白术、茯苓、泽泻为臣药，当归养血和血，白芍养血柔筋，川芎行气活血，白术健脾燥湿，茯苓健脾利水，炒薏苡仁健脾利湿兼能消肿散结，泽泻祛湿化浊。佐药以党参、麦冬、五味子即生脉散益气生津，因水停日久必伤津液，佐女贞子养肝，穿山龙通络，使药炙甘草调和诸药。二诊时水肿减轻，仍见脉沉，是肾阳不足，故加入淫羊藿和巴戟天温补肾阳。三诊时，诸症好转，脉由沉转弦，是脾肾阳气恢复，而水停日久，气滞仍在，故而重用黄芪补气升阳，郁金行气开郁。

七、经验总结

甲状腺功能正常期桥本甲状腺炎患者常常无明显自觉症状，或见颈部胀闷不舒，咽部不适。治疗时强调健脾益气，化痰散结，使气机升降顺畅。用药时在补中益气汤合消瘰丸的基础上，重用夏枯草、半夏、山慈菇、瓜蒌等化痰散结之品。

对于桥本甲状腺炎甲状腺功能亢进期的患者，除黄芪、党参、白术健脾益气外，常用麦冬、沙参、石斛益胃，龟甲、鳖甲滋阴潜阳，以夏枯草、浙贝母化痰散结。心慌者以五味子、百合、酸枣仁等养心安神；火郁者以蒲公英、菊花清之。因桥本甲状腺炎本虚标实，故而用药柔和，避免伤及正气。

对于桥本甲状腺炎甲状腺功能减退期的患者，临床以黄芪、党参、白术、茯苓健脾益气为基础，以半夏、陈皮燥湿，仙茅、淫羊藿以温肾阳，辅以山茱萸、枸杞子阴中求阳，佐紫苏梗、香附以行气。纳差者加用神曲、鸡内金、薏苡仁等，心慌者加生脉散，阴虚五心烦热、盗汗者可加二至丸等。

合并结节性甲状腺肿者，其多由肝郁脾虚所致，常用逍遥蒌贝散疏肝健脾散结，桥本甲状腺炎以女性居多，疏肝健脾的基础上宜加调摄冲任的药物，如女贞子、墨旱莲、川芎、丹参等。临证总以健脾益气贯穿始终，随证灵活变通。

桥本甲状腺炎患者失眠多因脾胃不和，常加用百合、紫苏叶和胃，养心安神，健忘者多因心脾两虚，宜用归脾汤加减。此外，咽部不适者可加用桔梗、射干等，颈前肿胀质地坚韧，可加用莪术、三棱、川芎等活血软坚之品；如遇心悸烦躁等阴虚之症时，可加用酸枣仁、首乌藤（夜交藤）等养阴宁心安神；畏寒肢冷、神疲乏力、周身浮肿等阳虚之症，可加用巴戟天、仙茅、淫羊藿等温肾之品。

八、摄生调护

（一）桥本甲状腺炎患者禁忌食物

1. 高碘食物

甲状腺对碘的需求较低，所以摄入过量碘会加剧甲状腺自身免疫反应。因此，患者要避免食用高碘食物，如海产品（海带、紫菜等）、海鱼、海藻等。

2. 含激素的食物

部分含有激素的食物也应避免食用，例如肉类中的草食动物（牛、羊等），因为它们食用了含有激素的饲料，会对患者的甲状腺功能产生影响。

3. 亚硝酸盐食物

亚硝酸盐是一种致癌物质，能干扰甲状腺功能。患者应尽量避免食用含有亚硝酸盐的食物，如腌制食品（腊肠、火腿等）以及其他加工肉制品。

4. 乳制品

有些桥本甲状腺炎患者对乳制品过敏，可以引发炎症反应。因此，建议患者在摄入乳制品时要注意身体的反应，如出现过敏症状应立即停用。

（二）桥本甲状腺炎患者饮食相关注意事项

1. 饮食平衡

桥本甲状腺炎患者需要保持饮食的平衡，摄入足够的营养物质。建议患者适量多食用富含维生素、微量元素和抗氧化剂的果蔬、全谷物等。

2. 多摄入蛋白质

蛋白质是维持身体正常功能的重要营养素，对桥本甲状腺炎患者也非常有益。而富含优质蛋白质的食物包括新鲜鱼肉、鸡胸肉、豆腐、虾皮等。

3. 控制碳水化合物摄入

过量的碳水化合物摄入会导致体重增加，而肥胖与桥本甲状腺炎之间存在一定的关联性。所以，患者应注意限制高糖、高淀粉食物的摄入，如糖果、奶油蛋糕等。

4. 适量摄入脂肪

脂肪是必需营养素，但过量的脂肪摄入对身体健康也不利。对于桥本甲状腺炎患者，建议适量摄入健康脂肪，如橄榄油、坚果等。

5. 饮食规律

规律饮食对于调节甲状腺功能有帮助，患者应尽量避免长时间禁食或者暴饮暴食。

（三）桥本甲状腺炎患者其他注意事项

1. 确保充足的休息和睡眠

充足的休息和睡眠对于调节免疫系统和恢复体力至关重要。尽量按时睡觉、起床，保证每晚都有 7～8h 的睡眠。

2. 减轻身心压力

压力可能加剧桥本甲状腺炎的症状和病情。寻找适合自己的减压方法，如放松训练、冥想、瑜伽等，可以帮助缓解压力。

3. 避免劳累过度

过度劳累可能导致免疫系统紊乱，加重症状。合理安排工作与休息时间，避免长时间的剧烈运动或者重体力劳动。

4. 防晒和保护甲状腺

对于某些桥本甲状腺炎患者，阳光中的紫外线可能会加剧症状。在户外时，使用防晒霜、帽子和其他防护措施来保护皮肤和甲状腺。

5. 遵循医嘱规范治疗

遵循医生的治疗方案和用药指导，按时按量服药，并在有需要时咨询医生。桥本甲状腺炎是一种需要长期管理的疾病，与医生保持密切联系非常重要。

6. 定期监测甲状腺功能

及时监测甲状腺功能的变化对于调整治疗方案十分重要。定期进行甲状腺激素检查，并根据医生建议调整药物剂量。

第十节 · 从脾论治甲状腺结节

一、概述

甲状腺结节是临床常见的内分泌疾病之一，近年来，随着高分辨率超声检查的发展，甲状腺结节的检出率越来越高，发病率呈增高趋势。甲状腺结节主要是指甲状腺组织内部出现因细胞异常生长所引起的非炎性组织团块，结节不是肿瘤，是形态的描述，它不是一个单独的疾病，而是多种不同疾病的临床表现。甲状腺结节按性状可分为增生、囊肿、腺瘤、囊腺瘤等。临床中，大多数甲状腺结节患者常诉无明显的不适症状，多由偶然触及或在体检时发现。流行病学研究显示，碘充足地区，有 5％的女性和 1％的男性存在可触及的甲状腺结节。在高发的老年和女性人群中，经高分辨率超声检查，19％～67％的随机选择人群有甲状腺结节。甲状腺癌在甲状腺结节中的发生率为 5％～10％。

西医学对甲状腺结节的治疗方法具有局限性，针对良性结节多采用定期复查、随访等非干预手段，对于进行性增长、具有压迫症状或具有高风险因素的结节多采用手术治疗。中医药治疗甲状腺结节有其独特优势，通过辨证论治进行个体化治疗，不但可以改善患者的不适症状，而且治疗后部分患者结节缩小甚至消失，疗效明确，安全可靠。

甲状腺结节在中医学中并无特定的病名，归属于中医学的“瘿病”“瘿瘤”“肉瘤”等范畴。甲状腺结节是一种临床上常见的内分泌系统疾病，西医学对甲状腺结节的治疗具有明显的局限性，中医学对于甲状腺结节的病因病机、辨证论治有其独到的见解和优势。

二、脾与甲状腺结节

甲状腺结节的病位在甲状腺，甲状腺位于颈部甲状软骨下，气管两旁。《灵枢·经脉》言："脾足太阴之脉，起于大指之端……挟咽，连舌本，散舌下"；足阳明胃经分支"下人迎，循喉咙，入缺盆，下膈"，脾与胃互为表里，脾胃二经循行皆经过甲状腺，从经络循行和现代解剖来看，二者联系紧密。同时，西医组织胚胎学研究发现，消化系统由消化道和消化腺组成，其上皮成分大部分来自内胚层，甲状腺虽然不属于消化系统，但其原基也来自原始消化管内胚层。另外，甲状腺激素影响消化道不同部位的结构和功能，成人甲状腺生理功能依赖于甲状腺激素在肝内的储存、代谢及释放，以及肠道对碘化物及甲状腺激素的吸收，甲状腺功能异常时可产生明显的消化系统症状。脾，《内经》言其"中央以灌四傍"，为水液代谢的枢纽，主运化精血津液，内养五脏六腑，外滋四肢百骸，其生理作用与现代西医所称消化系统基本相同，故从生理角度来看，甲状腺与脾有着密不可分的联系。

甲状腺结节在中医属于瘿病范畴，其基本发病病机为气滞、痰凝、血瘀壅结或三者互结于颈前，病位主要在肝、脾，亦与心、肾有关。中医中痰之生成与肺、脾、肾、肝关系密切，脾为生痰之源；肺为储痰之气；肾为痰之本；肝主气机，气机条畅则行津液，气滞津聚则为痰，且多为无形之痰。肝经属肝络胆，途经喉咙，肝气横逆挟痰，痰循经上行，气、火、痰、瘀交结于喉颈部，而成肿块为瘿。

三、病因病机

1. 中医病因

（1）情志内伤：愤郁恼怒或忧愁思虑日久，使肝失条达，气机郁滞，津液不得正常输布，凝聚成痰，痰凝气滞，壅结颈前，形成瘿病。

（2）饮食、水土失宜：饮食失调，或居住在高山地区，水土失宜，内伤脾胃功能，酿湿生痰，壅结颈前，发为瘿病。《杂病源流犀烛·颈项病源流》指出："西北方依山聚涧之民，食溪谷之水，受冷毒之气，其间妇女，往往生结囊如瘿。"说明瘿病的发生与水土因素有密切关系。

（3）体质及禀赋因素：妇女的经、孕、产、乳等生理特点与肝经气血有密切关系，遇有情志、饮食等致病因素，常引起气郁痰结、气滞血瘀及肝郁化火等病理变化，故女性易患瘿病，另外，素体阴虚之人，痰气郁滞之后易于化火，阴伤更甚，常使病程缠绵，病情愈加复杂。

2. 病机

瘿病的病位责之肝、脾，与心有关。盖因肝郁则气滞，气滞则津聚，聚久则生痰；脾伤则气结，脾虚则酿生痰湿，痰气交阻，经久则血行不畅，终致气、血、痰壅而成瘿病。正如《外科正宗·瘿瘤论》指出："夫人生瘿瘤之症，非阴阳正气结肿，乃五脏瘀血、浊气、痰滞而成"。气滞、痰凝、血瘀壅结颈前是瘿病的基本病机，初期多为气机郁滞、津凝痰聚、痰气搏结颈前所致；日久引起血脉瘀阻，气痰、瘀者合而为患。

病理性质初起以实证居多，久病由实致虚，可见气虚、阴虚或虚实夹杂之候。病理演变，如痰气郁结日久可化火，形成肝火亢盛；火热内盛，耗伤阴津，出现阴虚火旺，其中以心肝阴虚最为常见；气滞或痰气郁结日久，则深入血分，血液运行不畅，导致痰结血瘀。

瘿病的预后大多较好，瘿肿小、质软、病程短、治疗及时者，多可治愈。肝火旺盛及心肝阴虚的轻中度患者，疗效较好。但瘿肿较大者，不容易完全消散。若肿块坚硬、移动性差、增长迅速、结节高低不平者，则可能恶变，预后不佳。瘿病日久，气郁化火伤阴，心阴亏虚，心神失养，可合并出现心悸；若损伤脾气脾阳，以致水湿失运，外溢肌肤，则可出现面目四肢水肿。若阴虚火旺日重，出现烦躁不安、高热、脉疾，为病情危重的表现。

大多数患者于体检时发现结节而无明显颈部不适症状，受现代人生活、工作压力较大和饮食习惯影响，甲状腺结节常迁延难愈。甲状腺结节患者常有忧思郁怒的经历，其中部分患者得知患此病症后更是焦虑。长期情志失调，肝失疏泄，肝木郁，易乘脾土，损伤脾胃。肝气郁结，脾胃受伤，土壅湿聚，阻滞气机，气化不利，阳气内郁，津液宣发输布障碍，湿成痰聚；气虚、气滞难以行血，血阻成瘀；痰凝气滞、痰瘀互结，湿瘀反又加重气机失常，气痰瘀胶着凝结则甲状腺结节难消。患者常兼有头晕、胸闷乏力、口干、畏寒、手脚凉、小便不利、大便不调等症状。三焦为运行水液、水谷的通道，亦可通行三气，乃脏腑的通路，是人体之气升降出入的通道，亦是气化的场所。气化是人体生命活动极为重要的过程，气化功能失常导致脏腑功能紊乱和气血津液代谢失常。气滞痰凝、痰凝血瘀是甲状腺结节疾病发展过程中的关键病机。

3. 西医发病机制

（1）碘摄入量异常　碘是合成甲状腺激素的重要组成部分，它在甲状腺中的浓度是血浆浓度的 20～40 倍，碘的摄入量在甲状腺结节的发生中起着重要作用，缺碘或摄碘过量均可使甲状腺的结构或功能发生改变。碘缺乏可以导致甲状腺合成甲状腺激素减少，经下丘脑-垂体-甲状腺轴的反馈调节，刺激垂体血清促甲状腺激素（TSH）分泌增多，从而刺激甲状腺滤泡细胞增生，反复地增生（可伴有退行性变），最终形成结节。碘摄入过量也可导致甲状腺结节的发生，其原因尚未完全明确，考虑与碘抑制过氧化物酶活性，抑制碘的有机化有关。由此可见，碘的摄入量与甲状腺疾病呈现 U 形关系，过量或不足均有可能导致甲状腺结节的发生。

（2）遗传因素　有甲状腺结节家族史的家族患甲状腺结节的人数显著高于一般家族。目前，已经知道有多种候选基因参与了甲状腺结节的发病，如 TSH 受体、G 蛋白 α 基因（gsp）、ras 基因、NTRK 和 MET 等。高功能甲状腺结节和腺瘤中，常见的表达异常分子有 gsp 和 TSH 受体等。结节的发生考虑与这些基因的突变、激活、抑制、缺失等有关。

（3）自身免疫　自身免疫在甲状腺结节的发生及进展中也起到一定的作用。慢性淋巴细胞性甲状腺炎合并甲状腺结节在临床中也常见，考虑与自身免疫功能紊乱导致甲状腺局部炎症细胞浸润，甲状腺细胞进行性破坏，引起甲状腺功能减退，而后 TSH 长期升高，促进甲状腺细胞增生，导致结节形成。

（4）接触放射线　电离辐射是形成甲状腺结节，甚至肿瘤发生的重要危险因素之一，因头颈部疾病接受过放射治疗的患者发生甲状腺癌的危险性明显增大。另外，诊断性的医疗照射，特别是 CT 的使用，也是甲状腺结节形成的主要原因。

（5）其他因素　吸烟对甲状腺结节的发生也存在一定影响，考虑与烟草中的硫氰酸有关，它能够竞争性地抑制碘的摄取，使体内碘的浓度下降导致甲状腺结节的发生；另外吸烟也可能会刺激甲状腺激素转化，抑制外周脱碘酶活性，直接刺激垂体，升高 TSH 水平，从而导致结节的发生。大量饮酒也会导致甲状腺结节发病率增加，酒精能抑制甲状腺激素的代谢，使甲状腺细胞对 TSH 的敏感性提高，还可能抑制甲状腺细胞增殖，对甲状腺产生直接毒性作用。另外，甲状腺结节的发生同性别及年龄也有一定的关系，女性发病率高于男性，老年人多于年轻人，雌激素可以抑制钠-碘转运体（NIS）的表达，使甲状腺祖细胞倾向于增殖，而分化能力下降，因而雌激素水平高的患者，患甲状腺结节的概率也明显升高。

四、临床表现

甲状腺结节在临床无特异性表现，部分患者可以由于结节压迫周围组织，出现声音嘶哑、呼吸/吞咽困难、颈部压迫感或窒息感等压迫症状，或是合并甲状腺功能异常时，可以出现相应症状，如甲状腺功能亢进时可出现心慌心悸、多汗、易怒的表现；亚急性甲状腺炎或囊肿内出血时可以出现突然或逐渐疼痛；慢性淋巴细胞性甲状腺炎的患者，甲状腺多为对称弥漫性肿大，硬如橡皮等。

五、治疗

1. 中医治疗

临床上大多数甲状腺结节是良性的，且大多数患者没有临床症状，部分有颈部肿块、颈部胀满、吞咽梗阻感等不适。需要长期随访，患者往往比较焦虑，尤其是中老年女性，担心会恶变又不愿进行手术、消融等有创治疗。而传统中医中药在治疗甲状腺结节方面具有一定的优势。甲状腺基本病位在肝、脾。因此从肝脾论治甲状腺结节，在临床辨治中具有非常重要的意义，也是中医治本理念的体现，结合现代人的病证特点，治疗时注重化痰利湿，温化为法，恢复脏腑气化功能。通阳化气，布津利水，使三焦疏利通达，气血流通，湿祛痰消，瘀滞得解则结节消散。中医药在治疗甲状腺结节的过程中，不仅对局部肿块进行干预，更注重全身气血津液的畅达，以达机体阴平阳秘的目的。

临床中多起病于肝，进而波及脾、肾两脏，形成痰、气、瘀互结于颈前，治疗应标本兼顾，谨守病机，扶正与祛邪同用，以调节肝、脾、肾三脏功能为基础，注重理气化痰、消瘿散结作为基本法则，脾气散精，上归于肺，通调水道，下输膀胱。水精四布，五经并行。饮食不节、过食肥甘、劳倦过度可致脾胃虚弱，或是平时脾胃虚弱，都能导致水谷精微不能正常生成、敷布、气化，留滞体内成为痰浊，进而引发甲状腺结节的形成。

治以温阳化气，消痰散结。临床中审机用法，据证用方，随症加减，以期恢复脏腑气化功能，达到气血津液调和。甲状腺结节核心病机为“脾虚痰阻”，患者病理产物多为痰湿，情志饮食失宜或脾失健运，聚而生痰；或气血失运，痰瘀结颈成瘿。故以“健脾化痰，消瘿散结”为法，标本兼治，拟定健脾化痰方。调理肝脾是治疗甲状腺结节最根本的方法，治疗时应根据症状、体征辨证采用疏肝、健脾、活血的方法。

2. 西医治疗

临床上，甲状腺疾病患者应检测甲状腺功能，以此判定甲状腺状态；检测甲状腺自身抗体，其目的是排除自身免疫性甲状腺炎合并甲状腺结节以预测疾病的预后；B 超是确诊甲状腺结节的必要检查；细针穿刺抽吸活检（FNAB）是目前诊断甲状腺结节性质最精确的检查，能够提供最直接和特异性信息，是评估结节良、恶性的一种有效手段；甲状腺球蛋白

(Tg)、降钙素、放射性核素扫描及其他影像学检查等尚不作为甲状腺结节的常规检查。通过病史、症状体征及上述辅助检查，明确诊断为恶性病变的甲状腺结节需立刻手术治疗，而良性病变者可以采用定期随访、保守治疗或择期手术等多种方式治疗。比如甲状腺激素抑制治疗、放射性^{131}I治疗、超声引导下经皮无水酒精注射（PEI）、手术治疗等。但收获疗效的同时也存在不良反应，如甲状腺功能减退、局部组织破坏等。在病情随访过程中，仍需监测甲状腺超声和甲状腺功能等，注意甲状腺结节大小、甲状腺功能的变化等。

六、临证医案

1. 病案一

李某，男，48岁，2023年4月10日初诊。

【主诉】发现甲状腺结节2年余，咽部不适2天。

【病史】患者2年前体检时发现甲状腺结节，当时颈前无明显不适，无吞咽困难，未予以重视及治疗。2天前无明显诱因下自觉咽部不适，遂于我科门诊就诊。现症：平素饮食不节，偏嗜肥甘厚味，喜食海带、海鲜等，咽部不适，时有颈部疼痛，口干不欲多饮，手脚发凉，小便频，量少，纳寐可，大便调。月经正常。舌质淡胖，苔薄白，脉弦。查体：可触及甲状腺部肿大结节，结节光滑，质韧，无粘连，压痛（－）。实验室检查：甲功及血沉正常，余（－）。甲状腺超声提示：甲状腺左侧叶大小41mm×15mm×14mm、右侧叶38mm×16mm×13mm、峡部厚2.5mm。左侧叶见数个低回声团块，最大约为9mm×8mm，边界尚清，形态规则，左、右侧叶内均未见明显血流信号且未探及明显异常回声。超声诊断：甲状腺结节（TI-RADS：3级）。

【诊断】中医诊断：瘿病（气郁痰凝证）。

西医诊断：甲状腺结节。

【治法】理气健脾，化痰消瘿。

【处方】五苓散加味。方药：猪苓15g，茯苓15g，山桂枝10g，泽泻15g，土鳖虫10g，僵蚕10g，焦白术20g，赤芍12g，白芍12g，炙甘草12g，连服14剂。嘱患者调畅情志，注重日常调护。

【二诊】2023年4月25日。患者无特殊不适，主诉：颈部疼痛明显好转，口干、小便频数较前好转，夜尿仍多，服药后大便次数增加，3～4次/日，质稀。查体：甲状腺正常，质地中等，无压痛。舌质淡胖，苔薄白，脉弦数。方药：猪苓15g，茯苓15g，山桂枝10g，泽泻15g，土鳖虫10g，僵蚕10g，焦白术20g，白芍12g，炙甘草12g，肉苁蓉12g。嘱患者注意饮食，少食生冷刺激之品，避风寒，慎起居。

【三诊】2023年5月13日。患者未诉不适。饮食一般，睡眠较好，二便正常，月经正常。方药：猪苓15g，茯苓15g，山桂枝10g，泽泻15g，土鳖虫10g，僵蚕10g，焦白术20g，炙甘草12g，肉苁蓉12g，全当归15g，桃仁10g。治疗期间嘱患者调摄情志，注意饮食及日常调护，加强锻炼。此后按上方加减继续服用8月余，后复查甲状腺超声提示：左侧叶大小40mm×13mm×11mm，右侧叶38mm×12mm×10mm，峡部厚2mm，双侧叶质地欠均匀，未见明显异常回声。超声诊断：甲状腺质地欠均匀。嘱患者禁食海产品，定期复查甲状腺彩超和甲状腺功能。

【按语】该患者为中年男性，诊断为甲状腺结节，属中医“瘿病”范畴，其发病与患者饮食水土失宜有关，盖脾为仓廪之官，饮食失宜最先伤脾。脾为生痰之源，脾主健运，脾虚则津液运行失常，水湿停聚，日久聚液为痰，痰阻气机，痰湿凝聚，久而成瘀，痰瘀互结于颈前，而成甲状腺结节以致颈前不适，津液运行失常则口干不欲饮，水湿下注，气化不利则小便频而量少，脾虚中阳不振，阳气不能温煦四肢则手脚发凉，应从脾论治，脾健运则痰湿散，气血畅，从而达到消瘿的目的。故用五苓散为基础方，温阳健脾、利湿化痰，重用焦白术健脾补气、渗湿利水，"血不利则为水"，加土鳖虫、僵蚕、赤芍以化痰散结、活血祛瘀；白芍养血缓中、柔肝止痛；二诊患者颈部疼痛、小便不调症状较前好转，手脚仍觉发凉，夜尿较多，大便质稀次数增多，故去赤芍，加肉苁蓉以补肾助阳。三诊患者颈部疼痛、口干、小便不调等症状明显改善，故去白芍，加全当归、桃仁养血祛瘀。笔者认为治疗该病应紧抓患者病机，用五苓散为基础方以温阳健脾利水，结合甲状腺结节血瘀、气滞、痰凝结于颈前的特征，加以活血祛瘀、化痰散结等药物，使三焦疏利通达，气血流通，湿祛痰消瘀散，最终达到消瘿散结的效果。

2. 病案二

杨某，男，32 岁。初诊时间：2023 年 6 月 5 日。

【主诉】体检发现甲状腺结节 2 月余。

【现病史】患者诉两月前行体检时，甲状腺彩超检查发现"甲状腺双叶囊性结节"，未予治疗，现为求进一步诊治，遂来就诊。刻下：颈部无压迫感、无声嘶等不适。偶有头晕，乏力，易烦躁，睡眠可，纳呆，大便排出困难，小便黄赤。查体：神清，精神一般，面色萎黄，未及甲状腺肿大，甲状腺内未及明显肿块，无压痛，质软；舌红，胖大舌，边有齿痕，苔白腻，脉弦。2023 年 4 月 1 日体检报告结果示甲状腺双叶囊性结节（多发），其中左侧大小 0.7cm×0.4cm，右侧大小 0.2cm×0.2cm。甲状腺功能检查未见明显异常。

【诊断】西医诊断：甲状腺结节。

中医诊断：瘿病（肝郁脾虚证）。

【治法】疏肝解郁，清热健脾化痰。

【处方】柴胡 10g，赤芍 10g，白芍 10g，炒白术 10g，黄芪 30g，茯神 15g，山药 10g，薏苡仁 20g，枸杞子 10g，陈皮 10g，芦根 10g，淡竹叶 10g，甘草 6g。14 剂，免煎颗粒剂，开水冲服。

【二诊】2023 年 6 月 20 日，患者诉颈部无明显不适，头晕乏力较前好转，夜寐差，入睡困难，余无明显不适。

【处方】上方加酸枣仁 20g、首乌藤（夜交藤）15g，共 21 剂，免煎颗粒剂，开水冲服。

【三诊】2023 年 7 月 15 日，患者未诉不适。饮食一般，睡眠较好，二便正常。查体：甲状腺正常，舌红苔薄，脉细。实验室检查：血常规、肝肾功能及甲状腺功能均正常。甲状腺超声提示：甲状腺双叶囊性结节（多发），其中左侧大小 0.5cm×0.2cm，右侧大小 0.2cm×0.2cm。嘱咐患者定期复查甲状腺彩超和甲状腺功能。

【按语】本例患者辨病为甲状腺结节，辨证为肝郁脾虚证，其辨证依据如下。第一，患者面色萎黄，面色萎黄常与脾胃虚弱相关，结合患者纳呆，体型偏胖，胖大舌，边有齿痕，苔白腻，诊为脾虚。第二，患者头晕，易烦躁，可能与肝木升发太过有关，自诉大便困难，大肠的传导功能与排便相关，而六腑以降为顺，因而判断本患者存在气机异常；肝主疏泄，调畅全身气机，结合脉弦，可佐证患者存在肝郁征象。第三，甲状腺在肝经循行经过的部位上，甲状腺病变多与肝有关。第四，《金匮要略》云："见肝之病，知肝传脾，当先实脾"，病案中患者头晕，易烦躁，小便黄赤可见肝气郁滞化火，舌红也为热象，患者兼有脾虚症状，肝气郁滞可导致脾虚，脾虚也可加重肝气郁滞，二者可相互影响，成肝郁脾虚之证。治宜疏肝解郁清热，健脾化痰。方中柴胡疏肝，白芍柔肝；赤芍清热散瘀，芦根、淡竹叶清热泻火；黄芪益气，陈皮行气化痰，炒白术健脾燥湿，薏苡仁健脾渗湿，茯神利水、宁心；枸杞子滋补肝肾，山药平补肺、脾、肾三脏，甘草调和诸药，全方重在调畅肝脾，不忘补肾，又兼以行气、化痰、清热、散瘀，标本兼顾。

七、经验总结

甲状腺结节是内分泌系统的常见病和多发病。该病发病隐匿，多数患者无临床症状，通常在触摸、体格检查或其他医学治疗过程中通过影像学检查偶然发现的。流行病学研究显示，高分辨率超声检查的检出率为20%～76%，其中5%～15%可能发展为恶性肿瘤。目前，西医主要是随访观察，恶性者需手术治疗，左甲状腺激素抑制治疗、放射性治疗、射频消融治疗，虽有一定的临床效果，但也存在许多局限性和不良反应。中西医结合综合治疗甲状腺结节显示出优势。

中医对瘿病的认识历史悠久，《吕氏春秋·季春纪》所说的“轻水所，多秃与瘿人”，不仅记载了瘿病的存在，而且观察到“瘿”的发病与地理环境密切相关。《诸病源候论·瘿候》认为“瘿者，由忧恚气结所生，亦曰饮沙水，沙随气入于脉，搏颈下而成之……诸山水黑土中，出泉流者，不可久居，常食令人作瘿病，动气增患。”指出该病的病因主要是情志内伤及水土因素。清·顾鸣盛《中西合纂外科大全》指出“脾主肌肉，郁结伤脾，肌肉消瘦，大气不行，逆于肉里，致生肉瘿。”强调了脾虚在发病中的作用。明·陈实功《外科正宗·瘿瘤论》在前人基础上明确提出瘿瘤的主要病理特点是气、痰、瘀壅结，“夫人生瘿瘤之症，非阴阳正气结肿，乃五脏瘀血、浊气、痰滞而成”，并采用“行散气血”“行痰顺气”“活血散坚”等方法治疗，载有海藻玉壶汤治疗瘿病，为后世所沿用。瘿病的病因主要集中在情志内伤、饮食及水土失宜、体质因素、药毒所伤等方面，初期多为气机郁滞、津凝痰聚，日久血脉瘀阻，气滞、痰凝、血瘀壅结颈前而发病。

甲状腺结节患者舌体胖大、有齿痕、舌苔白厚腻、舌下系带紫黑、口唇发紫、痰多、乏力、腹胀、浮肿等症多见，痰湿体质明显增加。痰为阴质之邪，易渗透滞留于血脉之中随血而行，但痰的黏腻之性极易沉积在脉络之壁，日积月累阻塞脉道，血行不畅而形成瘀血。瘀血一旦形成反之影响水液代谢，此时水湿内停再聚又结成痰饮，这样痰阻血脉，血瘀又聚水湿内停成痰，周而复始贯穿于疾病的始终，故痰瘀二者既是致病因子，又是病理产物，日久痰、瘀二者壅结颈前发为瘿病，病变部位主要在肝、脾，病理性质以实证居多，久病由实致虚，痰瘀贯穿于甲状腺结节的始终，故应从肝脾论治甲状腺结节。二陈汤是瘿病治疗基础方：脾虚是瘿病的关键，病机以痰凝血瘀为主，故治疗从脾论治，治疗大法上以化痰祛瘀为主，兼行气散结。《景岳全书》记载：“见痰休治痰”，痰是脏腑功能失调，水液代谢障碍的病理产物，可滞留体内脏腑、组织、肌肉、经脉、关节多处，无处不在，无物可证，无形可见，故更能形成特殊的致病因子和相应的病证，体现了中医“怪病从痰治”和“异病同治”的深刻道理。

八、摄生调护

1. 饮食管理

（1）少食辛辣刺激的食物最好　火锅、烧烤之类食品需要少食，尤其所含的辣椒、洋葱、花椒等刺激性食物，频繁大量食用会刺激甲状腺，使病情加重。油腻食物也需少食，大量进食油腻食物可能会增加体内抗甲状腺抗体，不利于疾病恢复。

（2）合理的碘摄入　在我国绝大部分地区食用盐中都已经含有碘元素。碘为合成甲状腺素的重要成分，给予患者适量的碘化合物，可以增加甲状腺素贮存量并减少释出，但是如果摄入过量的碘就会影响抗甲状腺素治疗，给患者造成伤害。所以高碘食物无须频繁、过多食用，例如海带等，避免加快结节的生长。

（3）十字花科类蔬菜，例如花菜等，也不要频繁大量食用。蔬菜种类很多，只要平时我们搭配的合理，都是可以适当食用的。其实甲状腺结节患者能吃的食物有很多，并不需要过度忌口。

2. 生活管理

（1）保持正常作息。养成良好的生活作息规律，不劳累，不熬夜。避免因机体生物钟紊乱造成结节进一步增生。

（2）适当运动可以增强体质，对身体健康有重要的作用，而且运动不会导致甲状腺结节增大，也不会导致甲状腺结节出现临床症状。

（3）通过定期体检及早地发现疾病，有助于医生对确诊人群做好随访工作，了解病情的进展，以进行定期复查。

3. 情绪管理

日常生活中要学会控制情绪，保持心情舒畅，戒躁戒怒，以使肝气顺达，气血调畅，力戒暴怒或心情忧郁，从而起到养生防病、延年益寿的作用。

第十一节・从脾论治甲状腺功能减退症

一、概述

甲状腺功能减退症，简称甲减，是指由于不同原因引起的甲状腺激素缺乏或生物效应不足，以机体的代谢和多系统功能减退为特征的一组代谢紊乱综合征。按起病年龄可分 3 型。功能减退始于胎儿或新生儿者称克汀病或呆小症；起病于青春期发育前儿童者称幼年型甲状腺功能减退症；起病于成人者为成年型甲状腺功能减退症。病情严重者可引起黏液性水肿，进一步发展可引起黏液性水肿昏迷（myxedema coma）。

甲状腺功能减退症按发病部位可分为原发性（甲状腺性）甲状腺功能减退症；继发性（垂体性）甲状腺功能减退症；第三性（下丘脑性）甲状腺功能减退症及外周组织对甲状腺激素作用抵抗。随着促甲状腺激素（TSH）检测方法的不断改进（第三代 TSH 测定），亚临床甲状腺功能减退症的检出率得到很大程度的提高，其特点是血中的 TSH 水平升高而甲状腺激素水平正常。

甲状腺功能减退症的发生率因地域与种族的不同报道差异较大，在 1%～3%，女性发病率是男性的 4 倍。随着第三代 TSH 检测手段的应用，亚临床甲状腺功能减退症检出率显著增加，占 2%～8%。女性在 7.5%左右，60 岁以上妇女发病率可达 16%。

在中医学中，甲减虽没有明确的病名，但根据病变部位及临床症状可宏观地将其归属于“瘿病”“水肿”“虚劳”等病名。《黄帝内经》中将甲状腺肿物称为“瘿”，因此可将甲减称为“瘿病（虚损症）”。其病因多与水土失宜、先天体质、后天饮食及情志内伤等相关。瘿病的记载，最早可追溯到战国时期，而隋代《诸病源候论》提出的血瘿、息肉瘿及气瘿，是瘿病最早的分类，并阐述了瘿病的发病主要与水土因素和情志内伤有关。水肿在《内经》中被称作为“水”，《素问·至真要大论篇》有述：“诸湿肿满，皆属于脾。”《素问·汤液醪醴论篇》在治疗中提出“平治于权衡，去菀陈莝…开鬼门，洁净府”的调整原则。《素问·通评虚实论篇》将虚劳概括为“精气夺则虚”。汉代张仲景在《金匮要略》首言虚劳之病名，分阳虚、阴虚、阴阳两虚三类，介绍“诸不足”可为食伤、忧伤、饮伤等引起，及相应的治疗原则，对后世启发很大。

二、脾与甲状腺功能减退

1. 甲减发病与脾关系密切

甲减临床表现为全身代谢减退、体热不足，说明机体阳气不足，这里主要为脾阳不足。脾胃为后天之本，饮食不节、碘摄入不足，或长期不恰当使用抗甲状腺药物，日久伤及脾胃，导致运化腐熟功能异常，水谷精微不能很好地被吸收，气血生化乏源，水湿停滞。“脾为生痰之源”，痰湿内生，阻遏阳气，损伤脾阳。脾阳受损，日久则肾火失于滋养，脾肾阳虚，见形寒肢冷、纳差、全身浮肿等。方朝晖认为，甲减多为脾胃虚弱、中阳不足所致，而脾虚是各种虚证发病之关键因素。不管是否因外邪侵袭、情志不遂、禀赋不足等因素诱发，最终都会影响到脾胃。

2. 甲减易累及于脾

甲减表现为气血不足之神疲乏力、少气懒言、失眠健忘、心悸怔忡、表情淡漠、畏寒肢冷、面色萎黄、纳呆便溏等一系列虚寒之象。以阳虚为本，痰饮瘀血为标。“饮入于胃，游溢精气，上输于脾。脾气散精，上归于肺，通调水道，下输膀胱。水精四布，五经并行，合于四时五脏阴阳，揆度以为常也。”肺、脾、肾是水液代谢与调节的重要脏腑。水液代谢异常，体内易形成水湿、痰饮、瘀血等。痰饮瘀血本为水液代谢障碍的病理产物，但痰饮瘀血的形成又可作为致病因素反过来作用于机体，进一步影响肺、脾、肾等脏腑的功能活动而加重水液代谢紊乱。“湿聚为水，积水成饮，饮凝成痰”，甲减患者脾气亏虚，运化水湿功能减低，痰湿困脾，脾气不升，可致水湿不运“则生飧泄”。脾性喜燥恶湿，脾气健运，水饮运化正常，水精四布，自然无痰饮水湿停聚。脾气升动，才能将水液布散全身。而脾气升运的条件之一就是脾燥而不被痰饮水湿所困。而瘀血有阻滞气机，影响血脉运行及新血生成等特点，从而阻滞气血运行的通路，致脾气输送水谷精微于全身滋养各脏腑功能受损。

三、病因病机

（一）中医病因病机

甲减在古代中医学中并无专属对应病名，根据面色苍白、形寒肢冷、乏力嗜睡、注意力不集中、健忘、精神抑郁、行动迟缓、肢体浮肿等气血不足、心脾肾阳受损的证候，将其归属为“虚劳”“痰饮”“水肿”等范畴，阳虚为其共同的病理基础。中医学早在《黄帝内经》中对甲状腺肿物统称为“瘿”。甲减由桥本甲状腺炎等所致者，可以称为“瘿病（虚损证）”；由痛性亚急性甲状腺炎所致者，可以称为“瘿痛（虚损证）”；由甲状腺癌所致者，可以称“石瘿（虚损证）”。《金匮要略·血痹虚劳病脉证并治》则首先提出了虚劳的病名。《诸病源候论·虚劳病诸候》比较详细地论述了虚劳的原因及各类症状，对五劳、六极、七伤的具体内容作了说明。金元以后，诸多医家对虚劳的理论认识及临床治疗都有了较大的发展。比如李东垣重视脾胃，长于甘温补中。而朱丹溪重视肝肾，善用滋阴降火。明代张景岳对阴阳互根的理论作了深刻的阐述，在治疗肾阴虚、肾阳虚的理论及方药方面都有新的发展。李中梓在《医宗必读》中强调脾、肾在虚劳中的重要性。汪绮石的《理虚元鉴》为虚劳专书，对虚劳的病因、病机、治疗、预防和护理都有较好的论述。清代的《不居集》则对虚劳的资料作了比较系统的汇集整理。

1. 病因

（1）禀赋不足 因虚致病，多种虚劳证候的形成，与禀赋薄弱，体质不强密切相关。或因父母年老体衰、体弱多病，或胎中失养，孕育不足，或生后喂养不当，水谷精气不充，均会导致禀赋薄弱。先天不足、禀赋薄弱之体，更易罹患疾病，并易在病后形成久病不复的状态，使脏腑气血阴阳亏虚加重，而成为虚劳。

（2）过度烦劳 适当的劳作，包括脑力及体力的劳动，为人的正常生活以及保持健康所必需。烦劳过度则有损健康，因劳致虚，日久则成虚劳。烦劳过度中，以劳神过度和恣情纵欲较为多见。忧郁过深，积思不解，所欲未遂等劳神过度，易使心失所养，脾失健运，心脾俱伤，气血亏虚，久则成为虚劳。早婚多育，房事不节，频犯手淫等，使肾精亏虚，肾气不足，久则形成虚劳。

（3）饮食不当 暴饮暴食、饥饱无度、嗜食偏食、营养不良、饮酒过度等原因，会导致脾胃损伤，不能化生水谷精微，气血来源不足，脏腑经络失于濡养，日久会形成虚劳。

（4）久病大病，失于调理 大病之后，邪气仍盛，脏气损伤，正气一时难以恢复，日久而成虚劳。久病成虚劳者，随疾病性质不同，损耗人体的气血阴阳各有侧重。比如热病日久，则耗伤阴血；寒病日久，则伤气损阳；血瘀日久，则新血不生；病后失于调理，正气难复，均会演变为虚劳。

（5）失治误治，摄耗精气 由于辨证诊断有误，或选用药物失当，导致精气损伤。若多次失误，不但延误疾病的治疗，又会使阴精或阳气受损难复，进而导致虚劳。临床实践中经常会发现过用某些化学药物或接触有害物质（如放射线）过多，使阴精及气血受损，进而形成虚劳者。在以上各种病因中，或是因虚致病，因病成劳，或是因病致虚，久虚不复成劳，但其病性，则主要为气、血、阴、阳的虚损。病损部位主要是五脏，以脾肾两脏尤为重要。引起虚损的病因，往往会首先导致某一脏气、血、阴、阳的亏损，由于五脏相关，气血同源，阴阳互根，所以在虚劳的病变过程中常会互相影响，一脏受病，连累他脏，气虚则不能生血，血虚则无以生气；气虚者，日久阳也渐衰；血虚者，日久阴也会不足；阳损日久，累及于阴；阴虚日久，则累及于阳，以致病势日渐发展，病情趋于复杂。

2. 病机

脾肾阳气虚衰是本病的关键病机。肾为先天之本，诸身之真阴与真阳皆藏于其内，水之精气合火之精气无不以肾为主。肾所藏先天之精无以滋养周身，则生长缓慢、发育迟缓、智力水平与常人有异、脏腑功能偏低。脾脏为后天之本，居于腹部中央以灌溉四旁，肾精不足，脾脏不充，运化无力，反哺五脏无功，则脾肾亏虚更甚。或因情志失调，以致肝失疏泄，肝木横乱脾土，脾运失衡，内蕴痰湿；或因饮食失节，脾胃损伤，水谷运化无以得行，痰湿于内而蕴积，气机升降不得行，脾之阳气遇湿则伤，脾阳无力助运，肾火无以继生，以致水土皆失；或因外邪侵袭，毒蕴颈前；或因过用寒凉药物，内伤阳气；或因手术损伤致脏腑失养，功能减退。

（二）西医发病机制

甲状腺功能减退是由于自身免疫性疾病、药物、手术等各种原因造成的甲状腺产生激素过少或者甲状腺激素利用障碍而导致的低代谢性疾病。

（1）原发性甲减中自身免疫损伤是最常见的原因，其次为甲状腺破坏，包括手术、^{131}I 治疗。

（2）碘过量可引起甲状腺过氧化物酶抗体和甲状腺球蛋白抗体阳性的患者发生甲减，含碘药物如胺碘酮诱发甲减的发生率是 5%～22%。其他药物如抗甲状腺药物阻断甲状腺激素的合成、锂盐阻断激素的合成和释放也可导致甲减。

（3）中枢性甲减或继发性甲减少见，是由于下丘脑和/或垂体病变引起的促甲状腺激素释放激素或者促甲状腺激素合成和分泌减少所致。详细病因有以下可能：先天性原因多由于垂体、下丘脑发育不全等；儿童的病因多源于颅咽管瘤；成人的病因大多是垂体的大腺瘤、垂体接受手术和放射治疗、头部损伤、垂体缺血性坏死、淋巴细胞性垂体炎等；接受多巴胺治疗；在长期 L-T_4 替代治疗的患者，撤除 L-T_4 后，垂体 TSH 抑制的状态可以持续 6 周。

（4）先天性甲减是由于甲状腺缺如或异位、甲状腺激素合成的相关基因异常（钠-碘同向转运体、Pendrin、甲状腺过氧化物酶、甲状腺球蛋白、碘化酶、脱碘酶基因突变等）所导致的甲减。

（5）消耗性甲减是由于 3 型脱碘酶表达过多而致甲状腺素转化为反式三碘甲状腺原氨酸或 T3 转化为二碘甲状腺原氨酸增多引起的甲减。

（6）甲状腺激素抵抗综合征是由于甲状腺激素受体基因突变导致甲状腺激素在外周组织实现生物效应障碍引起的甲减。

四、临床表现

本病发病隐匿，病程较长，不少患者缺乏特异症状和体征。症状主要以代谢率减低和交感神经兴奋性下降为主，病情轻的早期患者可以没有特异症状。典型患者可有表情呆滞、反应迟钝、声音嘶哑、听力障碍、面色苍白、颜面和（或）眼睑水肿、唇厚舌大、常有齿痕，皮肤干燥、粗糙、脱皮屑，皮肤温度低、水肿，手（脚）掌皮肤可呈姜黄色，毛发稀疏、干燥，跟腱反射时间延长，脉率缓慢。少数病例出现胫前黏液性水肿。本病累及心脏可以出现心包积液和心力衰竭。重症患者可以发生黏液性水肿昏迷。

除前面所述低代谢综合征的临床表现外，还可影响到皮肤及其附件、眼部、口咽部、甲状腺、呼吸系统、血液系统、泌尿系统、神经系统、心血管系统、消化系统、生殖系统、骨骼肌系统及物质代谢，如低血糖、高脂血症。

五、治疗

（一）中医治疗

1. 辨证论治

（1）肝郁及脾证　症见情志抑郁、善太息，少腹或胸胁胀满，或见瘿瘤，或面色少华或虚浮、眼睑或下肢浮肿、倦怠乏力，常伴体重增加，妇女或见月经量少、痛经，大便溏薄，舌淡苔白，脉弦细或缓。治宜疏肝健脾解郁，方用逍遥散加减。脾虚明显者，用参苓白术散加减；兼见胸胁胀痛，加郁金、合欢皮；兼见颈前肿大者，加夏枯草、陈皮、牡蛎等。肝气郁结是情志病，除药物治疗外，更该注重精神上的调适，医者在了解其病因基础上，做好开导说服工作，帮助患者调适心理。

（2）脾阳虚弱证　症见形寒气怯或四肢不温，浮肿多见于眼睑或颈前，或体重增加，腹胀便秘，或口唇、爪甲无华，面色少华或萎黄，皮肤干燥甚则脱屑，神疲乏力，失眠健忘。妇女可见痛经、经行不畅、月经量少、色淡、延期等月经紊乱症，舌淡胖有齿痕、苔白滑，脉缓弱或沉迟。治宜补气生血，温阳健脾，方用补中益气汤加味。如心血不足者，加远志、熟地黄、茯神、龙眼肉；气血亏虚者合八珍汤加减。还可配伍活血（牡丹皮、川芎、王不留行）、祛湿（泽泻、苍术、薏苡仁）、化痰（陈皮、贝母）、消瘿（夏枯草、三棱、莪术、牡蛎）等药。因脾阳根于肾阳，佐以杜仲、肉桂、菟丝子、仙茅等温肾助阳之品。

（3）肾阳虚衰证　症见畏寒肢冷、尤以下肢为甚，面色㿠白，肢体浮肿，腰以下为甚，耳鸣耳聋，腰膝酸冷，反应迟钝，记忆力减退，毛发脱落，小便清长，大便稀溏或秘结；或女子带下清冷、月经不调，男子阳痿、滑精；舌淡苔白，尺脉沉细或沉迟。治宜温肾助阳补气，用金匮肾气丸加减。脾肾阳虚者除肾阳虚主症外，并见消瘦乏力，嗜睡倦怠，腰腹冷痛，面浮肢肿甚则全身水肿，压之凹陷不起，下利清谷，食少腹胀，小便不利或小便频数，舌质淡胖或有齿痕，脉沉细或沉迟等症。治宜通阳利水，温肾健脾，方用金匮肾气丸合防己黄芪汤、五皮饮等加减。

（4）心肾阳虚证　症见心胸憋闷疼痛、心悸，倦怠乏力嗜卧，面白唇紫，小便不利，舌淡暗或青紫，苔白，脉微。治宜补肾益气，温通心阳，方用金匮肾气丸合苓桂术甘汤加减。胸闷憋痛明显者，加川芎、瓜蒌、薤白、延胡索等；神倦乏力重者加生黄芪；形寒肢冷者加淫羊藿。湿阻气滞者可加木香、厚朴。上身肿甚而合喘者用越婢加术汤或葶苈大枣泻肺汤；阳虚水泛证则在脾肾阳虚的基础上见双下肢凹陷性水肿，治宜温阳化气行水，方用真武汤合五苓散加减，或用防己黄芪汤，或济生肾气丸合五皮饮加减。

2. 针灸治疗

针灸治疗可配合使用以增强疗效。

（1）体针疗法　主穴取合谷、内关、关元、气海、三阴交、足三里，均要取双侧穴。以上穴位可分为关元、内关、三阴交与气海、合谷、足三里两组，交替使用，每日或隔日1次。配穴：命门、肾俞、脾俞、阳陵泉、胃俞、风池，留针时间宜在15～20min，其间行针2～3次。

（2）耳针疗法　取穴取交感、神门、内分泌、肾上腺、皮质下、肾，均取双侧。以上穴位可以分为两组，交替使用，留针30min，每隔10min运针1次。

3. 药膳疗法

药膳疗法更为方便，是一种很好的治疗模式，大约有以下几种。

（1）鹿肉适量，洗净切片，肉苁蓉30g（浸酒，去皮，切片），共煮熟，加生姜、葱、盐、酒调味后食用，具有温补肾阳作用。

（2）羊肉适量，加豆蔻、肉桂、生姜、茴香、酒等调料煮熟食用。有温补脾肾作用。

（3）羊肉羹：羊肚、羊肝、羊心、羊肾、羊肺各1具，酥油、胡椒各50g，陈皮6g，高良姜 6g，苹果 2 个，葱茎 5 根。先慢火将羊肚以外原料共煮熟，再放入羊肚内，缝好肚口，再煮至熟，入五味调料吃肉饮汤。有补肾作用。

（二）西医治疗

治疗目标：临床甲减症状和体征消失，TSH、总甲状腺素（TT4）、游离甲状腺素（FT4）值维持在正常范围。左甲状腺素（L-T_4）是本病的主要补充治疗药物，一般需要终身服用；也有桥本甲状腺炎所致甲减自发缓解的报道。近年来一些学者提出应当将血清 TSH 的上限控制在<3.0mIU/L。继发于下丘脑和垂体的甲减，不能把 TSH 作为治疗指标，而是将血清 TT4、FT4 达到正常范围作为治疗的目标。

甲状腺制剂终身替代治疗：早期轻型病例以口服甲状腺片或左甲状腺素为主。检测甲状腺功能，维持 TSH 在正常值范围。

对症治疗：中、晚期重型病例除口服甲状腺片或左甲状腺素外，需对症治疗如给氧、输液、控制感染、控制心力衰竭等。

六、临证医案

患者，女，40 岁，2023 年 10 月 24 日初诊。

【主诉】乏力、怕冷 1 月。

【现病史】自述患有甲状腺功能减退症 3 年余，现规律口服“左甲状腺素钠片 12.5μg/d”，近期复查甲功指标正常。平素体虚，近 1 个月疲惫乏力、怕冷明显，出汗多，自觉记忆力减退，腹胀纳差，困乏嗜睡，小便尚可，大便偏稀。舌质淡，苔薄白，脉细缓。

【诊断】中医诊断：虚劳（脾气亏虚证）。

西医诊断：甲状腺功能减退症。

【治法】益气健脾，温补中阳。

【处方】黄芪 15g，炙甘草 8g，当归 20g，陈皮 10g，升麻 10g，白术 15g，党参 15g，柴胡 10g，附子 10g，牛膝 10g，桂枝 10g，远志 15g，山药 15g。21 剂，水煎服，一日两次，早晚分服。嘱患者避风寒，畅情志；服中药期间禁食萝卜、绿豆、浓茶和咖啡。

【二诊】患者仍怕冷、汗多、困倦乏力，胃口欠佳，二便调。上方加肉桂 10g、麦芽 10g、鳖甲 15g，21 剂，水煎服，一日两次，早晚分服。

【三诊】怕冷较前缓解，仍多汗，纳食好转，眠浅，二便调。复查甲状腺功能三项示：TSH 3.26mIU/L，FT3 5.58pmol/L，FT4 9.7pmol/L。上方去肉桂，加防风 10g，21 剂，水煎服，一日两次，早晚分服。

【四诊】乏力、怕冷皆较前缓解，纳食尚可，眠好转，二便调。

【按语】之后患者定期复诊，复查甲状腺功能正常，未见明显不适，生活质量较前明显提高。甲状腺功能减退症的发病机制常与多种原因引起的脾虚证有关，脾为生气之本，人禀天地之气而生，故气足则有养。本案中患者体质素虚，脾胃虚弱，气血生化不足，不能充养一身脏腑经络皮肤，脏腑组织失荣，故见疲惫乏力；气虚则卫外不固，不能“温分肉、充皮肤、肥腠理、司开合”，故见怕冷、汗多；脾阳虚衰，失于温运，阳气不升，精微不输，清窍失养，髓海不足，故见记忆力减退、困乏嗜睡；脾气亏虚、失于健运，故见腹胀、纳差、大便偏稀；结合舌脉，考虑为脾气亏虚，故治以益气健脾、温补中阳。故用黄芪、白术、陈皮补气健脾，附子、牛膝温肾助阳，党参、山药养血健脾，当归补血活血，用远志安神益志，升麻、柴胡升举阳气，桂枝发汗解肌、助阳化气，炙甘草调和诸药。

七、经验总结

脾肾阳气虚衰是本病的关键病机。甲减早期起病隐匿，可无特异症状，甲状腺功能检查可能仅促甲状腺素略有增高；甲减中期阳虚症状明显，可出现畏寒肢冷、疲乏无力、嗜睡懒言、面色淡白、记忆力略减退等症状，舌质淡、苔薄白，脉弦细或缓；疾病发展至后期阳虚加重，症见畏寒肢冷、神疲气短、心悸胸痛、面色苍白、记忆力明显减退、反应迟钝、男子阳痿、女子闭经或不孕、舌淡胖，可伴齿痕、脉细弱、沉迟。治疗可以补气温阳，健脾益肾为主。甲状腺功能减退症病因繁多，症状繁杂，单纯的西医治疗或是中医治疗都无法取得较高的患者满意度及临床疗效。因此，治疗此类疾病应当以中医与西医相互结合为主，充分发挥西药在快速补充甲状腺激素不足方面的优势，同时结合中医药在疾病症状改善方面的独特优势，以达到标本兼治的疗效。

八、摄生调护

1. 定期筛查

建议在老年人或大于35岁的人群中每5年筛查1次，以便发现临床甲减患者；特别是妊娠期妇女、不孕症和排卵功能异常者；以及有甲状腺病家族史或个人史，症状或体检提示甲状腺结节或甲减、1型糖尿病或自身免疫功能紊乱和希望妊娠的妇女，更需筛查。对于TSH升高的有心血管疾病的老年人，那些TSH≥10.0mIU/L的患者，应密切随访。建议绝大多数甲减患者采用左甲状腺素钠（L-T_4）替代治疗，特别是那些抗甲状腺自身抗体阳性者。

2. 甲减的病因预防

呆小症的病因预防：地方性的呆小症，胚胎时期孕妇缺碘是发病的关键。散发性的呆小症，多由孕妇患的某些自身免疫性甲状腺疾病引起，明确病因进行预防。母体妊娠期服用抗甲状腺药物尽量避免剂量过大，同时加用小剂量甲状腺粉制剂，并避免其他致甲状腺肿。

成人甲状腺功能减退的预防：及时治疗容易引起甲减的甲状腺疾病，防止手术治疗甲状腺疾病或放射性^{131}I治疗甲亢引起的甲减。

3. 积极防止甲减病情恶化

早期诊断，早期及时有效的治疗，是防止甲减病情恶化的关键。甲减病愈后机体尚处于调理阴阳，以“平”为期的阶段，此时的饮食、精神、药膳、锻炼、药物等综合调理，可增强体质，提高御病能力，是病后防止复发的重要措施。

4. 按时用药

本病需甲状腺制剂替代治疗，因此用药应遵从医嘱，按时、按量服药。注意检测甲状腺功能，维持TSH在正常值范围，注意根据甲状腺功能调整用药剂量，不可随意停药或改变药物剂量，需要减量或增加药量及其他药物时应征得医生的同意，以免引起意外发生。

5. 调理饮食

饮食以多维生素、高蛋白、高热量为主。蛋白质以肝、鱼、蛋、禽类及豆制品为主。多食新鲜蔬菜、水果，以及钙质含量高的乳类等食品，多吃海带等含碘丰富的食物。对十字花科的蔬菜，如芜菁、甘蓝菜、绿花椰菜、芥末叶及菠菜、桃、梨等，则应慎用。

6. 调畅情志

本病是功能减退性疾病，常因忧虑、情绪不安、精神紧张而致症状加重。因此，甲退患者要注意调畅情志，修身养性，要遇事不怒，静心休养，常听幽雅动听的音乐，养成种花、养鱼、养鸟等习惯以怡情养性，安静神志，逐渐消除精神症状。家人及同事也要给予理解与关心，避免直接冲突。

7. 及时就诊

患者如并发严重急性感染，有重症精神症状，胸、腹水及心包积液，顽固性心绞痛、心力衰竭、黏液性水肿性昏迷，应立即送医院治疗。

第十二节 · 从脾论治围绝经期综合征

一、概述

围绝经期综合征（perimenopausal syndrome，PMS）也称为更年期综合征，是妇女在绝经前后时期常见的疾病之一，临床以烘热汗出、烦躁易怒、倦怠乏力、腰酸、耳鸣等为主要证候特点。研究发现 PMS 与人体自身神经、内分泌和免疫系统密切相关，是一系列综合系统病变的产物，其发病主要原因是卵巢功能衰退。据有关资料报道大多数女性在围绝经期都会出现 PMS 的各种症状，发病率约为 68%。

绝经可分为自然绝经（即卵泡功能衰退导致月经永久性停止）和人工绝经（包括手术切除卵巢或者医源性操作导致卵巢功能丧失）。其中，人工绝经妇女更易出现绝经症状。围绝经期的确切时间因个体差异而略有不同，但一般起始于 40 岁左右，即卵巢功能衰退的开始，持续至最后一次月经后约 1 年的时间。围绝经期综合征是一种正常的生理过程，即使未采取主动干预，绝经期后该综合征也自然消失。但长期未治疗女性容易出现一系列并发症，如泌尿生殖道病变、骨质疏松等。如果围绝经期妇女出现重度症状，且已经严重影响日常生活，如潮热、盗汗、焦虑、失眠、情绪失控等，则应尽快就诊。

在中医学中并没有“更年期”的专门论述，但根据此病的相关临床症状，可将 PMS 归属于中医学“绝经前后诸证、经断前后诸证、脏燥、郁证、百合病”等范畴。《金匮要略·妇人杂病脉证并治》载：“妇人脏躁，喜悲伤欲哭，像如神灵所作，数欠伸”。《金匮要略·百合狐惑阴阳毒病证治》载：“意欲食，复不能食，常默然，欲卧不能卧，欲行不能行；饮食或有美时，或有不用闻食臭时……如有神灵者，而身形如和，其脉微数。”

二、脾与围绝经期综合征

脾居于中焦，为后天之本，气血生化之源，运化水谷精微以布散周身。《素问病机气宜保命集》中提出“妇人童幼天癸未行之间，皆属少阴……天癸已绝，乃属太阴经也。”故在妇人天癸将绝或已绝之时，易脾气亏虚，气血生化乏源，致头晕；饮食积滞致纳呆、腹胀、便秘或泄泻；津液布散失常，水湿内生，故觉乏力；病程日久，病邪化热，故自觉身热；津液运行不畅，加之热邪迫津外泄故多汗。

三、病因病机

（一）中医病因病机

围绝经期综合征在中医古籍中未见专篇论述，其症状散见于“经断复来”“脏躁”“百合病”“郁证”等病证描述中。《素问·上古天真论篇》云：“七七任脉虚，太冲脉衰少，天癸竭，地道不通，故形坏而无子也。”记载了女性衰老的自然规律。多数女性可以顺利度过，但部分女性由于体质、产褥、疾病、营养、劳逸、社会环境、精神因素等方面原因，出现阴阳失衡而导致本病。绝经前后女性肾气虚衰、天癸竭，肾之阴阳失衡，是导致绝经前后诸证产生的关键病机。肾阴阳失调常涉及其他脏腑，以心、肝、脾为主。若肾阴不足，不能上济心火，则心火偏亢；乙癸同源，肾阴不足，精亏不能化血，导致肝肾阴虚，肝失柔养，肝阳上亢；肾与脾先后天互相充养、脾阳有赖肾阳温煦，肾虚阳衰，火不暖土，又常导致脾肾阳虚，出现水湿、痰浊、瘀血、气郁等兼夹证，从而出现错综复杂的病理机制和表现多样的临床症状。《妇人规·经不调》言：“调经之要，贵在补脾胃以资血之源，养肾气以安血之室。”肾藏精，肝藏血，精血同源。天癸竭，肾精亦空虚，则精血转化乏源，而致肝血亏虚，肝失于濡养，疏泄功能失常，木旺乘土，影响脾的运化，又导致气血生化乏源，无力充养先天，如此循环往复。围绝经期综合征属于本虚标实之证，以脾肾亏损为病之本，肝气不疏为病之标。尤在泾曰：“故求阴阳之和者，必归于中气；求中气之立者，必以建中也”。

（二）西医病理机制

PMS的发病机制非常复杂，并涉及多个方面，主要包括内分泌功能紊乱、生殖功能减退和心理社会因素等，现分述如下。

1. 内分泌功能紊乱

随着年龄增长，女性雌激素水平逐渐下降，内分泌系统功能紊乱，进而导致垂体促性腺激素分泌增多及黄体生成素、孕激素水平降低。这些变化会引起女性月经周期不规律、月经量减少或者淋漓不尽等症状。

2. 生殖功能减退

随着年龄的增长，女性卵巢功能逐步减弱，在此过程中会出现激素水平突然波动的情况，这些激素变化可能导致身体对激素耐受度下降，进而引发一系列不适感。

3. 心理社会因素

围绝经期是女性整个生命周期中非常重要的转折点，女性通常经历着家庭和职业角色的转变，同时也面临着工作、社交等方面的其他压力，这些心理和社会因素可能对身体产生负面影响，导致一系列围绝经期症状的加重。

四、临床表现

围绝经期综合征中最典型的症状是潮热、潮红。多发生于45～55岁，大多数妇女可出现轻重不等的症状，有人在绝经过渡期症状已开始出现，持续到绝经后2～3年，少数人可持续到绝经后5～10年症状才有所减轻或消失。人工绝经者往往在手术后2周即可出现围绝经期综合征，术后2个月达高峰，可持续2年之久。

（一）月经改变

月经周期改变是围绝经期出现最早的临床症状，分为 3 种类型。

（1）月经周期延长，经量减少，最后绝经。

（2）月经周期不规则，经期延长，经量增多，甚至大出血或出血淋漓不断，然后逐渐减少而停止。

（3）月经突然停止，较少见。由于卵巢无排卵，雌激素水平波动，易发生子宫内膜癌。对于异常出血者，应行诊断性刮宫，排除恶变。

（二）血管舒缩症状

潮热、出汗，是血管舒缩功能不稳定的表现，是围绝经期综合征最突出的特征性症状。潮热起自前胸，涌向头颈部，然后波及全身，少数妇女仅局限在头、颈和乳房。在潮红的区域患者感到灼热，皮肤发红，紧接着爆发性出汗。持续数秒至数分钟不等，发作频率在每天数次至 30～50 次。夜间或应激状态易促发。此种血管功能不稳定可历时 1 年，有时长达 5 年或更长。

五、治疗

（一）中医治疗

1. 辨证论治

（1）肾阴虚证　妇女妊娠的生理过程，是一个伤阴耗血的过程，因此妇女在步入围绝经期后更容易出现肾阴耗伤的症状。PMS 之肾阴虚证型，主要处方为六味地黄丸，方中“三补”配“三泻”。“三补”乃熟地黄、山茱萸、山药，以重用的熟地黄为君，以补益肝肾的山茱萸及补益脾肾之阴的山药共为臣药。茯苓、牡丹皮、泽泻三药为佐，合称“三泻”，泽泻泄肾浊，同时防止熟地黄之滋腻；茯苓淡渗脾湿以助山药健脾；牡丹皮乃清虚热、泻肝火。

（2）肾阳虚证　肾阳虚者多是素体阳气不足、体质薄弱，而脏腑阳气日益亏损；或因后天饮食不节，损伤脾阳，日久及肾；又或房事不节，直接耗伤肾阳。阳气虚弱无法固摄血液，则出现月经过多、先期，甚或崩中漏下；阳气虚弱，阳不化阴，无法化生津血，则出现闭经、月经过少等症状。PMS 之肾阳虚型主方为金匮肾气丸，钱乙举世闻名方六味地黄丸便是由金匮肾气丸化裁而来。因阴阳互根互用，金匮肾气丸阴中求阳，以桂枝、附子“少火生气”法，使人体生命之气源源不断。

（3）肾阴阳两虚证　肾阴阳两虚的症状即肾阴虚与肾阳虚症状的结合，或比本身只有阴虚、阳虚者更加严重。此证型患者以畏寒、心悸、心烦、盗汗、失眠、月经紊乱、腰膝酸软等症状多见。无论是肾阴虚还是肾阳虚，若是不加以调护，疾病后期最终都会导致阴阳两虚的形成。阴阳互根同源，任何一方的亏损，皆会使得另一方化生乏源，甚至阴绝阳亡。此时需要阴阳双补，或阴阳气血俱补。治疗以二仙汤合二至丸为基础方。肾阴虚重者则加生地黄、女贞子；肾阳虚重者则加桑寄生、补骨脂。

（4）肝郁脾虚证　肾水生肝木，肾阴可涵养肝阴，肝木生心火，又肝主疏泄，心藏神，可见心肾与肝关系密切，故心肾关系失衡或一方失调也可影响及肝。影响肝脏则会出现情绪抑郁、急躁易怒、头晕头痛等症。“女子以肝为先天以血为本”，肝藏血，故肝在女性机体中起着重要作用，肝疏泄异常，郁而化火则出现心烦易怒等情志问题。五行肝木克脾土，肝木过旺则导致脾虚，脾生血统血，而肝有所藏，两者互为影响，影响及脾则可导致倦怠、疲乏等。治疗以逍遥散为基础方，其用药常以柴胡、白芍相伍，柴胡升散，白芍敛阴，二者合用，调和气血、疏达肝气；茯苓、白术等配伍以健脾扶土，当归养血活血，全方起到疏肝解郁、健脾养血之功效。

（5）心肾不交证　女性处于围绝经期时，肾气亏虚、天癸耗竭，肾水无法上济于心火，或者思绪过重，情绪不畅导致火从内生，心火上亢可导致心肾不交。心属火、肾属水，心火下降可经肾排出，具有温肾功能，肾水上济可降心火。当肾阴亏损时，无法向上走降心火，心阴缺失导致火亢而出现心神不安、不寐等心肾不交证。常以一贯煎加减滋阴疏肝，补肾填精治本，兼以调达肝气，交通心肾治标。睡眠差者则加酸枣仁、远志、首乌藤（夜交藤）；心悸者则加党参、五味子、柏子仁。

2. 推拿按摩疗法

针灸、推拿按摩是中医外治法中重要的组成部分，具有舒筋活络、调节内分泌水平及缓解情绪压力等作用，越来越多的患者更倾向于非药物疗法。推拿按摩可以促进气血流通，舒缓身体肌肉和关节的紧张状态，并可改善局部瘀血、水肿等症状，对于缓解更年期引起的头晕、乏力、胸闷等不适有较好疗效。可通过复方精油按摩合谷、太冲、神门、内关、三阴交、肝俞、肾俞、关元、照海等舒筋活络。

3. 针灸治疗

针灸治疗 PMS 主要通过调节人体内分泌水平、免疫功能及神经系统功能而发挥作用，常用穴位有太冲、合谷、关元、命门等，辅以补泻手法，留针 30min，以补益肝肾为主，健脾安神为辅，从而达到补益气血、调理脏腑功能的目的。

4. 功法

中医传统功法是一种调身、调息、调心融为一体的身心锻炼技能，耳熟能详的有易筋经、五禽戏、八段锦、太极拳等，能够强身健体、未病先防、既病防变。更年期综合征是机体脏腑功能失调的外在表现，其治疗是长期和复杂的，通过中医健身功法能够积极调动患者主观能动性，显著加强药物治疗的效果，缩短治疗周期，改善患者生活质量，减轻家庭、社会负担。

5. 艾灸和拔罐

艾灸是用艾叶制成的艾条、艾炷，产生的艾热刺激人体穴位或特定部位，通过激发经气的活动来调整人体紊乱的生理、生化功能。艾灸具有温经止血、散寒止痛功效，对于虚寒体质及畏针的患者，可以考虑使用艾灸方法。取肾俞、三阴交、关元等穴，悬灸 20min，健脾补肾，调和阴阳。拔罐是利用火、挤压或者抽气的方式形成负压，然后吸附于人体上、穴位上或者要治疗的区域上。其具有化瘀通络、行气止痛、散风除寒的功效，临床上往往配合其他疗法，可以显著改善更年期综合征患者的临床症状。取肺俞、肝俞、脾俞、肾俞、心俞等背俞穴进行拔罐疗法，联合内服中药效果显著。

（二）西医治疗

1. 激素替代疗法（hormone replacement therapy，HRT）

围绝经期综合征主要是卵巢功能衰退，雌激素减少引起的，HRT 是为解决这一问题而采取的临床医疗措施，科学、合理、规范地用药并定期监测，HRT 的有益作用将超过其潜在的害处。

（1）HRT 临床应用指南　根据 2018 年《中国绝经管理与绝经激素治疗指南》对围绝经期和绝经后妇女治疗原则执行。

（2）药物种类和制剂

① 雌激素　天然甾体类雌激素制剂如雌二醇、戊酸雌二醇、结合雌激素、雌三醇、雌酮；部分合成雌激素如炔雌醇、炔雌醇三甲醚；合成雌激素如尼尔雌醇。

② 孕激素　对抗雌激素促进子宫内膜生长的作用。有 3 类：19-去甲基睾酮衍生物（如炔诺酮）、17-羟孕酮衍生物（如甲羟孕酮）、天然孕酮（如微粉化黄体酮）。

③ 雌、孕、雄激素复方药物替勃龙进入体内的分解产物具有孕激素、雄激素和弱的雌激素活性，不刺激子宫内膜增生。

（3）用药途径　有口服给药、阴道给药、皮肤给药，可依据病情及患者意愿选用。

（4）常用方案

① 连续序贯法　以 28 天为一个疗程周期，雌激素不间断应用，孕激素于周期第 15～28 天应用。周期之间不间断。本方案适用于绝经 3～5 年内的妇女。

② 周期序贯法　以 28 天为一个治疗周期，第 1～21 天每天给予雌激素，第 11～21 天给予孕激素，第 22～28 天停药。孕激素用药结束后，可发生撤药性出血。本方案适用于围绝经期及卵巢早衰的妇女。

③ 连续联合治疗　雌激素和孕激素均每天给予，发生撤药性出血的概率低。适用于绝经多年的妇女。

④ 单一雌激素治疗　适用于子宫切除术后或先天性无子宫的卵巢功能低下妇女。

⑤ 单一孕激素治疗　适用于绝经过渡期或绝经后围绝经期症状严重且有雌激素禁忌证的妇女。

⑥ 加用雄激素治疗　HRT 中加入少量雄激素，可以起到改善情绪和性欲的作用。

（5）HRT 的最佳剂量　为临床效应的最低有效量，能达到治疗目的，阻止子宫内膜增生，血中 E_2 含量为绝经前卵泡早期水平。

（6）用药时间

① 短期用药　持续 HRT 5 年以内，称为短期用药。主要目的是缓解围绝经期症状，通常 1 个月内起效，4 个月达到稳定缓解。

② 长期用药　用于防治骨质疏松，至少持续 3～5 年以上。

（7）副作用及危险性　子宫出血、性激素副作用、孕激素的副作用、子宫内膜癌、乳腺癌。

2. 防治骨质疏松非激素类药物

（1）钙剂　作为各种药物治疗的辅助或基础用药。绝经后妇女的适当钙摄入量为 1000～1500mg/d，65 岁以后应为 1500mg/d。补钙方法首先是饮食补充，不能补足的部分以钙剂补充，临床应用的钙剂有碳酸钙、磷酸钙、氯酸钙、枸橼酸钙等制剂。

（2）维生素 D　适用于缺少户外活动的围绝经期妇女，每天口服 400～500U，与钙剂合用有利于钙的完全吸收。

（3）降钙素　是作用很强的骨吸收抑制剂，用于骨质疏松症。有效制剂为鲑降钙素。

（4）双膦酸盐类　可抑制破骨细胞，有较强的抗骨吸收作用，用于骨质疏松症。常用氨基双磷酸盐。

六、临证医案

1. 病案一

刘某，女，49岁，已婚。2023年1月3日初诊。

【主诉】失眠半年。

【现病史】患者近半年失眠，入睡困难，醒后不易睡，夜间偶有烘热汗出，平素腰酸、疲惫乏力，晨起口干口苦，纳尚可，偶有反酸，近期心烦明显，急躁易怒，二便调，舌红、苔白，脉数。

【既往史】子宫全切术术后10年，甲状腺次全切除术术后1年，规律口服优甲乐，定期复查甲状腺功能结果正常。

【诊断】中医诊断：绝经前后诸证（肝郁脾虚证）。

西医诊断：围绝经期综合征。

【治法】疏肝健脾，行气补血。

【处方】熟地黄15g，山茱萸15g，当归10g，川芎10g，枳壳15g，柴胡15g，桃仁10g，赤芍10g，黄芪15g，酸枣仁10g，远志10g，石膏30g，干姜5g，黄连5g，炙甘草6g。共21剂，水煎服，一日两次，早晚分服。嘱患者避风寒，畅情志；服中药期间禁食萝卜、绿豆、浓茶和咖啡。

【二诊】患者心烦较前改善，晨起仍有口苦，反酸明显，仍入睡困难，眠浅易醒，纳可，小便可，大便日2次，质偏稀，舌淡黯，舌尖有瘀点，脉沉细。上方去赤芍，加煅瓦楞子30g，姜半夏10g，黄芩10g，白术10g。21剂，煎服同前。

【三诊】患者睡眠情况、乏力较前改善，偶有腰酸，无夜间烘热汗出，无口干口苦，纳可，二便可，舌淡苔薄白，脉沉。上方去煅瓦楞子、赤芍、桃仁，加桂枝10g，肉苁蓉15g，川牛膝10g。21剂，煎服同前。

【四诊】患者诸症悉除，目前病情趋于平稳，其他无明显不适。故方药继续服用14剂巩固疗效，并嘱患者日常生活作息规律，早睡早起，畅情志，适当活动锻炼。后嘱患者定期随访。

【按语】患者围绝经期女性，年近七七，身体各方面功能走向衰退，胞宫作为月经周期变化的重要藏泄器官，体内的阴阳平衡也随周期变化而体现，该患者既往行子宫全切术，术后胞脉损伤致气血亏虚，或因失于调养，阴阳失衡日久则致病。患者首诊时失眠伴心烦症状较严重且兼有腰酸、口苦等症，四诊合参，辨证为肝郁脾虚证，治疗以疏肝健脾、行气活血为大法。患者首诊时失眠、心烦症状较为明显，使用柴胡、桃仁、当归、川芎、赤芍、枳壳以活血行气配合熟地黄、山茱萸、黄芪补泻并施，再予以黄连、干姜调和脾胃，远志、酸枣仁安神益智，石膏泻火除烦，炙甘草调和诸药。二诊时患者症状稍有改善，在首诊方药上加黄芩、姜半夏、白术调理脾胃气机，煅瓦楞子疏肝解郁。三诊去煅瓦楞子、赤芍、桃仁加入肉苁蓉、川牛膝以益精养血，加桂枝温通经脉，助阳化气。

2. 病案二

患者，52岁，2021年6月12日初诊。

【主诉】反复烘热汗出伴失眠两年余。

【现病史】患者诉自 2019 年 10 月开始月经量明显减少，至 2020 年 4 月停经后，月经未再至。刻下症见发作性潮红、烘热，每日发作 4～5 次，伴汗出明显，手足烦热，腰膝酸软，平素性情急躁，情绪波动明显，遇事易忘，易感乏力，入睡困难，睡后易醒，且醒后难以入睡，晨起口中发苦，口干明显，食欲欠佳，食量少，小便正常，大便每日 1 次，质稍稀，舌质红，苔薄少，脉弦细。

【诊断】中医诊断：经断前后诸症（肾精亏虚，肝郁脾虚）。

西医诊断：围绝经期综合征。

【治法】滋阴疏肝，健脾宁心。

【处方】碧桃干 20g，浮小麦 30g，熟地黄 12g，菟丝子 15g，山茱萸 12g，当归 10g，黄芪 15g，薏苡仁 15g，陈皮 12g，茯苓 12g，郁金 12g，玫瑰花 12g，百合 12g，首乌藤 15g，酸枣仁 12g，黄柏 9g。15 剂，水煎，每日 1 剂，早晚分服。

【二诊】患者潮红、烘热较前有所改善，情绪仍有急躁，入睡困难较前稍有好转，但仍有睡后易醒，腰膝酸软缓解，饮食一般，大便质软，尚能成形，舌脉象较前无明显改变，在前方基础上加黄精、远志、柴胡各 12g，川楝子 9g，煅龙骨、煅牡蛎各 20g（先煎）。继服 15 剂。

【三诊】患者诉无明显汗出，情绪较前平稳，睡眠较前明显改善，大便偏软。在二诊方基础上去郁金、川楝子、柴胡，加用芡实、白术各 12g。15 剂。嘱患者注意饮食，调畅情志，增加业余活动，适当进行运动锻炼。三诊后第 3、6 个月随访，患者诉诸症消失，且无复发之象。

【按语】本案患者已过七七之年，天癸已竭，故见停经；肾精亏虚，不能生髓上充于脑，故见遇事易忘；腰为肾之府，肾虚则见腰膝酸软，阴虚偏盛则见潮红、烘热，手足烦热；肾虚则脾脏亦受累，津液输布失常，故见汗出明显；人卧则血归于肝，肝血亏虚，故见夜卧难安；肝气郁结，肝木失于条达，肝郁化火，故见急躁、易怒、口干口苦；肝气郁结，疏泄失常，经水不能按时而至则见经行不畅，肝木乘脾，影响脾的运化，无力化生气血，经血乏源，则见月经停闭；无力充养四肢，故见肢体倦怠；脾失健运，津液不能正常布散，津不上乘，故见口干，浊阴上泛，则见纳呆、不欲饮食；水液下趋大肠，故见大便稀溏。方以碧桃干、浮小麦敛阴止汗；熟地黄、菟丝子、山茱萸滋阴补肾，并寓“滋水涵木”之义，肝肾同调；陈皮、茯苓、薏苡仁益气健脾，以助脾胃运化，使气血生化有源，以滋先天；黄芪大补脾胃之气，兼能益气敛汗，与浮小麦合用，固表止汗之力强；与当归相配益气补血活血，补而不留瘀；郁金、玫瑰花疏肝解郁，体现“木郁达之”之功；百合、首乌藤养心安神，酸枣仁养肝宁心敛汗，酌加黄柏清泻肾中虚火。全方共奏补肾健脾、疏肝理气、安神敛汗之功，又不过于滋腻。现代药理学研究显示，熟地黄有抗焦虑、增强记忆力等作用；黄芪、当归相配，有调节免疫、降低血液黏度、预防血栓形成等作用，女性一生经历经带胎产，多为血虚之体，而血能载气，血虚则气亦不足，七七之后，多虚多瘀，故用此药对益气活血。二诊时，据患者症状，加煅龙骨、煅牡蛎平肝潜阳、收涩止汗，加远志交通心肾，加柴胡、川楝子增强疏肝理气之功，加黄精补脾益肾，且黄精与山茱萸相配可增强益精养血之功。研究证实，加黄精具有改善睡眠、抗氧化、提高机体免疫力等作用。龙骨、牡蛎均有抗抑郁、抗衰老、助睡眠的作用，且其敛汗之力强，适用于 MPS 中汗出明显者。三诊时，去郁金、川楝子、柴胡，加白术、芡实以加强健脾祛湿之功。结合生活方式、心理疏导等多方面调节，收效显著。

七、经验总结

绝经年龄一般在 40 岁以上，停经 12 个月可判定为绝经。我国城市妇女平均绝经年龄 49.5 岁，农村 47.5 岁。围绝经期综合征多发生于 45～55 岁，90%的妇女可出现轻重不等的症状。绝大多数妇女能顺利度过，但也有 10%～15%的妇女症状较严重，影响正常的工作和生活。

目前社会生活节奏加快，人们的工作压力持续加大，围绝经期综合征的发病率也日益上涨，且本病病情复杂，治疗效果不佳，因而其治疗引起了更多相关人士的关注。脾胃乃人体气机升降之枢纽，通过调理脾胃可调节人体气血化生及运行。围绝经期综合征以脾肾亏损为病之本，肝气不疏为病之标，治宜滋肾健脾、疏肝理气。

八、摄生调护

1. 科学地安排生活

保持生活规律化，坚持力所能及的体育锻炼，少食动物脂肪，多吃蔬菜水果，避免饮食无节，忌烟酒。为预防骨质疏松，围绝经期和绝经后妇女应坚持体育锻炼，增加日晒时间，摄入足量蛋白质和含钙食物。

2. 坚持力所能及的体力劳动和脑力劳动

坚持劳动可以防止肌肉、组织、关节发生“废用性萎缩”现象。不间断地学习和思考，学习科学文化新知识，使心胸开阔，防止大脑发生“废用性萎缩”。

3. 充实生活内容

如旅游、烹饪、种花、编织、跳舞等，以获得集体生活的友爱，精神上有所寄托。

4. 注意性格的陶冶

更年期易出现急躁、焦虑、抑郁、好激动等情绪，要善于克制，并培养开朗、乐观的性格，善用宽容和忍耐对待不称心的人和事，以保持心情舒畅及心理、精神上的平静状态，有利于顺利度过围绝经期。

第十三节 • 从脾论治多囊卵巢综合征

一、概述

多囊卵巢综合征（polycystic ovarian syndrome，PCOS）是青春期及育龄期女性常见的一种内分泌疾病。在临床上以持续无排卵、卵巢多发性囊样改变、雄激素过高的临床或生化表现为特征，常伴胰岛素抵抗和肥胖。流行病学研究发现，超过 3/4 的多囊卵巢综合征患者排卵功能障碍是导致女性无排卵性不孕的主要原因之一，妊娠后自然流产的风险也增加。其远期并发症包括子宫内膜癌、乳腺癌、糖尿病、心血管疾病、非酒精性脂肪肝等。

二、脾与多囊卵巢综合征

由于影像及解剖学的限制，在中医古籍中，并没有关于“多囊卵巢综合征”的病名记载，但根据其症状，可归于中医学中“月经后期”“闭经”“崩漏”“癥瘕”“不孕症”等疾病的范畴。历代医家对多囊卵巢综合征的病因病机的认识各有偏重，但多以脾虚或肾虚为本，兼有痰湿、湿热、血瘀、气血不足等病理因素。随着生活方式及饮食结构的改变，脾虚致病的多囊卵巢综合征患者逐年升高。早在两千多年前古人就告诫我们不健康的生活方式容易对人体造成危害，并在《素问·上古天真论》中写道：“今时之人不然也，以酒为浆，以妄为常，醉以入房，以欲竭其精，以耗散其真，不知持满，不时御神，务快其心，逆于生乐，起居无节，故半百而衰也。”肾者主蛰，为先天之本，主藏生殖之精。而脾则是后天之本，脾主运化，一可运化水谷精微，为气血精液的生成提供原料，二可运化水液，将胃腐熟过的水液上输于肺，进而灌溉全身。《竹林女科证治》中记载：“形肥饮食过多，而过期经行者，此湿痰壅滞，躯脂逼迫也。”多囊卵巢综合征患者大多伴随着超重，肥人多痰湿，往往是脾阳不足，脾运水液的功能下降，以致水液停聚，炼液成痰，化为痰浊，阻滞胞宫，从而导致多囊卵巢综合征的发生。元代《丹溪心法·子嗣九十三》云：“若是肥盛妇人，禀受甚浓，恣于酒食之人，经水不调，不能成胎，谓之躯脂满溢，闭塞子宫。”又云：“自郁成积，自积成痰，痰挟瘀血，遂成窠囊。”清代张璐在其《张氏医通》中描述：“至于窠囊之痰，如蜂子之穴于房中，如莲实之嵌于蓬内，生长则易，剥落则难”，是对本病最早的形态学描述。而本病的临床表现与《傅青主女科·种子》中“肥胖不孕”的描述极其相似，是为脾虚水湿停聚，阻塞脉络，胞脉不通、经血不行，甚至不孕。清代《胎产指南·调经章》亦有与本病相似病症的描述：“惟彼肥硕者，脂膏充满，玄室之户不开；挟痰者，痰涎凝滞，血海之波不流。故有过期而经始行，或数月而经一行，及为滞为带，为经闭，为无子之病。”《医宗金鉴·妇人不孕之故》曰：“女子不孕之故，由伤其任，冲也……或因体盛痰多，脂膜壅塞胞中而不孕。”《傅青主女科·肥胖不孕》中亦有：“且肥胖之妇，内肉必满，遮隔子宫，不能受精”的记载。

三、病因病机

在中医学理论中，而女子的生殖功能建立在肾-天癸-冲任-胞宫轴上，多囊卵巢综合征的发展与肝脾肾三脏的功能密切相关，痰湿、肾虚、血瘀肝郁等病理因素，易对生殖功能造成不良影响。

1. 痰浊内阻

痰湿的形成多与脾虚相关，脾虚的患者大多先天不足，而后天的生活习惯的影响也会导致脾虚的发生。多囊卵巢综合征的发病绕不开痰浊，痰浊的形成过程大致是先天不足或者是致病因素作用于脾，导致脾阳不足或者是脾气亏虚，脾的运化功能失常，无法正常运化水湿，本该蒸腾成水汽的水液停滞在中焦，郁久化火，水热互结，炼聚成痰。而肥胖妇人，脂膜壅塞于胞宫，阻滞冲任的运行，以致经行不畅，不能受孕。脾主运化水湿，脾气不足、脾阳虚衰，加之饮食不节，恣食肥甘厚味，损伤脾胃，而致脾胃虚损，运化失调，痰湿内生，而湿邪过多又易困脾，湿邪重着黏腻，痰湿壅滞胞宫，阻滞冲任，以致经血不行，故有月经不调、闭经、不孕等妇科病证，湿邪滞于肌肤则易出现多毛、多油、痤疮等皮肤症状。脾的生理特点为喜燥恶湿，《素问·脏气法时论篇》曰：“脾苦湿，急食苦以燥之”。马莳注云：“然脾为太阴湿土，最苦在湿，湿则脾病也，惟苦性燥，急宜食苦者以燥之”。脾在阴阳五行中，属于阴土，拥有蒸腾水液的功能，喜欢干燥的内环境，如果脾内湿重于热，则蒸腾能力受到抑制，在外表现为脾病。笔者从脾论治多囊卵巢综合征，脾为后天之本，具有蒸腾气化的功能，在治疗中重于健脾化浊，燥湿祛痰，“脾虚不运，痰湿阻滞”是肥胖之根本，健脾是治疗胰岛素抵抗所致代谢异常及肥胖、内分泌紊乱的关键，化湿的同时辅以益肾，改善育龄期妇女的生育能力，在临床上取得良好的成效。

2. 肾虚精亏

肾虚致病多作用于女性的生殖系统，这类患者多为先天不足，禀赋素弱，年少多病，肾气不足，血海不盈，冲任不盛，导致月经后期，甚至闭经、不孕。而后天的不良习惯也会有所影响，譬如作息紊乱、房劳多产等。《素问·上古天真论篇》有言：“女子七岁，肾气盛，齿更发长；二七，天癸至，任脉通，太冲脉盛，月事以时下，故有子。”在中医学理论中，肾藏精，主生殖，肾精是构成胚胎发育的基础物质，又具有促进机体生长发育及生殖的作用，故为“先天之本”。多囊卵巢综合征在古代中医没有具体的病名，根据其妇科症状被归于“不孕”“经闭”等范畴，填精益肾是不孕、闭经的诊疗过程中极为重要的部分。方朝晖教授在治疗肾虚导致的多囊卵巢综合征的过程中，多用益肾填精的药物进行治疗，同时佐以辨证：若肾阴不足，阴虚多伴火热，虚火内燔，热邪入血，血热互结，热灼阴血，血液枯而不荣，脉络失于濡润，血液涩滞而致煎熬成瘀；若肾阳衰微，不仅气虚，且阴寒自生，寒邪客于肾与胞宫，则难摄精受孕，寒重易损肾的温煦功能，水液积聚成痰。

3. 情志内伤

《灵枢·五癃津液别》曰：“肝为之将，脾为之卫，肾为之主外”，阐述了肝脾在生理病理上相互联系、密不可分的特点，这一点在《金匮要略·脏腑经络先后病脉证》中也有论述：“见肝之病，知肝传脾，当先实脾”。张锡纯解释道：“盖肝之系下连气海，兼有相火寄生其中……为其寄生相火也，可借火以生土，脾胃之饮食更赖之熟腐。肝脾者相助为理之脏也。”肝虽然不直接参与水谷精微的腐熟与转化，但是肝主疏泄，其性条达，疏泄二字首次出现在《素问·五常政大论篇》中：“发生之纪，是谓启陈。土疏泄，苍气达，阳和布化，阴气乃随……”这里的“疏泄”针对运气而言，木气上达，土体得以疏通，对应到脏腑之中，阐述的就是脾土与肝木之间的关系。肝还有一个生理功能为肝主情志，在现代研究中，情志失调与肝脾不和互为因果，二者往往会构成恶性循环。情志活动分属五脏，虽为心神所统摄，但离不开肝气之疏泄。女子以肝为先天，更容易受到情绪的影响。而肝以血为体，以气为用，体阴而用阳，气血充盛则月事以时下。若肝失条达，疏泄失常，气滞不畅，则会导致气血凝滞，气血不和则冲任不和，子宫内血液营养流失，月经不调，同时伴有痤疮、不孕等症的发生。如果肝疏泄功能异常，脾运化功能也会受到影响，脾失健运，木郁土壅，中焦痞塞不通，则表现为纳运异常。从而出现肝脾不和的病理表现。脾虚导致水液不能正常气化代谢，积聚成湿，湿性黏稠，重浊下降，易阻碍气机。木性条达，然气机不畅导致肝木无法升发，阳气郁积，郁而化热，灼伤肾阴。肝脾肾阴阳互滋功能受损，肝脾肾亏虚，出现精血亏虚、水湿无法气化等情况，导致痰湿凝滞于胞宫内，阴血和体液在胞宫中凝结成痰瘀，造成月经不调、难以受孕的情况。

四、临床表现

1. 病史

本病多起病于青春期，初潮后可见月经后期、量少，甚至闭经或月经频发、淋漓不净、不孕等，可伴有多毛、痤疮、肥胖、黑棘皮病等现象。

2. 症状与体征

（1）月经失调　多表现为月经稀发或闭经，闭经前常有经量过少或月经稀发。也可表现为不规则子宫出血，月经周期或行经期或经量无规律性。

（2）不孕　主要由排卵障碍所致，若妊娠也易出现流产等不良妊娠结局。

（3）多毛　青春期前后毛发增多增粗，尤以性毛为主。部分患者伴脂溢性脱发。

（4）痤疮　多见油性皮肤和痤疮，以颜面、背部较著。

（5）肥胖　多始于青春期前后，50%以上患者伴肥胖，常见腹型肥胖（腰围/臀围>0.80）。

（6）黑棘皮病　常在阴唇、项背部、腋下、乳房下和腹股沟等处出现皮肤灰褐色色素沉着，呈对称性，皮肤增厚，质地柔软。

五、治疗

（一）中药治疗

1. 脾虚痰湿：苍附导痰汤

组成：苍术20g，香附15g，茯苓20g，姜半夏10g，甘草10g，胆南星10g，枳实10g，陈皮15g，神曲15g，山楂15g，生姜10g。连续服用3个月，经期不停药。婚久不孕者，加菟丝子20g补肾调经；腰酸明显者，加续断15g、杜仲15g、桑寄生15g补肾强腰壮脊；伴见形寒肢冷，加仙茅10g、肉苁蓉15g、巴戟天15g温补肾阳；若平素痰多、形体肥胖，加皂角刺15g、荷叶15g、浙贝母15g燥湿祛凝；月经量少或闭经，加当归15g、鸡血藤20g、茺蔚子15g、丹参15g养血活血通经；月经淋漓日久不尽，加茜草15g、仙鹤草15g、白花蛇舌草15g、续断15g凉血止血。方中苍术气味芳香，辛温燥烈，健脾燥湿，升阳散邪；香附芳香辛散，其性宣畅，通行气分，散解六郁，兼人血分，疏通脉络，又为“气中血药”，前人称其为“女科要药”；陈皮辛苦性温，辛能散，苦能燥，温能补，理气调中，燥湿化痰；胆南星“借胆以清胆气，星以豁结气”，其豁痰消脂力猛，用牛胆汁制后其性寒凉，既能豁痰，又能清热；姜半夏燥湿化痰，辛而能守；茯苓甘淡性平，益脾助运，淡渗利湿；枳实苦酸微寒，理气消胀，开胸宽肠，行痰散结；神曲健脾消食、和中化滞，山楂消积化滞、活血祛瘀，二者共助化痰导滞、调气行血之效；甘草补脾和中，生姜散寒调中化痰，并可解半夏、胆南星之毒。全方主用芳香泄浊、消痰通络，辅以辛散结郁之法，防痰浊瘀滞内生，诸药相配，相得益彰。

2. 脾肾两虚：调脾寿胎丸

组成：菟丝子15g，黄芪15g，桑寄生15g，续断15g，枸杞子15g，白术10g，当归6g，陈皮6g，砂仁6g，炙甘草3g。方中以菟丝子、黄芪为君药。菟丝子归肝、脾、肾经，补肝益肾，填精益髓，健脾固胎，补脾止泻，是固摄冲任，补肾安胎的首选。黄芪有健脾补中，升阳举陷，增强补气提摄之力，《本草正义》：“黄芪具春令升发之性……皆得中和之正，故能补益中土，温养脾胃，凡中气不振，脾土虚弱，清气下陷者最宜”。健脾使后天生化之源充足，气旺则能载胎，胎元不易坠落。桑寄生、续断、枸杞子、白术为臣药。桑寄生归肝、肾经，具有补肝肾、强筋骨、止痛、养血安胎的作用。续断归肝、肾经，最善伏藏血脉，滋阴补肾，调理冲任，止血安胎。枸杞子具有补脾，补肾功效。《本草纲目》云：“甘平而润，性滋而补，不能退热，只能补肾润肺，生精益气。此乃平补之药，所谓精不足者补之以味也”。白术用于补益脾、胃、三焦，兼有祛湿、安胎之功。桑寄生、续断、枸杞子、白术，四药共用，加强补肾益精、固摄冲任、壮腰安胎之功。当归既能补血又能活血，动静结合，补中有动，行中有补。陈皮理气健脾，燥湿化痰。砂仁化湿行气，开胃醒脾，安胎，与诸药合用，既能安胎，又能补而不滞，为佐药。炙甘草缓急止痛，调和诸药，为使药。腹痛明显者，加白芍 10g。血虚症状明显者加阿胶 10g。若脾胃虚弱者，减白术，加山药 15g、木香 6g。出血多者去当归。恶心纳少者，加竹茹 10g、紫苏叶 10g、黄连 3g、生姜 5g；心悸不寐加茯神 15g、石斛 6g、酸枣仁 6g、五味子 6g、远志 9g。

3. 肝郁脾虚：四君子汤合柴胡疏肝散加减

组成：太子参 15g，白术 10g，茯苓 15g，薏苡仁 10g，山药 12g，柴胡 12g，当归 15g，川芎 10g，香附 10g，枳壳 10g，赤芍 10g，炙甘草 6g。脾为后天之本，气血生化之源，方中太子参、白术、山药健脾益气，脾气健运则气血来源充足。又“脾为生痰之源”“诸湿肿满皆属于脾”，脾气健运则湿邪无从可生，亦可避免产生痰饮等病理产物，方中茯苓、薏苡仁意益气健脾、利水渗湿，祛除已有之湿邪；太子参、白术、山药补同入中焦，健脾以补气；柴胡、香附、枳壳疏肝理气，气行则血行。佐以当归、川芎活血，旨在调畅气血，且肝气调达亦可杜绝犯脾生痰湿之源。赤芍清热凉血活血，可去血中伏热；炙甘草调和诸药。同时临床辨证用药，肾虚血少者佐以菟丝子、桑寄生、桑椹等补肾养血之品，痰湿阻滞者佐以半夏、桔梗等化痰祛湿之品，血瘀者佐以桃仁、红花、丹参等活血化瘀之品，辨证准确定能取得较好疗效。

4. 肾虚肝郁：疏肝补肾汤

组成：胆南星、王不留行、枸杞子、山茱萸、炒白术、地龙、铁皮石斛各 10g，川楝子、夏枯草、茯苓各 12g，山楂、半夏各 9g，鸡血藤、菟丝子、炒麦芽、山药、丹参各 28g，女贞子 30g，熟地黄 20g，炒枳壳 11g，佛手 8g，炙甘草 6g。疏肝补肾汤中所包含成分较多，其中胆南星、铁皮石斛具有清热息风等作用；王不留行可活血通经、利尿通淋，对患者经闭症状有显著改善作用；枸杞子、山茱萸、菟丝子、女贞子可补肝、滋肾等；炒白术可燥湿利水、健脾益气等；川楝子具有疏肝泄热功效；夏枯草具有清肝泻火、散结等作用；茯苓、炒麦芽可健脾、宁心；山楂具有健胃、顺气、散瘀等功效；半夏具有燥湿、降逆等功效，对患者身体循环具有显著改善作用；鸡血藤可舒筋活络、活血补血等；山药具有显著健脾补胃、益气等作用；丹参可活血通经等；熟地黄、炙甘草具有益气、滋阴、补血等功效；炒枳壳具有顺气宽中效果；佛手主要有疏肝、补胃、顺气等作用。共奏疏肝补肾、健脾补胃等功效，使患者气血循环、代谢功能等得到改善，进而改善患者临床症状。

5. 痰热互结：大柴胡汤合桂枝茯苓丸

组成：柴胡 15g，黄芩 12g，大黄 10g，枳实 15g，法半夏 12g，赤芍 10g，桂枝 10g，茯苓 15g，牡丹皮 10g，桃仁 10g，大枣 10g，生姜 10g。大柴胡汤与桂枝茯苓丸，皆为《金匮要略》之名方，前者有化痰通腑、解毒化瘀之功；后者有活血化瘀、缓消癥块之效。方中柴胡、桂枝、法半夏、枳实辛开行气化痰以通经；牡丹皮、桃仁、赤芍，既可活血以散瘀，又能凉血以清退瘀久所化之热；柴胡、黄芩相配，既可疏肝，又可清解肝郁；茯苓甘淡平，渗湿祛痰，以助消癥之功，健脾益胃，扶助正气；枳实、酒大黄行气通腑；大枣生姜相配，能和营卫而行津液，并调和脾胃。全方内外兼攻以去其痰实，挫其标热，化其瘀滞。若痰湿重者加白术、苍术、陈皮等；若肝郁较重，肝火旺、烦躁者，酌加香附、青皮；若经闭日久，酌情加全蝎、土鳖虫等虫类以破血通经；若脸部痤疮明显，则酌情加白鲜皮、刺蒺藜等。

（二）中医适宜技术

（1）针灸治疗　针灸在治疗多囊卵巢综合征方面有着丰富的经验。如《针灸资生经·妇人无子》中曰："阴廉，治妇人绝产。若未经产者，灸三壮即有子……月事不调次，涌泉、商丘，治绝子。中极，治妇人断绪……针关元治妇人无子。"针灸通过激发腧穴经络经气，达到脏腑、气血、阴阳平衡，从而起到扶正祛邪、标本兼治的作用，在改善多囊卵巢综合征内分泌和代谢紊乱、周围组织对胰岛素的敏感性，降低胰岛素水平、促排卵方面有较好的疗效。

取穴：中极、关元、子宫、三阴交、复溜、足三里、气穴。

（2）艾灸　艾叶能够温通经脉，暖宫散寒，善于调理月经，是治疗妇科下焦虚寒或者寒客胞宫的重要药材，艾叶通过燃烧，借助灸火的热力及药物的作用，能够培元固本、调节阴阳、活血化瘀、温经散寒、疏通经络，供给和改善缺血组织的血液循环，从而达到温肾暖宫、调经助孕的作用。

取穴关元、中极、足三里、三阴交等穴，每次取 2～3 穴，每穴灸 5～7 壮，每天 1 次。7 次为 1 个疗程。

（3）耳穴埋豆　耳通过经络与人体脏腑、肢节、器官产生联系，《黄帝内经·灵枢》中记载："耳者，宗脉之所聚也"。可以通过耳穴贴压来调节脏腑和器官的功能活动。耳穴压豆即是用胶布将药豆准确地粘贴于耳穴处，给予适度的揉、按、捏、压，使其产生酸、麻、胀、痛等刺激感应，以达到治疗目的的一种外治疗法，与针灸按摩有相似之处。耳穴压豆能镇静止痛、疏通经络、调节患者心态，帮助患者康复。

（4）穴位埋线　穴位埋线被广泛应用于肥胖症的治疗中，临床上也有大量研究显示，穴位埋线能够明显缓解多囊卵巢综合征患者的临床不适表现，改善胰岛素抵抗，调节性激素水平，提升妊娠概率。穴位埋线治疗范围广泛，不仅能够持续而长久地产生比针刺更为强烈的针感，且因其留存于机体内，使穴位处及附近局部组织产生持久酸胀感，以此来更好地发挥穴位刺激、疏经通络作用，强化调理脾肾、活血化瘀之效。

取穴：丰隆、天枢、梁门、关元、气海、带脉、三阴交、子宫、水道、中脘等穴。

六、临证医案

病案

患者徐某，女，24 岁，未婚。2023 年 6 月 5 日初诊。

【主诉】月经推迟 4 年余。

【病史】患者自述 12 岁月经初潮，7/28 天，既往月经量、色、质、期正常，有少量血块，偶有痛经，结婚 3 年未避孕。4 年前开始出现月经后期，周期 45～60 日，伴有多毛、脱发、肥胖、皮肤出油增多。2023.5.1 于当地医院进行就诊，查性激素六项示：FSH 4.13mIU/mL，LH 8.26mIU/mL，PRL 9.55ng/mL，E_2 10.7pg/mL，P 0.6ng/mL，T 102.53ng/dL。诊断为多囊卵巢综合征，予以达英-35 口服治疗，症状稍减，自行停药后症状反复，遂寻中医治疗。LMP：2023.4.28，经方 5 日，色淡，偶有痛经。现自觉神疲乏力，易困倦，偶有头昏，带下量多，腰酸，纳可，便溏，矢气增多。舌淡胖有齿痕，苔白腻，脉沉滑。体重 67kg，身高 158cm，体重指数 26.8kg/m^2，自述体重难减。

【诊断】中医诊断：月经后期（脾肾阳虚）。

西医诊断：多囊卵巢综合征。

【治法】温阳健脾，补肾调经。

【处方】菟丝子 15g，黄芪 15g，桑寄生 15g，续断 15g，枸杞子 15g，白术 10g，当归 6g，陈皮 10g，砂仁 10g，杜仲 12g，炙甘草 3g。14 剂，水煎服，每日 1 剂，分 2 次，餐后服用。

【针刺取穴】中极、关元、子宫、三阴交、复溜、足三里、气穴。

随访医嘱：

① 避风寒，畅情志，节饮食，慎起居。

② 服中药期间禁食萝卜、绿豆、浓茶、咖啡。

③ 随诊。

【二诊】2023 年 6 月 20 日。患者自述正值经期第 2 日，量正常，质稀色淡，腰痛好转，皮肤出油改善，矢气减少，仍有腹泻，舌淡，苔白腻，脉沉滑。上方加豆蔻 10g，石榴皮 10g，14 剂，水煎服。耳穴埋豆：饥点、肾上腺、脾、胃、大肠、肾、子宫、卵巢、内分泌。

【三诊】2023 年 7 月 3 日。自诉上方服后月经量多色红，6 日尽，面部出油明显改善，困倦、乏力有所好转，体重减轻 3kg，二便调，纳寐可，舌淡，边有齿痕，苔薄白，脉滑。上方加山药 15g、怀牛膝 15g、淫羊藿 15g，14 剂，水煎服。继以双侧耳穴埋豆，选取饥点、肾上腺、脾、胃、大肠、肾、子宫、卵巢、内分泌。

【按语】本案中，患者为青年女性，喜食甜品冷饮、肥甘厚腻，《素问·奇病论篇》中说过："肥者令人内热，甘者令人中满"。脾喜燥而恶湿，甘肥黏腻之品摄入过多，会使脾胃纳运失司，水停中焦；喜食冷饮则损伤脾阳，脾阳不足则无以健运中焦水湿而湿浊内停，形成痰饮。临床实践证明，偏嗜食肥甘厚味者，往往体内多湿多火，易发痤疮、消渴、多囊卵巢综合征等病。方朝晖教授从脾论治多囊卵巢综合征。方用调脾寿胎丸加减，方中以菟丝子补肝益肾填精，黄芪升阳举陷、健脾补中，桑寄生、续断、杜仲补肾强腰、调理冲任，枸杞子生精益气、平补肺肾，白术健脾燥湿益气，合陈皮、砂仁理气健脾、燥湿化痰。当归补血活血。炙甘草补脾和胃，调和药性。二诊患者诉矢气改善，偶有腹泻，便质黏腻，加用豆蔻 10g、石榴皮 10g 燥湿止泻。三诊，面部出油明显改善，困倦、乏力有所好转，体重减轻 3kg，遂上方加山药 15g、怀牛膝 15g、淫羊藿 15g，以减健脾燥湿之效，加滋补肝肾之功。继以双侧耳穴埋豆，选取饥点、肾上腺、脾、胃、大肠、肾、子宫、卵巢、内分泌。耳穴与脏腑之间的关系也密切相关，人体某一脏腑或者某一部位发生的病变都可以通过经络反映到耳朵的相应位置。耳穴用"豆"为王不留行子，具有活血通经、消肿止痛的功效，作用于耳穴反应点能够调节患者脏腑功能、疏通经络、调和气血。治疗多囊卵巢综合征患者的生殖和代谢可以选取内分泌、饥点、脾、胃、三焦、大肠、内生殖器等穴位，与口服中药对比，同样可达到健脾利湿、调理气血、降低食欲、调节内分泌和卵巢功能的作用，且无任何不良影响，疗效更为显著。

七、经验总结

方朝晖教授临床工作多年，治疗经验丰富，以"治病必求于本"为原则，认为脾肾两虚，兼有痰湿才是多囊卵巢综合征的根本，并从脾论治多囊卵巢综合征，在临床上取得了良好的疗效。临床上多囊卵巢综合征患者的肥胖、不孕、胰岛素抵抗、出油脱发等都与脾虚湿盛相关。而月经的来潮和受孕都与肾的关系密切，本病的病理产物：痰湿，根据其所在病位不同，可以判断本病的发病与哪个脏腑更为密切。多囊卵巢综合征的病位在患者的生殖系统，患者大多身形肥胖，病因在于痰湿，治宜脾肾同治，此外，冲任不足、肝气郁结、痰浊内生、血脉瘀阻是本病的主要病机。因此，明确可能的致病因素，控制饮食，减少房劳多产、反复流产损伤肾精肾气，避免经期涉雨，不贪食肥甘厚味，做到未病先防，是中医学“治未病”思想的充分体现。

八、摄生调护

1. 适当减少碳水化合物的摄入

低热量饮食能够降低多囊卵巢综合征患者的血雄激素水平，并使其月经恢复正常。在食物尤其是主食的选择上，尽量避免精加工碳水、甜品等。多选择豆类，谷物，全麦食品。低热量饮食还有利于患者控制体重，对于合并胰岛素抵抗的患者，体重减轻5%便可明显改善胰岛素抵抗状态，胰岛素抵抗患者还要放缓进食速度，快速进食会导致糖耐量受损，不利于胰岛素抵抗的缓解。据统计，80%的患者在体重减轻后出现排卵。因此，合理管控碳水化合物摄入、减少碳水在每日饮食所占比例是多囊卵巢综合征患者饮食干预的重要措施。

2. 生酮饮食

生酮饮食的主要特点是以高比例的脂肪与低比例的碳水化合物为主，佐以适量蛋白质和其他营养素为配比的饮食模式，其作用机制是通过肝脏将脂肪酸β氧化产生的乙酰辅酶A转化为乙酰乙酸而合成酮体，释放入血供肝外组织利用，在酮体的状态下，更利于脂肪的分解达到减肥的效果。并且规定了脂肪与碳水化合物及蛋白质两者的能量比例为3∶1或4∶1。不饱和脂肪酸主要来源于植物性脂肪，如棉籽油、花生油、菜籽油、豆油等，占其脂肪总量的40%～50%。多不饱和脂肪酸中的亚油酸、亚麻酸和花生四烯酸属于必需脂肪酸，必需脂肪酸的缺乏可导致生殖能力的下降。生酮饮食在减低肥胖型多囊卵巢综合征患者体重的同时还可以改善性激素、糖代谢紊乱及炎症反应，提高妊娠率。因此，多囊卵巢综合征患者在烹调食物时最好用富含不饱和脂肪酸的植物油代替动物油。

3. 适度增加蛋白质的摄入

蛋白质相对于碳水化合物和脂肪，更能满足患者的饥饿感或食欲减轻患者心理上对食物的需求，从而减少患者能量的摄入，使之低于消耗量，利于患者长期控制体重。肥胖患者多存在脂肪合成过多、脂类代谢紊乱。而蛋白质可以抑制脂肪的产生，并且蛋白质转换成脂肪的概率较低，会被机体代谢掉，因此在饮食中摄入含量较高的蛋白质，可降低脂肪的摄入和转化量，对机体脂代谢有一定改善作用。摄入蛋白质可促进胰岛素分泌，加快血液中葡萄糖的清除率，继而起到平衡糖代谢的作用。因此多囊卵巢综合征患者在减少食物中的碳水化合物的同时，可适度增加蛋白质的摄入量。

4. 适当增加膳食纤维的摄入

膳食纤维能够降低血浆胆固醇和餐后血糖水平，并能提高胰岛素敏感性，高膳食纤维饮食还有降低C反应蛋白，减轻慢性炎症反应对血管内皮损伤的作用，这对多囊卵巢综合征患者存在的胰岛素敏感性降低及由于体内激素水平异常所导致的高血脂及心脑血管意外等有辅助防治作用。因此，患者应有针对性地适当增加水果、海藻、燕麦及豆类等富含膳食纤维的食物的摄入量。

第十四节 · 从脾论治肥胖症

一、概述

肥胖症是指机体脂肪总含量过多和/或局部含量增多及分布异常，是由于人体内的脂肪组织绝对含量增多，尤其是甘油三酯含量增多，或者是脂肪分布异常从而引起的一种疾病状态。是由遗传和环境等多种因素共同作用而导致的慢性代谢性疾病。现如今，因生活质量提高，人们饮食结构调整，肥胖人群占比逐年上升，因此肥胖对身体产生的不良影响愈加受到关注。

二、脾与肥胖症

在中医学理论中，肥胖是因饮食不节、运动过少等多种因素引起的体内膏脂过量蓄积，导致体重超出正常范围的一种病证，是导致多种其他疾病发生的基础。在中医经典《黄帝内经》中，肥胖患者被分为三种类型，称为“膏人”“脂人”和“肉人”。《灵枢·卫气失常》记载：“䐃肉坚，皮满者，肥。䐃肉不坚，皮缓者，膏。皮肉不相离者，肉……膏者，多气而皮纵缓，故能纵腹垂腴；肉者，身体容大；脂者，其身收小……是故膏人纵腹垂腴，肉人者，上下容大，脂人者，虽脂不能大者。”肥人“丰满多脂但不臃肿”，身体肥胖，虽肥而腹不大，更不能垂，而肌肤质地中等，总体肥胖度较膏人为大，与近代医学的“均一性肥胖病”类型相似。膏人“肥胖且臃肿”，脂肪主要分布于腹部，身小腹大，其腹部外形远远大于肥人，与近代医学的腹型肥胖类型相似。肉人是一种正常体重超常之人，表现为“健壮，身体容大但膏、脂、肉发育平衡，以肌肉之肥为主，形体肥胖，肥而壮盛，上下均肥，皮肉结实，精神内旺”，其体内脂膏增加不多，体内脂膏含量并不超过正常体脂含量，一般不需要治疗，体重的超标是体内肌肉发达所致。中医在治疗肥胖症主要从痰、湿、虚三个方面入手，对应的证型为痰瘀、湿盛、气虚，大多都出现气短、乏力、疲倦等症状，体征多为胖大舌、腻苔、滑脉、脉弦等。

三、病因病机

在中医学理论中，肥胖与脾虚密切相关，痰湿内生以致化为膏脂堆积于体内为患。其形成原因，不外乎与饮食不节、过食肥甘、酗酒厚味从而导致脾胃运化功能受损有关。或者因为素体脾胃虚弱、喜坐少动，过量水谷无法正常运化成精微物质，滞于体内导致气机运行不利，进一步引起脾胃升降功能的失常。胃强脾弱者，在上述病因的共同作用下，痰湿化生，瘀血阻滞，气机不利，郁而化热，则引起肥胖及其相应的病理变化。

金元四大家朱震亨曾提到“肥人多痰湿”，痰湿既是肥胖的致病因素，同时也是它的病理产物。究其病因，多为现代饮食习惯的改变，如饮料零食等的过度摄取，在中医学中称为过食肥甘厚味，导致脾胃辎重太甚，超过其运化能力。脾的一项生理功能是运化水谷精微，输布到全身，现在脾的功能下降，运化和输布的功能受损，本该蒸腾成水汽的水液停滞在中焦，郁久化火，水热互结，炼聚成痰，反生膏浊。脾是人体的后天之本，后天既损，加之劳逸失度等不良因素，必累及先天——肾。肾也参与人体的水液代谢。肾的生理功能是温煦、气化。这些都是靠肾阳来实现的。肾阳渐微，反无力温化“阴邪”。故而可以认为，肥胖的核心病机为脾不散精，阳失温化，使“痰、湿、膏浊”互结并充溢体肤之过程。因而在治疗上应以健益脾胃，助其运化；温肾扶阳，助其蒸腾化气为法方为正治。

1. 饮食失节，脾胃受损

过食是导致肥胖的最大原因，《灵枢·逆顺肥瘦篇》云：“肥人……气涩以迟，其为人也，贪于取与。”膏脂的形成与脾有着密不可分的关系，脾失运化则痰脂凝聚，过食肥甘厚腻，容易超过脾的运化能力，导致剩余的水谷精微转化为膏脂，蓄积体内，分布于皮肤、腠理、脏腑等而为肥胖，即所谓“气血有余，化为膏脂”。再之，大量水谷不能化生精微物质而演变为膏脂，停于经络、皮肉之间，故而形成肥胖。《素问·奇病论》所言：“此肥美之所发也，此人必数食甘美而多肥也，肥者令人内热，甘者令人中满，故其气上溢，转为消渴。”阐明了引起肥胖的关键因素之一就是饮食失节。饮食不节者，常胃热亢盛，则胃受纳腐熟水谷的功能亢进。过量进食肥甘厚腻之品后，脾之运化功能受到阻碍，长此以往，脾胃功能受损。同时，由于体内全身遍布膏脂，使气机的升降出入受到阻碍，导致脏腑气机不畅，功能受损，肝气郁滞，木犯脾土，使脾的运化功能失常，水谷精微不能正常运转输布，因而化为痰湿，痰湿在皮下和组织内蓄积，进而加重肥胖的形成。《临证指南医案》中指出：“湿从内生者，必其人膏粱酒醴过度，或嗜饮茶汤太多，或食生冷瓜果及甜腻之物……若其人色白而肥，肌肉柔软者。”李东垣在《脾胃论》中也说：“脾胃俱旺，则能食而肥”。张璐在《张氏医通》中也指出“膏粱过厚之人每多痰”。这些论述均说明过食膏粱甜腻、厚味肥甘、汤醴茶汤等是产生肥胖的主要原因。

2. 年老体弱，正气虚衰

《素问·阴阳应象大论篇》记载：“年四十……起居衰矣；年五十，体重，耳目不聪明矣。”人体经壮年之后，阴升阳降，正气虚衰，加之起居失宜，肺、脾、肾三脏主水液代谢功能减退，痰湿内生。中医认为，肾为先天之本，藏真元之气，是主水之脏；脾主运化水液和水谷精微，为后天之本，脾肾在生理功能上互相促进，协同发挥蒸腾输布水液的作用，在病理上又互为因果关系。中年以后，肾气渐衰，肾阳不足，因此化气行水功能失常，脾土失其温煦而健运失司，以致不能正常运化水液，导致湿浊内聚，痰瘀渐生，在腠理、肌肤、脏腑内蓄积停留，发生肥胖。肝肾同源，肾虚则引起肝阴虚，肝阴虚致肝阳上亢，气机升降功能紊乱，导致气郁、食滞、痰湿停留在体内，出现代谢失衡的表现。《素问·示从容论》将其归纳为“肝虚、肾虚、脾虚，皆令人体重烦冤。”此外，肥胖者多有气虚，《景岳全书·杂证谟·非风》曰：“何以肥人反多气虚？盖人之形体，骨为君也，肉为臣也。肥人者柔胜于刚，阴胜于阳者也，且肉以血成，总皆阴类，故肥人多有气虚之证。”气虚中又以肺脾气虚最为常见。肺为水之上源，主行水，通调水道，肺气虚，则肺气的升降功能紊乱，宣发肃降失职，不能将脾脏转输的水谷精微正常向外布散，使之积聚而成湿成痰；脾气不足，不能正常运化转输水谷精微，使之积聚在体内化为痰、膏、湿，从而加重肥胖的发生。而现代医学研究表明，人的神经、体液系统负责调节人体代谢过程，中年以后，分泌的性激素减少，调节代谢过程的神经激素和酶的功能也不断下降，这些因素都能影响肥胖的发病率，使之明显提高，这也是为何人容易中年发福的原因。肺、脾、肾生理功能随年龄增加而愈加衰退，故而体重渐升。

3. 先天禀赋，遗传因素

遗传因素对于肥胖的发生有着至关重要的作用，中医学的遗传理论“以母为基，以父为楯”，决定新生儿体重的物质基础是由先天父母所赐。《灵枢·根结篇》云：“逆顺五体者，言人之骨节之大小，肉之坚脆，皮之厚薄，血之清浊，气之滑涩，脉之长短，血之多少。”说明人之肥胖与否是由先天禀赋所决定的个体差异，其发生具备一定的家族聚集性倾向，父母双方或者一方肥胖的后代，肥胖的概率为40%～70%。阳盛体质，胃热亢盛，腐熟水谷功能亢进，则食欲过盛。然胃受纳水谷过量，则会阻碍脾之运化功能，痰浊内生，发为肥胖。

4. 缺乏运动，痰湿内生

动则生阳，静则生阴。少动者，阴盛阳虚，气化功能欠佳，津液不化，停为痰湿，化为膏脂，堆积不化而致肥胖。说的是如果饮食不当，肥甘厚味不知节制，又缺乏适当的劳动和锻炼，或长期坐卧，均可使体内的营养物质因摄入大于消耗，积聚在体内而形成肥胖。金·张从正《儒门事亲·内伤》云：“凡膏粱之人，起居闲逸，奉养过度，酒食所伤，以致中脘留饮”。《金匮要略·血痹虚劳》曰：“夫尊荣人，骨弱肌肤盛”，指出膏粱之人，素食甘肥，养尊处优，多逸少劳，故筋骨脆弱，肌肤盛重。《望诊遵经》指出：“富贵者，身体柔脆，肌肤肥白，缘处深闺广厦之间，此居养之不齐。”长期缺乏运动劳作，身体柔弱，气血流行不畅，脾胃运化失司，故水谷精微输布失常，化为水湿痰饮，日久酿成膏脂，泛溢肌肤腠理而形成肥胖。《素问·宣明五气篇》也说：“久卧伤气，久坐伤肉”，气伤则虚，肉伤损脾，气虚脾虚，运化失司，痰浊内生，膏脂积聚，发为肥胖。薛生白《温热经纬》对此亦有论述：“过逸则脾滞，脾气困滞而少健运，则饮停湿聚矣。”这些记载均说明劳逸失度，缺乏运动锻炼，长期久坐易导致肥胖，这也解释了现代人因长期不良的生活方式，平素运动量少，伏案工作，缺乏体力活动，肥胖多发的现象。唐代孙思邈《备急千金要方·道林养性第二》有云“养性之道，常欲小劳”“饱食即卧，乃生百病”，表明人体健康离不开适当的体力活动。

四、临床表现

（1）轻度肥胖症多无症状，仅表现为体重增加、腰围增加、体脂百分比增加超过诊断标准。

（2）较为严重的肥胖患者可以有胸闷、气急、胃纳亢进、便秘、腹胀、关节痛、肌肉酸痛、易疲劳、倦怠以及焦虑、抑郁等。

（3）脾虚湿盛的患者可见浮肿，疲乏无力，肢体沉重，尿少，食欲缺乏，腹胀满，大便不爽，脉沉细，舌胖大，边有齿痕，舌苔薄腻，舌质淡红或白。

（4）脾肾阳虚的患者虚肿肥胖，面色苍白，疲乏无力，嗜睡，畏寒，自汗，腰腿冷痛，性欲降低，脉沉细无力，舌苔薄，舌质淡红。

五、治疗

1. 辨证治疗

（1）脾虚湿盛：温胆汤加减

组成：法半夏9g，陈皮15g，茯苓20g，炒白术15g，白芷12g，石菖蒲18g，薏苡仁25g，甘草6g，生姜12g，大枣6g。

痰湿型肥胖的治疗主要从健脾助运入手，中医认为脾脏是太阴湿土之脏，处于人体中焦，性喜燥而恶湿，得阳气温煦而方可运化健旺。胃主受纳，腐熟水谷，主通降，脾与胃相为表里，《黄帝内经》这样描述了这两者的关系："饮入于胃，游溢精气，上输于脾，脾气散精，上归于肺，通调水道，下输膀胱，水津四布，五经并行。"这说明我们人体无论是在消化吸收方面还是在营养转输方面都离不开脾的运化功能；人体水液精微能上下传输，均依靠脾胃这一升降枢纽从中斡旋。现代优越的社会环境，物产丰富，人们饮食结构已发生翻天覆地的变化，更有甚者，长期饮食不节者更是不乏于当下；如此必使胃受纳过盛，而脾之气难于消化传输，常致营养过剩，日久则积而生胖。故《素问·奇病论篇》有"肥美之所发也，此人必数食甘美而多肥也"之说。言明了后天饮食不当是导致肥胖的重要原因。另有"久坐久卧"等不良生活方式在人群中亦普遍存在，然久坐伤肉，久卧伤气，气伤则虚，肉伤损脾，终致气虚脾弱；中焦久伤，运化无能，输布失常，此时即便食入不多，但水谷难于吸收，往往堆积中宫而变生湿浊。浊阴不降，内聚脏腑，浑流血脉，充溢体肤可成肥胖。这类肥胖多伴有头晕乏力、体倦懒动，或动则气短喘促、汗出心悸等症状。脾为后天之本，中焦枢纽，脾旺则四季不受邪。

方中炒白术、陈皮、生姜、白芷、甘草均有理气、补气的功效，其中炒白术擅长于益气健脾，能够帮助脾阳升发并促进气血津液的运行；陈皮的气味辛温走窜，擅长于燥湿化痰，又长于健脾理气、行气，气行则血行，气血得以正常运行则津液可以输布至四肢肌肉、全身皮毛；生姜辛、微温，它具有助陈皮行气的功效；同时法半夏、陈皮、茯苓、甘草组成的二陈汤既能理气和中，又能燥湿化痰，与其他药共同作用，起到调气行血之作用。方中的法半夏擅长燥湿化痰；石菖蒲擅长于祛痰除湿和胃，配陈皮共奏化痰祛湿之效；白芷作为阳明经的引经药，能燥湿解表，又能发汗使湿邪从汗液排出；生姜协同白芷发汗；茯苓、薏苡仁均擅长于健脾利水渗湿，能利小便使湿邪从小便排出，给邪气以出路；大枣既能够调和脾胃，又能够助茯苓利水渗湿、利小便；甘草既能够补益脾胃又能够调和诸药。

（2）脾肾两虚：补气消痰饮

组成：党参15g，白术20g，茯苓20g，熟地黄20g，山茱萸15g，肉桂6g，砂仁6g，益智6g，半夏10g，陈皮10g，神曲10g。

《素问·生气通天论》载："阴者，藏精而起亟也，阳者，卫外而为固也。"言之阴阳之道为安身立命之本。肾者，内藏先天之精，肾阳为一身阳气之根源，推动和激发脏腑及经络的各种功能，如脾能运化健旺，需得肾阳之温煦，即"火能生土"。同时其尚能促进诸如体内精微物质的化生和输布，精微物质之间、精微物质与能量之间的相互转化，以及废物的排泄等，这是气化的过程。因此，只有先天之本发挥正常生理作用，机体的生命活动才能有序稳定。如果先天禀赋不足，素体阳虚，加之饮食不调，劳逸失度，或误用苦寒之品，终致肾阳日衰。火不生土，运化无能，水谷不归正化，膏脂乃生。反之，脾病不能充养"先天"，肾阳愈微，亦不能正常主水化气。脾肾恶性循环，必然痰浊积聚，充溢于肌肤而形成肥胖。肥人若因阳气不充，气化不利，寒水内停，湿滞而为痰，随气升降，无处不到。可见"痰湿"不仅属于疾病过程中的病理产物，亦可作为致病因素影响着疾病的转归。《石室秘录》载"盖火能生土，而土自生气，气足而痰自消，不治痰正所以治痰也。"这就为后人治疗痰饮病提供了思路。故治疗脾肾两虚型肥胖症应远离强责攻下，避免折损人体真元；只有从根本上扶植人体肾中元阳，补益脾土，方可起事半功倍之效。健脾温肾之法应贯穿治疗始终，同时可以佐以针灸刺激经络腧穴，加强脏腑功能，调整气血阴阳失衡，以达健运脾胃、温阳化湿之功。并在临证中权衡先后缓急；兼顾伴随症状，随证灵活变通，当能收到消除脂肪，减轻体重之效。

本方以益气温阳、健脾强肾、补气化痰的治疗原则为主。脾为生痰之源，故当培土制水，健运脾气使水湿得化；肾为生痰之根，故当引火归原，补肾温阳使水汽蒸化。在培火补土的同时，也当祛湿化痰以治标，标本兼治，才能调整阴阳，达到阴平阳秘，诸症向愈。方中党参、白术健脾益气，茯苓淡渗利湿健脾，熟地黄、山茱萸补益肾精，肉桂温阳化饮，砂仁、益智温肾暖脾，半夏、陈皮化痰祛湿，神曲消食开胃。最终合用益气健脾、温阳化饮、补肾益精、祛瘀降脂而达到治疗肥胖的目的。其中，肉桂温阳化气，就是通过推进对津液的输布从而使痰湿分解，这是全方精妙之处。

2. 针灸疗法

选穴：中脘、足三里、丰隆、阴陵泉、天枢、公孙、关元。

方中足三里乃足阳明胃经的合穴，同时亦是胃的下合穴，具有健脾化湿的功效，针刺它可以疏通阳明经气，调理肠胃功能，配八会穴之腑会、胃的募穴中脘穴，可理气机，调升降，增强脾胃运化之功，减轻痰湿的停聚。肥胖与气化不利，水湿停滞密切相关，故选用关元穴以培元固肾，微微助阳加强肾蒸腾气化的功能，从而达到分清泌浊、利水渗湿之功。《石室秘录》云："肥人多痰，乃气虚也，虚则气不能营运，故痰生也"，故选用丰隆穴健脾化痰，取脾经之穴阴陵泉健脾化湿，并配合大肠之募穴天枢穴益气健脾以治本。公孙为足太阴脾经的络穴，滋阴泄热、祛湿，针刺后减少胃肠蠕动。诸穴配伍，针灸并施，共奏健运脾胃，温肾助阳化湿之功，使运化有权，水谷精微四布，则诸症自除。

3. 穴位埋线

穴位埋线被广泛应用于肥胖症的治疗中，除了可以减重，缓解肥胖患者的临床不适表现，还可改善胰岛素抵抗，调节内分泌，甚至改善女性肥胖患者的生殖功能。笔者运用穴位埋线疗法治疗肥胖患者，常选用丰隆、天枢、梁门、水道、中脘、脾俞、胃俞、肾俞等穴。丰隆可健脾和胃；天枢配带脉可通畅腑气、调理气血；梁门、中脘治脏腑、调脾胃；脾俞、胃俞补益脾胃之气，增强运化功能；肾俞、水道利水消肿。诸穴相配，达到益肾填精、调和冲任、通经助孕的作用。

4. 饮食运动疗法

对于肥胖患者来说，控制饮食及加强运动锻炼也是必不可少的。运动疗法不仅可有效降低肥胖人群体脂、体重，还可增强体质，改善各项疾病指标。中国古代便有太极拳、八段锦、五禽戏等运动功法。饮食方面，少量或者不进食肥甘厚味、辛香刺激等高热量食物，尽量食用清淡、低盐、低脂之品。此外，坚持长期规律运动，以慢跑、快走、游泳、打羽毛球等有氧运动为主。运动只有在配合饮食控制的条件下才能取得良好效果，必须同步进行。

六、临证医案

李某，男，33 岁，行政职员。2022 年 3 月 10 日初诊。

【主诉】近 3 年增重 25kg。

病史：患者诉 3 年前因工作压力大开始暴饮暴食，近 3 年来体重上升 25kg，经控制饮食、加强锻炼未见明显改善，体重仍持续上升。刻下：形体肥胖，倦怠乏力，动则汗出，情绪急躁易怒，每饱食后出现右胁及腹部胀满不适，夜寐欠佳，大便黏滞，舌质暗红，苔白腻，脉弦滑。身高 185cm，体重 125kg，体重指数为 $36.5kg/m^2$。肝胆胰脾 B 超提示脂肪肝。生化检查示甘油三酯 2.51mmol/L，总胆固醇 7.12mmol/L。

【诊断】西医诊断：肥胖症。

中医诊断：肥胖（肝郁脾虚证）。

【治法】疏肝健脾，化瘀祛湿。

【处方】柴胡 15g，枳壳 15g，赤芍 15g，白芍 15g，苍术 15g，白术 15g，桃仁 12g，红花 12g，荷叶 15g，焦山楂 15g，泽泻 12g，猪苓 15g，茯苓 15g，薏苡仁 15g，炙甘草 8g。14 剂，水煎服，一日一剂，早晚分服。

【二诊】2022 年 3 月 24 日。患者诉右胁及腹部胀满减轻，偶感乏力、汗出，情绪较前好转，纳寐尚可，大便黏滞改善，舌质红，舌苔薄白，脉沉弦。原方加黄芪 30g，车前子 15g，防己 12g，山药 30g，继服 21 剂，服用方法同前。

【三诊】2022 年 4 月 28 日。患者诉无明显不适，乏力、汗出好转，配合有氧运动疗法体重降至 118kg，纳寐可，二便正常，舌质红，舌苔薄白，脉弦。原方继服 21 剂。配合饮食及运动疗法，半年后体重降至 95kg 左右，生化检查示甘油三酯及总胆固醇均正常。2022 年 11 月随访，体重未再上升。

【按语】患者身高 185cm，体重 125kg，体重指数为 $36.5kg/m^2$，诊断为肥胖症。平素情绪急躁易怒，每于进食后出现右胁及腹部胀满不适，食量大，夜寐欠佳，大便黏滞，舌暗红苔白腻，脉弦滑。辨证为肝郁脾虚，痰瘀阻滞，宜采用疏肝健脾、化瘀祛湿之法。上方中柴胡、枳壳疏肝理气，白术、茯苓、薏苡仁健脾益气祛湿，佐以苍术、泽泻、猪苓增强利水燥湿之力，白芍敛阴养血柔肝，赤芍、桃仁、红花活血化瘀。焦山楂消食导滞除胀，荷叶升举清阳，升降相对，则精微物质得以正常输布。炙甘草补脾和胃，调和药性。全方共奏疏肝健脾、化瘀祛湿之功。疏肝即使肝气条达畅通，使脾胃运化功能得以促进。健脾则不仅仅补其气，还要调理脾胃气机，脾气上升，胃气下降，升降相因，因而水谷精微得以正常输布。化瘀祛湿则可促使气血津液得以正常运行，使痰湿得以消散。在应用中药治疗的同时，还应配合饮食控制以及运动锻炼，以慢跑、快走、游泳、羽毛球等有氧运动为主。

七、经验总结

肥胖有着虚实之分，但总体属实多虚少，虚实之间还可进行转化。胃强脾弱之人，水谷精微进食过多，则转化成痰湿膏脂，停于肌肉、经络之中从而形成肥胖，此乃实证，是大多数肥胖者的早期阶段。如若长期饮食不节，加之痰湿阻遏，脾胃功能受损，导致脾阳不振、脾气虚弱，进一步导致胃失受纳，后天失养，正气渐而耗竭，则由实证转为虚证。脾虚则运化功能减退，痰湿内生，湿阻则气郁，痰生则化瘀，从而导致痰湿、气郁、瘀血相互作用，正虚与邪实兼夹。

应用中医药治疗肥胖的历史源远流长，并且取得了良好的成效。治疗肥胖主要采用健脾燥湿之法，兼以疏肝理气。肥胖于初期就进行干预治疗，可以获得满意疗效，但需长期坚持，不然易于再发。治疗肥胖采用中药治疗的同时，还嘱患者注意饮食调节，合理安排膳食；适当运动，防止脂肪蓄积；保持情绪稳定，避免情绪急躁。在药食治疗的同时，佐以针灸、埋线等中医特色治疗技术，往往能取得良好的疗效。

第十五节 · 从脾论治痛风

一、概述

痛风作为内分泌科常见病之一，近年来，随着人们经济生活水平的提高和物质条件的改善，痛风的发病率逐渐增高。痛风主要是一种由于尿酸代谢异常导致尿酸在关节或其他组织中沉积形成晶体，引发炎症反应的代谢性疾病。根据病因和发病机制的不同，痛风可分为原发性和继发性两大类。原发性痛风多与遗传、饮食等因素有关，继发性痛风则常由肾脏疾病、血液病等引起。临床中，痛风患者通常会出现急性关节炎的症状，如关节红、肿、热、痛，特别是夜间疼痛加剧。长期未治或治疗不当可发展为慢性痛风性关节炎，甚至出现痛风石和肾脏病变。流行病学研究显示，痛风的发病率随年龄增长而升高，男性患病率高于女性，且与饮食习惯（如高嘌呤食物摄入）、肥胖、高血压等生活方式因素密切相关。

痛风的中医病名可以叫作历节、白虎历节、浊瘀痹，甚至是行痹、痛痹等。痛风的中医病名和西医病名是一致的。痛风的发病原因和机制与中医理论中的湿、热、风、瘀等因素密切相关。中医学对于痛风的病因病机、辨证论治有其独到的见解和优势。

二、脾与痛风

在中医学中，脾脏一直被视为人体的重要器官，是人体气血生化的根本，而痛风则与脾的运化功能失调有关。它不仅包括现代医学中的脾脏功能，还涵盖了对痛风等代谢性疾病的独到见解。在中医理论中，脾主运化水谷精微物质，主要负责将摄入的食物转化为人体所需的气血，并维持体液的平衡。当脾功能正常时，在处理水谷精微的转化与运输的同时，能够有效地将湿邪排出体外，防止湿气在体内积聚，在体液平衡中扮演着关键角色。当脾运化有力时，则能有效防止湿邪滞留，减少尿酸沉积，体现了脾在维护代谢平衡中的关键作用。而这种观点与现代医学中提到的关于脾脏与免疫监视、血液过滤及储存等功能密切相关，同时对代谢调控的认识不谋而合。

然而，如果脾功能虚弱，“脾主运化”失司，运化水湿的能力下降，就会导致湿邪在体内停滞，形成“脾湿盛”的状态。这种情况下，体内的尿酸排泄减少，尿酸水平升高，从而引发痛风。痛风，作为一种由于尿酸代谢紊乱引起的疾病，其临床表现与中医所述的“脾湿盛”“脾不运湿”导致的病理变化惊人地吻合。当体内尿酸水平升高时，会出现关节红肿疼痛、行动不便等症状，这恰似中医所说的“湿邪困脾”，导致脾失健运，湿浊内生。因此，从某种意义上看，中医的脾概念延伸至了对痛风等代谢失调病症的深刻理解。

从中医的角度来看，痛风属于“痹证”范畴，其病因主要与湿、热、风、寒等邪气侵袭有关。而脾主运化水湿，若出现脾虚，进一步脾胃功能失调，水湿内停，就容易导致湿邪在体内积聚，从而诱发痛风。因此，保持脾经的畅通对于预防和治疗痛风具有重要意义。此外，脾虚还可能导致食欲减退、大便稀溏、乏力等症状，这些症状也可能间接影响痛风患者的整体健康状况和治疗效果。因此，在中医治疗痛风时，除了针对痛风本身的治疗外，还会重视调理脾的功能，以增强机体的整体代谢能力和尿酸排泄能力。

脾经循行经过足大趾内侧，与足厥阴肝经相交于太冲穴。而痛风患者往往伴有肝气郁结的症状，如胁肋胀痛、情绪不稳、易怒等。中医学主要通过调理脾经和肝经的气血运行，通过“疏肝健脾”之法可以缓解肝气郁结的症状，从而对痛风的治疗产生积极的影响。此外，脾经还与胃经相互关联。胃为水谷之海，主受纳腐熟水谷精微。痛风患者往往伴有消化不良、食欲缺乏等症状。通过“健脾养胃”之法积极调理脾经和胃经的气血运行，可以改善消化功能，促进食物的消化吸收，从而对痛风的治疗产生积极的影响。

痛风临床多见关节肿痛，其常因湿滞、热郁、痰阻所致。由于饮食不节，脾运失健，湿邪内生，湿热蕴结，津液煎熬成痰，与热搏结，瘀阻于关节，发为疼痛。湿为痰之源，湿热蒸腾则痰浊内生，停而为瘀，又痰热阻络妨碍气血，致痰热瘀互结。脾主运化转输：一是指调节水液代谢；二是助胃腑消化精微；三是促使人体水湿津液流通。痛风病位在四肢关节，为脾经所循行之处。饮食不节，脾失健运，脾虚湿困，气机不利挟痰热循经上行，湿、热、痰凝结于关节，遂发为痛风。

由此可见，痛风的发生、发展与脾的运化功能正常与否有着密切的关系。

三、病因病机

（一）中医病因

多部中医古籍中指出环境、饮食、情志等因素导致痛风发病，“痹证”与饮食不节、情志不畅、外感湿邪、过度劳累等因素有关。

1. 饮食不节

现代人饮食多油腻、高蛋白，且常伴有饮酒习惯，这种饮食习惯导致脾胃负担加重，运化功能受阻，水湿内停，日久化为湿热，湿热下注，流注于关节，发为痛风。故痛风患者多见关节红肿热痛，正是湿热瘀阻的表现。

2. 情志不畅

《黄帝内经》云：“怒则气上，喜则气缓，悲则气消，恐则气下……惊则气乱……思则气结。”由此可见，情志不畅，尤其是长期抑郁、愤怒，会影响肝脏的疏泄功能，使肝气郁结，进而影响脾脏的运化功能，导致水湿内停，湿聚生痰，痰湿与瘀血互结，阻碍气血运行，最终在关节处形成痛风。

3. 过度劳累

过度劳累，尤其是长时间的体力劳动或精神紧张，会损伤脾肾两脏。脾主运化，脾伤则运化失职，水湿停聚，化为湿热，流注关节；同时，“劳则伤肾”，肾主骨，肾虚则骨弱，关节不利，更易感受外邪，诱发痛风。

4. 外感湿邪

居住环境潮湿或长期处于湿润的环境中，易使人体外感湿邪。《素问·阴阳应象大论》云：“湿胜则濡泻。”湿邪侵袭人体，与体内湿热相互勾结，更难以排出体外，湿邪滞留关节，导致关节肿痛，形成痛风。

5. 病理因素

气机郁滞是本病的初始环节。《济生方》云：“人之气道贵乎顺，顺则津液流通，绝无痰饮之患。”气能载津而行，气顺则津液输布正常；气郁则津停，日久湿热痰气交阻于关节，形成痛风。

（二）中医病机

痛风的中医病机主要涉及湿热、痰浊、血瘀等病理因素，其根源在于脾胃功能的失常，同时与肝、肾等脏腑功能失调有关。因素体虚弱、饮食不节、情志不畅而引发，湿热内生，日久化痰，痰浊与气血相搏结，最终导致湿热、痰浊、血瘀在关节脉络中壅塞凝结，形成痛风的典型症状。《素问·痹论》言："风寒湿三气杂至，合而为痹也，其风气胜者为行痹，寒气胜者为痛痹，湿气胜者为着痹也。""痛风"病名出自《格致余论·痛风》，其言："彼痛风者，大率因血受热已自沸腾，其后或涉冷水，或立湿地，或扇取凉，或卧当风，寒凉外抟，热血得寒，污浊凝涩，所以作痛。"《金匮要略·中风历节病脉证并治第五》言："寸口脉沉而弱，沉即主骨，弱即主筋，沉即为肾，弱即为肝。汗出入水中，如水伤心。历节黄汗出，故曰历节。"《医学入门》言："痛风历节分怯勇，形怯瘦者，多内因血虚有火；形肥勇者，多外因风湿生痰。以其循历遍身，曰历节风。甚如虎咬，曰白虎风。痛必夜甚者，血行于阴也。"现代医家朱良春认为痛风"症似风而本非风"，主要病机为湿浊瘀滞阻于体内。痛风的发病，以体质偏颇为本，痰湿、湿热、血瘀体质为高发体质；以湿热痰瘀交阻为标，自身体质偏颇，湿、热、痰、瘀交阻，经脉不通，而不是风寒湿邪侵袭机体。

大多数痛风病患者在体检时发现尿酸值升高而无明显躯体不适症状，受现代人生活、工作压力较大和饮食习惯影响，痛风病常常迁延难愈。痛风病患者常有情志不畅的经历，其中部分患者得知患此病症后更是焦虑不安。痛风病发作因风寒湿邪外侵、饮食不节而化生湿热、浊毒沉积于筋肉关节，且邪盛久必伤正，损伤脾肾，津液输布障碍，湿热浊毒难除，使本病缠绵难愈、容易复发。痛风发生的关键是内外因相合，痰湿瘀阻；先天禀赋不足，肝、脾、肾功能失调为内因，外感风、寒、热、湿邪为外因；湿热壅聚下焦，痹阻经络，遂发为本病。此外，在现代生活中，受饮食习惯和生活压力等多种因素影响，痛风患者往往伴有脾胃虚弱、肝肾不足等情况。长期的不良生活习惯和情绪波动，导致肝气郁结，脾运化失常，湿浊内生，湿与热相结合，最终酿成湿热痰浊，阻滞气血运行，使关节脉络不通，发为痛风。痛风的发作，常因内外因素相互作用，如饮食不节导致湿热内生，情志不畅使肝气郁结，劳累过度伤及脾肾等。这些因素共同作用，使湿热痰浊与气血搏结于关节，导致关节红肿疼痛，活动受限。

（三）西医发病机制

1. 尿酸代谢紊乱

尿酸作为人体代谢产物之一，在正常情况下会通过肾脏排出体外。然而，当体内尿酸生成过多或排泄不足时，血液中尿酸浓度升高，导致尿酸盐在关节和软组织中沉积，引发痛风。尿酸代谢紊乱是痛风发生的核心环节，与多种因素有关。痛风是一种代谢性疾病，其核心问题在于尿酸排泄减少，导致血液中尿酸浓度升高。尿酸是嘌呤代谢的最终产物，正常情况下会通过肾脏排出体外。然而，当体内尿酸生成过多或排泄不足时，就会引起高尿酸血症，严重者为痛风。

2. 饮食习惯

痛风的发生与饮食密切相关。长期摄入高嘌呤食物（如红肉、海鲜）会增加体内尿酸的生成，从而导致痛风。

3. 肾脏排泄尿酸能力下降

肾脏排泄尿酸能力下降也是导致血尿酸增高的重要原因。

4. 遗传因素

遗传因素也在尿酸代谢中扮演着重要角色，家族中有痛风病史的人群更易患病。

5. 其他因素

除了尿酸代谢紊乱，痛风的发病还与关节和软组织中尿酸盐的沉积有关。这些沉积物在关节中形成结晶，引发炎症反应，导致关节疼痛、肿胀和畸形等症状。此外，药物（如利尿药、抗高血压药）也可能影响尿酸排泄，从而增加罹患痛风的风险。

四、临床表现

痛风病的临床表现如下。

（1）急性关节炎，这是痛风最常见的症状，通常表现为局部关节的红、肿、热、痛和功能障碍。患者可能会经历突然发作的剧烈疼痛，特别是在夜间或清晨。受影响的关节通常是单个关节，如大脚趾关节，但也可能影响其他关节，如膝、踝或手腕。在急性发作期间，关节可能无法正常活动。

（2）痛风石，长期高尿酸血症会导致尿酸结晶在关节周围或软组织中沉积，形成硬结或肿块，称为痛风石。这些痛风石可以出现在耳垂、指尖、膝盖等部位。

（3）肾脏病变：尿酸结晶也可能沉积在肾脏中，导致痛风性肾病。患者可能会出现血尿、蛋白尿或管型尿，严重时可能发展为肾功能不全。

（4）慢性关节炎：长期反复的急性关节炎发作可能会导致关节畸形和活动受限。

五、治疗

1. 中医治疗

临床常见的痛风多为脾虚湿热所致，大多数患者没有临床症状，部分有关节红、肿、疼痛、活动受限等不适，需要长期随访。患者往往比较焦虑，尤其是中老年男性，担心长此以往，发展为痛风石，又抗拒手术，部分患者害怕终身服用西药。而传统中医中药在治疗痛风方面具有一定的优势。痛风的发病与肝、肾等脏腑失调密切相关，其根本在于脾胃失调。因此从脾论治痛风，在临床辨治中具有非常重要的意义，也是中医治本理念的体现，结合现代人的病证特点，治疗时注重健脾养胃，清热利湿，调理脾肾，以期排除湿热痰浊，恢复气血运行。中医药在治疗痛风病的过程中，不仅对肢体的红、肿、热、痛以及痛风石进行干预，更注重全身气血津液的畅达，以达机体阴平阳秘的状态。

2. 西医治疗

在临床治疗痛风的过程中，患者通常需要通过血液检测来确定血液中尿酸水平的高低，这是判断痛风病情和选择治疗方案的重要依据。检测关节液中的尿酸结晶，有助于确诊痛风并排除其他类似疾病。关节超声检查可观察到受影响关节的炎症状况以及是否存在尿酸结晶沉积。细针抽吸活检（在必要时进行）可以提供关于关节炎症程度和结晶类型的详细信息，是评估炎症严重程度的一种有效手段。而其他如 X 射线检查、CT 扫描及 MRI 等影像学检查，并不作为痛风诊断的常规检查方法。通过病史、症状体征以及上述辅助检查，明确诊断后，对于急性痛风发作需立即采取药物治疗，如非甾体抗炎药（NSAID）、秋水仙碱或糖皮质激素等以缓解疼痛和炎症。对于慢性痛风或反复发作的患者，可能需要长期使用降尿酸药物，如别嘌醇或苯溴马隆，以降低血尿酸水平并预防未来的发作。然而，这些治疗在带来疗效的同时也可能伴随不良反应，例如消化系统不适、肾脏功能受损等。在治疗过程中，需要定期监测患者的血尿酸水平、肾功能和关节状况，注意治疗带来的变化和潜在副作用。此外，鼓励患者调整生活方式，包括合理饮食、减少高嘌呤食物摄入、保持适当体重和适量运动，以综合管理痛风并减少发作的风险。

六、临证医案

1. 病案一

患者李某，男，46 岁。2023 年 10 月 22 日初诊。

【主诉】右侧足趾关节间断疼痛 2 月余。

【病史】患者 2023 年 7 月因在沿海城市旅游喝酒、食海鲜后出现右侧足趾关节红肿热痛，尿酸（UA）728μmol/L，自行口服非布司他片后疼痛缓解，后症状时有反复，刻下：患者诉右侧足大趾时感疼痛不适，无红肿，肢体困重，易疲惫，纳可寐安，大便质稀，体胖，舌质红、舌边有齿痕、苔黄腻，脉弦滑。

【诊断】中医诊断：痛风病，脾虚兼湿热内蕴证。

西医诊断：痛风。

【治法】清热利湿，益气健脾。

【处方】方用四妙散化裁。怀牛膝 15g，苍术 10g，黄柏 6g，薏苡仁 20g，党参 10g，茯苓 15g，山药 15g，车前子 15g，泽泻 10g，丝瓜络 15g，忍冬藤 15g，羌活 10g，秦艽 10g，赤芍 10g。7 剂，水煎服，每日一剂，早晚分服。

【二诊】2023 年 10 月 28 日二诊：患者诉足趾关节疼痛显著缓解，肢体困重较前有所好转，大便质偏稀，小便调，纳食可。舌脉同前。上方加茯苓至 20g，加炒白术 12g、甘草 6g。14 剂，水煎服，每日一剂，早晚分服。

【三诊】2023 年 11 月 12 日三诊：患者诉近日熬夜加班，并且过度运动后再次出现足趾关节疼痛，无红肿，精神可，肢体轻快，大便成形，舌红、边有齿痕、苔黄微腻，脉弦，上方加忍冬藤至 30g，加威灵仙 15g，延胡索（玄胡）12g，14 剂，水煎服，每日一剂，早晚分服。2023 年 12 月 2 日复诊，患者疼痛症状缓解，复查尿酸 342μmol/L，嘱清淡饮食，定期复诊。

【按语】患者平素饮食不节，嗜食肥甘厚味，脾胃运化失常，湿热浊毒胶结，日久流注于下肢关节，气血不通而痛，发为痛风。结合患者刻下及舌脉特征，考虑为脾虚兼湿热内蕴证，方中以四妙散为主，黄柏除下焦湿热，苍术燥湿升阳，怀牛膝补肝肾，强筋骨，下行以助药势，薏苡仁健脾渗湿，且苍术、薏苡仁、怀牛膝三药皆有除痹之功。脾主运化，居中央而灌四旁，党参、山药补益脾气，茯苓健脾利湿，以复枢机转运之职。配以车前子、泽泻利湿泄浊，使湿邪从小便出，忍冬藤、丝瓜络活血通络，赤芍活血止痛，羌活、秦艽祛风舒筋，二诊患者关节疼痛及肢体沉重感有所减轻，方药对证，加用四君子汤以增强脾运功能。三诊患者无明显精神倦怠、疲惫感，仍遗留疼痛，加忍冬藤、威灵仙、延胡索（玄胡）以活血通络止痛。

2. 病案二

患者，男，26 岁，2023 年 6 月 7 日初诊。

【主诉】左足第一跖趾关节、踝关节肿痛间断性发作 1 年余，加重 2 天。

【病史】患者 1 年前大量饮酒后夜间突然出现左足第一跖趾关节红肿热痛，活动受限，于当地医院就诊查血尿酸升高，诊断为痛风，给予降尿酸及消炎镇痛治疗，后因不良反应自主停药未再进行系统治疗。左足第一跖趾关节疼痛仍反复发作，发作间期递减，肿痛逐渐累及踝关节。20 年前因饮酒及进食大量海鲜后出现左足第一跖趾关节及踝关节肿痛，活动受限，刻下症见左足第一跖趾关节及踝关节肿痛，痛处固定不移，夜间痛甚，活动受限，有压痛感，关节皮色微红，皮温稍高，未见痛风石。平素喜食肥甘厚腻、生冷海鲜，常饮酒，体胖。平日喜卧少动，时常乏力，头目昏沉，心情烦躁，无发热、咳嗽、胸闷、心慌、口干苦等。纳差无食欲，眠尚可，大便质稀不成形，日 3～4 次、量少，排完有不尽感，小便黄。舌红，苔黄腻，脉滑数有力。否认有糖尿病、高血压、脂肪肝等病史，否认手术外伤史。实验室检查：血尿酸 480μmol/L，其他检查指标未见明显异常。

【诊断】中医诊断：痹证，脾虚湿热证。

西医诊断：痛风。

【治法】健脾利湿，清热泻火止痛。

【处方】虎杖 30g，荷叶 15g，决明子 30g，焦山楂 12g，泽泻 15g，土茯苓 24g，山慈菇 9g，牛膝 15g，透骨草 6g，黄芪 30g，麸炒白术 18g，干姜 3g，陈皮 9g，木香 6g，黄连 12g，苍术 15g，巴戟天 6g，延胡索 15g。14 剂，日 1 剂，水煎，早晚饭后温服。嘱其痛甚难忍时可服用 1～2 片依托考昔片（60mg 1 片），避免食用高嘌呤食物，多饮水，保证充足休息。

【二诊】2023 年 6 月 21 日二诊，中药内服 2 剂后足部疼痛明显减轻，无需服用止痛药，但仍感乏力头昏，心情烦躁减轻，纳改善，眠可，大便质稀，日 1 次，排完仍有不尽感。舌淡红苔黄腻，脉滑。实验室检查：血尿酸 420μmol/L。上方去山慈菇、延胡索，麸炒白术改为 24g，荷叶改为 18g，焦山楂改为 15g，土茯苓改为 30g。继服 14 剂，煎服同前。

【三诊】2023 年 7 月 5 日：治疗 4 周后，患者病情趋于稳定，疼痛消失，其余不适症状明显减轻，舌淡红苔黄，脉滑。实验室检查：血尿酸 380μmol/L，嘱其继服二诊方 14 剂，前服法同前。后期服用二诊加减方巩固半年，随访至 2024 年初，病情稳定，痛风未见复发，血尿酸每月复查低于 360μmol/L，嘱其调摄饮食，避免食用高嘌呤食物，戒酒多饮水，勿过度劳累，适当运动减重。

【按语】患者就诊时血中尿酸超出正常值且疼痛难忍，处于痛风急性发作期，患者为男性青年，除受累关节皮肤一派红肿热痛之象外，仅见乏力、头昏等不适症状，可见脏腑亏虚尚缓，少动纳差、苔黄腻、脉滑数等湿热困重之证较为明显，在急性发作期首诊以虎杖、荷叶、决明子、焦山楂、泽泻清化血浊药为君。土茯苓、山慈菇、透骨草直入骨骱，整治浊毒之标。牛膝补益肝肾、强筋健骨、引火下行，延胡索活血止痛，与消浊毒之药共为臣药。黄芪、麸炒白术、干姜补气温阳健脾，木香行气止痛，陈皮、黄连、苍术清热燥湿消其困重。虽未见肾气虚损之征兆，然考虑脾病及肾，少许巴戟天温补命门防患于未然。二诊急性发作期已过，去除山慈菇、延胡索等清热解毒止痛药，血中尿酸浓度仍高于正常值，脾虚湿困诸症仍存，则健脾祛湿化浊之荷叶、焦山楂，健脾之麸炒白术，祛湿之土茯苓加量，三诊患者疼痛未返，其余症状明显改善，舌苔由腻转黄，湿热之象好转，继续上方巩固。在不同时期虽或补或泄，清化血浊药贯穿诊治始终，有效阻断了病情的进展恶化。

七、摄生调护

1. 饮食管理方面

在饮食上，建议减少高嘌呤食物的摄入，如海鲜、啤酒、肉汤、动物内脏等，并多吃青菜水果，多喝水，以促进尿酸排泄。同时，要避免辛辣刺激的食物，减少油腻食物的摄入，以及避免过量摄入含碘量高的食物，如海带等，以免加重病情。

2. 生活管理方面

在生活上，建议保持规律的作息时间，避免过度劳累和熬夜影响病情。同时，适当的运动有助于增强体质和改善痛风症状，但应避免过度运动或重体力劳动，以免加重关节负担。在情绪上，保持良好的心态对痛风患者非常重要。要学会控制情绪，避免焦虑和压力过大，保持心情舒畅有助于疾病的恢复和预防痛风的反复发作。

总之，痛风患者需要通过合理的饮食、规律的生活和良好的情绪管理来综合调理身体，以减轻症状并预防病情的进一步发展。

第十六节 · 从脾论治血脂异常

一、概述

血脂异常是一种常见的代谢性疾病，通常是指血液中胆固醇、甘油三酯、高密度脂蛋白胆固醇（HDL-C）和低密度脂蛋白胆固醇（LDL-C）等脂质代谢紊乱，是心血管疾病的重要危险因素。随着现代生活方式的改变，血脂异常的发病率逐年上升，已成为全球公共卫生问题。在不同地区、不同年龄段和不同性别人群中，血脂异常的患病率存在一定差异。一般来说，城市居民的患病率高于农村居民，中老年人的患病率高于年轻人，男性的患病率在某些年龄段可能高于女性。

在中医学中，血脂异常可归属于“痰湿”“瘀血”等范畴。脾作为后天之本，是气血生化之源，对维持人体脂质代谢平衡起着至关重要的作用。脾主运化，不仅转化食物为气血，还负责水湿的代谢。脾功能失常，可能导致水湿内停，痰湿凝聚，进而影响血脂的正常代谢。

二、脾与血脂异常

在古老的中医学领域，脾脏被尊为人体的关键器官，脾主运化，是人体水湿代谢和气血生化的关键。作为现代生活中的一种常见代谢失调症状，其实与中医中提到的“脾失健运”有着密不可分的联系。脾不仅承担着现代医学中所描述的功能，更在调节血脂等代谢过程中扮演着独特而深远的角色。根据中医理论，脾负责将我们摄入的食物转化为必需的气血，同时维持体液的均衡。当脾的功能处于最佳状态时，它不仅能够有效地转化和运输水谷精微，而且能将多余的湿邪排出体外，防止其积聚，从而维护体液的平衡。这一过程对于保持血脂的正常水平至关重要。一个健康的脾脏能有效防止湿邪滞留，降低血脂的异常积累，这体现了它在维持代谢平衡中的核心作用。这与现代医学关于脾脏参与免疫监控、血液过滤及储存等功能的描述不谋而合，同时也对代谢调控有了更深层次的理解。脾者，主运化水谷精微，亦司水湿之运化。若脾之功能有亏，运化之力衰微，水湿则不得化散，留滞于内，渐成脾湿壅盛之候。水谷精微失于正常运化，膏脂无以布散转运，遂致膏脂停积，血脂异常之疾乃生。脾失健运既久，气血津液运行乖舛，清浊相干，浊脂混于血脉，周身气血为之滞涩，诸症纷纭而起，皆由脾之变端而累及血脂之常度也。这表明，血脂异常的产生与脾的功能失调有着直接的关系。脾功能失常可能导致水湿内停，痰湿内生，影响血脂的正常代谢。

从中医的视角出发，血脂异常可视为“痰湿内阻”的一种表现，其背后的原因主要与脾虚有关。因为脾主运化水湿，一旦脾虚，脾胃功能随之失调，水湿内停，痰湿凝聚，进而影响血脂代谢，便容易诱发血脂异常。因此，保持脾经的畅通，对于预防和治疗血脂异常具有重要的意义。此外，脾虚还可能引起食欲缺乏、大便稀溏、乏力等症状，这些间接地影响了患者的健康状态和治疗效果。此外，脾虚还可能导致气血生化不足，脏腑功能失调，加重血脂异常的病情。因此，在中医治疗血脂异常时，除了针对病症本身的治疗外，还会重视调理脾的功能，以增强机体的整体代谢能力和血脂调节能力。

脾经的循行路线与血脂异常之间也存在着紧密联系。脾经的循行经过身体的多个部位，与胃经相互关联。胃作为水谷之海，其主要功能是接受和消化食物。血脂异常患者往往伴有消化不良、食欲缺乏等症状，通过调理脾经和胃经的气血运行，可以改善消化功能，促进食物的消化吸收，进而对血脂异常的治疗产生积极的影响。

血脂异常之疾病多见于血液黏稠、脂质沉积，其常因气滞、血瘀、痰凝所致。由于情志失调，肝气郁结，气行不畅，血行瘀滞，津液停聚成痰，与瘀搏结，瘀阻于脉络，发为病症。正如《丹溪心法》所言：“气血冲和，万病不生，一有怫郁，诸病生焉。”气为血之帅，气滞则血瘀，又痰瘀阻络妨碍气血，致痰瘀互结。脾主运化升清：一是指运化水谷精微；二是运化水湿；三是升清降浊。血脂异常病位在脉络，为脾经之所循之处。情志不舒，脾失运化，脾虚痰阻，气机不利挟痰瘀循经上行，气、血、痰凝结于脉络，遂发为血脂异常。

由此可见，血脂异常的发生、发展与脾的运化功能正常与否有着密切的关系。

三、病因病机

（一）中医病因

多部中医古籍中指出环境、饮食、情志等因素导致血脂异常发病，“脂浊”与饮食失宜、情志失调、劳逸不均、外感邪气等因素有关。

1. 饮食失宜

现代人饮食多肥甘厚味、高糖高脂，且常伴有暴饮暴食习惯，这种饮食习惯导致脾胃负担加重，运化功能受阻，水湿内停，日久化为痰浊，痰浊内阻，流注于血脉，发为血脂异常。故血脂异常患者多见血液黏稠、脂质沉积，正是痰浊瘀阻的表现。

2. 情志失调

《素问·举痛论篇》中提到：“百病生于气也，怒则气上，喜则气缓，悲则气消，恐则气下，惊则气乱，劳则气耗，思则气结。”情志失调，尤其是长期焦虑、忧郁，会影响肝脏的疏泄功能，使肝气郁结，进而影响脾脏的运化功能，导致水湿内停，湿聚而生痰，痰湿与瘀血互结，阻碍气血运行，最终在血脉中形成血脂异常。

3. 劳逸不均

劳逸不均，尤其是长时间的过度劳累或过度安逸，会损伤脾肾两脏。《素问·宣明五气篇》言："久卧伤气，久坐伤肉。"脾主四肢肌肉，过度安逸则脾运失职，水湿停聚，化为痰浊；同时，"劳则伤肾"，肾主水，肾虚则水液代谢失常，痰浊内生，更易感受外邪，诱发血脂异常。

4. 外感邪气

居住环境不洁或长期处于污浊的环境中，易使人体外感邪气。《素问·移精变气论》云："贼风数至，虚邪朝夕，内至五脏骨髓，外伤空窍肌肤。"邪气侵袭人体，与体内痰浊相互勾结，更难以排出体外，邪气滞留血脉，导致血脉瘀阻，形成血脂异常。

5. 病理因素

《医林改错》曰："元气既虚，必不能达于血管，血管无气，必停留而瘀。"指出血脂异常主要由痰瘀凝滞而成。气血亏虚是本病的初始环节。《医学入门》云："血随气行，气行则血行，气止则血止。"气能推动血行，气旺则血行通畅；气虚则血行瘀滞，日久痰瘀交阻于血脉，形成血脂异常。

（二）中医病机

血脂异常的中医病机主要涉及痰浊、血瘀、气滞等病理因素，其根源在于肝脾功能失常，同时与心、肾等脏腑功能失调有关。因素体禀赋不足、饮食失宜、情志失和而引发，痰浊内生，日久化瘀，气滞与气血相互搏结，最终导致痰浊、血瘀、气滞在血脉经络中壅塞凝结，形成血脂异常的典型症状。《素问·调经论篇》言："血气不和，百病乃变化而生"。血脂异常病名虽未在古籍中明确提及，但相关论述可见于诸多经典。《伤寒杂病论·辨血痹虚劳病脉证并治》言："夫尊荣之人，骨弱，肌肤盛，重因疲劳，汗出，卧不时动摇，加被微风，遂得之。"《丹溪心法》言："痰挟瘀血，遂成窠囊。"现代医家认为血脂异常"病似瘀而实非瘀"，主要病机为痰瘀互结阻于体内。血脂异常的发病，以脏腑功能失调为本，痰湿、血瘀、气郁体质为高发体质；以痰瘀气滞交阻为标，自身脏腑功能失调，痰、瘀、气滞交阻，脉络不畅，而不是单纯的气血亏虚或外邪侵袭机体。

大多数血脂异常患者在体检时发现血脂指标异常而无明显躯体不适症状，受现代人生活、工作压力较大和饮食习惯影响，血脂异常迁延难愈。血脂异常发作因外感风邪、饮食不节而化生痰浊、浊脂沉积于血脉，且邪盛久必伤正，损伤脾肾，津液输布障碍，痰浊浊脂难除，使本病缠绵难愈、容易复发。血脂异常发生的关键是内外因相合，痰瘀阻滞；先天禀赋不足、脏腑功能失调为内因，饮食不节、情志失调、劳逸失度、环境因素等为外因；痰浊壅聚中焦，痹阻脉络，遂发为本病。此外，在现代生活中，受饮食习惯和生活压力等多种因素影响，血脂异常患者往往伴有脾胃虚弱、肝肾不足等情况。长期的不良生活习惯和情绪波动，导致肝气郁结，脾运化失常，痰浊内生，痰与瘀相结合，最终酿成痰瘀互结，阻滞气血运行，使脉络不通，发为血脂异常。

（三）西医发病机制

1. 脂质代谢紊乱

脂质作为人体代谢的重要物质之一，在正常情况下会通过一系列代谢过程维持平衡。然而，当体内脂质生成过多或代谢不足时，血液中脂质浓度升高，导致脂质在血管壁中沉积，引发血脂异常。脂质代谢紊乱是血脂异常发生的核心环节，与多种因素有关。血脂异常是一种代谢性疾病，其核心问题在于脂质代谢失衡，导致血液中脂质浓度升高。脂质包括胆固醇、甘油三酯等，正常情况下会通过代谢途径保持平衡。然而，当脂质生成过多或代谢不足时，就会引起血脂异常。

2. 饮食习惯

血脂异常的发生与饮食密切相关。长期摄入高胆固醇、高脂肪食物（如动物内脏、油炸食品）会增加体内脂质的生成，从而导致血脂异常。

3. 肝脏代谢脂质能力下降

肝脏代谢脂质能力下降也是导致血脂增高的重要原因。肝脏在脂质代谢中起着关键作用，当肝脏功能受损或代谢能力下降时，无法有效调节脂质的合成和分解，导致脂质在体内堆积。

4. 遗传因素

遗传因素也在脂质代谢中扮演着重要角色，家族中有血脂异常病史的人群更易患病。某些基因突变可能导致脂质代谢相关酶的活性改变，从而影响脂质的正常代谢。

5. 其他因素

除了脂质代谢紊乱，血脂异常的发病还与脂质在血管壁中的沉积有关。这些沉积物在血管壁中形成斑块，引发血管狭窄和硬化等症状。此外，缺乏运动、肥胖、糖尿病、高血压等因素也可能影响脂质代谢，从而增加血脂异常的风险。药物（如某些激素类药物、抗精神病药物）也可能干扰脂质代谢，导致血脂异常的发生。

四、临床表现

血脂异常的临床表现多样，包括但不限于头晕、胸闷、心悸、乏力、肢体麻木等症状。这些症状反映了血脂异常对心血管系统的影响。主要包括以下几个方面。

1. 黄色瘤

这是血脂异常的常见症状之一，通常表现为局部皮肤出现黄色或橘黄色的斑块或结节。黄色瘤可出现在眼睑、肘部、膝部、手掌等部位，大小不一。

2. 动脉硬化

长期血脂异常会导致脂质在血管壁中沉积，形成动脉粥样硬化斑块。这些斑块会使血管狭窄，影响血液流通，增加心脑血管疾病的风险。患者可能会出现胸闷、胸痛、头晕、头痛等症状。

3. 肝脏损害

血脂异常可能会导致脂肪肝的发生，患者可能会出现肝脏肿大、肝功能异常等表现。

4. 急性胰腺炎

严重的高甘油三酯血症可能会诱发急性胰腺炎，患者可能会出现剧烈的腹痛、恶心、呕吐等症状。

需要注意的是，血脂异常的临床表现可能因个体差异而有所不同，有些患者可能没有明显的症状，直到出现严重的并发症时才被发现。因此，定期进行血脂检查非常重要，以便早期发现和治疗血脂异常。

五、治疗

（一）中医治疗

血脂异常多由痰湿内阻、气滞血瘀所致。临床上许多患者可能没有明显症状，部分患者会出现头晕、头痛、胸闷、乏力等不适。由于血脂异常需要长期治疗和管理，患者常常会感到焦虑，尤其是中老年人，担心病情发展，对长期服用西药也存在顾虑。而传统中医中药在治疗血脂异常方面具有一定的优势。血脂异常的发病与肝、脾、肾等脏腑功能失调密切相关，其根本在于脾胃运化失常。因此从脾论治血脂异常，在临床辨治中具有重要意义，也是中医治本理念的体现。结合现代人的病证特点，治疗时注重健脾化痰，行气活血，调理肝脾，以期祛除痰湿瘀浊，恢复气血通畅。中医药在治疗血脂异常的过程中，不仅针对症状进行干预，更注重整体调理，以期达到机体气血调和、阴阳平衡的目的。通过中药的辨证施治，可以改善患者的体质，调节脏腑功能，从而降低血脂水平，预防心脑血管疾病的发生。中医治疗血脂异常注重调理脾胃，化痰祛湿，活血化瘀。同时还需要通过中药、针灸、拔罐等方法，调整整体身体状态，改善生活方式，达到治疗目的。

（二）西医治疗

在临床治疗血脂异常的过程中，患者通常需要通过血液检测来确定血脂水平的高低，这是判断血脂异常病情和选择治疗方案的重要依据。检测血液中的脂质成分，如胆固醇、甘油三酯等，有助于明确诊断并评估病情的严重程度。颈动脉超声检查可观察到血管壁的厚度以及是否存在斑块。其他如冠状动脉造影（在必要时进行）可以提供关于心血管状况的详细信息，是评估心血管风险的一种有效手段。通过病史、症状体征以及上述辅助检查，明确诊断后，对于血脂异常患者，通常需要采取药物治疗，如他汀类药物、贝特类药物或烟酸类药物等，以降低血脂水平并预防心血管疾病的发生。然而，这些治疗在带来疗效的同时也可能伴随不良反应，例如肝功能异常、肌肉疼痛等。在治疗过程中，需要定期监测患者的血脂水平、肝功能和心血管状况，注意治疗带来的变化和潜在的副作用。此外，鼓励患者调整生活方式，包括合理饮食、减少高脂肪和高胆固醇食物摄入、增加膳食纤维摄入、保持适当体重和适量运动，以综合管理血脂异常并降低心血管疾病的风险。

六、临证医案

【主诉】患者，女，56 岁，血脂升高伴头晕 2 年，于 2024 年 1 月 20 日初诊。

【病史】患者两年前体检发现血脂升高（具体数值不详），口服阿托伐他汀治疗，服药一周后出现肌肉酸痛不适的症状，遂停止治疗。近 3 个月自觉头晕症状加重，复查血脂仍异常，故前来就诊。血检结果显示：总胆固醇 6.73mmol/L，甘油三酯 1.39mmol/L，脂蛋白 a 884.0mg/L。刻下症：头晕不适，晨起加重，周身乏力，纳眠差，大便溏薄，舌淡苔薄白，脉濡缓。

【诊断】中医诊断：脾气虚弱，痰浊阻滞证。

西医诊断：血脂异常。

【治法】补气健脾，化痰降浊。

【处方】人参 12g（另煎），白术 12g，茯苓 9g，半夏 9g，天麻 9g，山楂 15g，酸枣仁 9g，合欢皮 6g，荷叶 6g，炙甘草 6g。14 剂，水煎 200mL，每日 1 剂，早晚温服。

【二诊】2024 年 2 月 3 日复诊。患者头晕明显减轻，仍觉晨起加重，稍感困倦乏力，纳眠可，大便溏，舌红苔薄白，脉弱。因患者恐惧抽血，未行血脂检查。上方去酸枣仁、合欢皮，荷叶减量为 3g，加薏苡仁 9g、豆蔻 9g，14 剂，水煎 200mL。每日一剂，早晚温服。

【三诊】2024 年 2 月 18 日复诊。患者晨起稍感头晕，进食后稍感困倦乏力，纳眠可，二便调，舌淡红苔白，脉缓。复查血脂：总胆固醇 5.16mmol/L，甘油三酯 1.11mmol/L，脂蛋白 a 623.6mg/L。上方去天麻、薏苡仁、豆蔻，加陈皮 9g，14 剂，水煎 200mL，每日 1 剂，早晚温服。

【按语】患者，中年女性，素体脾胃虚弱，因工作繁忙不能规律饮食，日久脾运失健，水液停聚，清浊不分，精微化为浊脂分布在血液中，表现为血脂水平的升高；头晕、乏力、纳眠差、大便溏薄等都是脾虚的临床表现。初诊时，脾虚为本，痰浊为标，以人参、白术共为君药补益肺脾之气；茯苓、半夏为臣药加强脾脏功能，除痰祛湿；天麻、山楂、荷叶、酸枣仁、合欢皮为佐药，其中荷叶性凉为佐制药以消诸药之温燥，其余为佐助药辅助君、臣药达到化痰降浊的目的；炙甘草为使药来调和诸药。本方中含四君子汤、半夏白术天麻汤等经典古方之方义，从经典方剂加减化裁，标本兼顾，更适合于临床应用。二诊患者头晕、乏力症状减轻，纳眠可，大便溏；考虑痰浊程度较前改善，脾神得以补养，睡眠改善，但仍有脾运失健，水湿不化，故去安眠之酸枣仁、合欢皮；因大便溏，荷叶减量为 3g，恐其寒凉之性佐制太过；加薏苡仁 9g、豆蔻 9g 利水渗湿，有“利小便以实大便”之意。三诊患者仅稍感头晕乏力，纳眠可，二便调；考虑为脾虚导致气血不足引起的症状，痰浊阻滞的病理因素已基本去除，患者素体脾虚，本次处方以补养脾脏为主，因仅稍感头晕，考虑为脾虚不能濡养头窍所致，故去天麻；因大便调，保留荷叶，去薏苡仁、豆蔻；加陈皮 9g 理气健脾，以防气滞痰凝之患；其中山楂可以化浊降脂，现代医学研究也证实山楂中含有多种降脂的活性物质，半夏、茯苓健脾和中治其本，以改善脾虚体质。

七、经验总结

血脂异常是由于脂质代谢紊乱引起的一组异质性疾病，由于脂质产生过多和（或）代谢障碍而致血脂水平升高，脂质在体内沉积所导致的疾病，表现为血液黏稠度增加，血管壁增厚，严重者可导致动脉粥样硬化、心脑血管疾病等。其发病与地域、饮食、生活方式、遗传等多种因素相关。随着生活水平的提高，我国血脂异常发病率逐年上升，目前我国血脂异常的患病率较高，且与高血压病、糖尿病、冠心病等疾病关系密切。其发病机制涉及多条与代谢相关的信号通路，研究表明，血脂水平升高会导致多种代谢指标的变化，给予药物治疗后，各代谢指标随着血脂水平的降低也趋于正常。随着研究不断深入，血脂异常逐步被重视，血脂异常归属于中医“痰饮”“血瘀”“湿阻”等范畴，病因有内因、外因、不内外因之分。历代医家从气血津液、脏腑功能的角度来认识本病，认为或因先天禀赋不足；或因后天失养，正气亏虚，脾肾不足，运化失常；或饮食不节，嗜食肥甘厚味，损伤脾胃，痰湿内生；或情志失调，气滞血瘀；或劳逸失度，久坐少动，气血运行不畅而发病。

先天禀赋是发病的重要基础，但痰、湿、瘀、浊为该病发生发展的关键诱发因素。多由先天脾胃虚弱，或因饮食不节，嗜食肥甘厚味，以致脾失健运，升清降浊无权，痰湿内生，蕴湿成浊；或先天肾气亏虚，泌别清浊失常，浊瘀内伏；或外感风寒湿邪，久而化热，或外感燥热火邪，痰浊瘀毒留滞血脉发病。正如《医林改错》所云："血受寒则凝结成块，血受热则煎熬成块。"且痰浊瘀毒日久不化，影响气血运行，血脉瘀阻，"痰瘀互结阻于脉络"，加重血管狭窄、硬化，甚至引发心脑血管疾病。或致损伤肝脏，痰浊瘀毒积聚甚发癥瘕之变。痰、湿、瘀、浊相互胶结，日久不化，既是病理产物，又为新的致病因素，互为因果，互相协同，终致血脂异常难以控制，病情缠绵。中医认为"痰、湿、瘀、浊"是本病发生发展的病机关键，贯穿病程始终，是血脂异常难以治愈的主要原因。治疗上谨守病机，注重化痰祛湿，活血化瘀，通脉降脂。

八、摄生调护

1. 饮食管理方面

在饮食上，建议减少高脂肪、高胆固醇食物的摄入，如动物内脏、油炸食品、蛋黄等，并多吃蔬菜、水果、全谷物等富含膳食纤维的食物，多喝水，以促进血液循环和代谢。同时，要避免进食辛辣刺激食物，减少甜食和饮料的摄入，以及避免过量摄入盐，以免加重病情。

2. 生活管理方面

在生活上，建议保持规律的作息时间，避免过度劳累和熬夜，因为生物钟紊乱可能会影响新陈代谢。同时，适当的运动有助于增强体质和改善血脂异常，但应避免过度运动或剧烈运动，以免引发心血管意外。可以选择适合自己的运动方式，如散步、慢跑、游泳等，并坚持长期运动。在情绪上，保持良好的心态对血脂异常患者非常重要。要学会控制情绪，避免焦虑和压力过大，保持心情舒畅有助于调节内分泌和神经系统功能。可以通过听音乐、阅读、旅游等方式放松心情，缓解压力。

总之，血脂异常患者需要通过合理的饮食、规律的生活和良好的情绪管理来综合调理身体，以降低血脂水平并预防心血管疾病的发生。

第十七节・从脾论治痤疮

一、概述

痤疮是发生于毛囊皮脂腺的一种慢性炎症性疾病。好发于颜面、前胸、后背等皮脂溢出部位，其损害特征为粉刺、丘疹、脓疱、囊肿和结节，严重的可形成瘢痕。痤疮发病率高达40%～70%，男性发病高峰在16～19岁，女性发病高峰在14～16岁，可持续至30～40岁，严重影响患者的身心健康。

痤疮的发病机制较为复杂，一般认为痤疮与雄激素诱导的皮脂大量分泌、毛囊皮脂腺导管角化、痤疮丙酸杆菌繁殖、免疫炎症反应等因素有关，这些变化可能导致皮肤屏障功能受损。临床治疗以物理治疗和药物治疗为主。

中医学中并无痤疮这一病名，但古医籍中记载的"痤痱""面疱""面皶疱""面皰疮"等病名与本病名相似，而根据痤疮的临床证候特征也可将痤疮归属到中医学中的"粉滓"

“粉刺”等范畴。相关的记载也颇多，不论是病因病机描述还是理法方药，如从最早的外感风寒、风热、湿热，至明清以后的肺郁、血热，再至现代的从肝、冲任论治理论，对痤疮的认识从古至今已形成了相对完备的理论基础。因此，相对于西医治疗，中医药治疗本病有一定优势，有复发率低、不易留下痤疮瘢痕、滋润皮肤等优势。

二、脾与痤疮

（一）口周痤疮分布对应于脾

痤疮发病部位主要在面部，而在面部的分布或集中于额头部，或集中于面颊部或以环口部位为主，中医学认为面部的不同区域分别与各个脏腑相对应，脏腑的病理变化均可以在该区域有所表现。口绕唇部可分为唇部及下颌部，唇部属脾。而足阳明胃经起于鼻翼两侧，环口两旁，环绕嘴唇，向下在颌唇沟承浆穴处左右相交，故唇周属于足阳明胃经。《灵枢·经脉》载有：“胃足阳明之……还出挟口环唇”。《难经》云：“足太阴气绝，则脉不营其口唇，口唇者，肌肉之本也。”《四诊抉微》：“环口黧黑，柔汗发黄，脾绝。”故笔者认为口周痤疮一般由脾胃失运，致使湿热内生。脾开窍于口，其华在唇，今脾虚不能运化，胃亦不能降，故湿热内积，熏蒸于口周而发痤疮。表现为口周部丘疹或脓疱，伴有疼痛感，少有瘙痒，常兼食欲缺乏、胃脘不舒、口臭、便秘等症状。

（二）久治不愈的痤疮宜从温阳健脾着手

痤疮的病因主要是肺经蕴热，复受风邪；湿热互结，上蒸颜面；脾气不足，运化失常，湿浊内停，郁久化热，热灼津液，煎炼成痰，湿热瘀痰凝滞肌肤而发。所以治疗上主要采用清肺热、凉血、解毒等法，一般都能取得较好的疗效。但是对于一些反复发作迁延不愈的痤疮，脾虚在其整个病程中都起着极其重要的作用，一味地清热凉血解毒则收效甚微，而应该将健脾作为贯穿痤疮整个治疗过程中的原则。顽固性痤疮多因过食生冷、饮食偏嗜、久居寒湿之地、情志内伤等损伤阳气，阴阳失调，阳气不足。阳气虚弱无力推动气血运行，气滞血瘀，郁而化热，阻于肌肤发为痤疮，从温阳散结法治疗脾肾阳虚痤疮，疗效显著。

（三）百病皆由脾胃衰而生

这是由于脾胃乃人体后天之本，具有将饮食水谷转化为精微物质，并将这些精微物质转输至全身各个脏腑器官的功能，而人生命活动的继续以及精气血津液的化生和充实，均有赖于脾胃运化的水谷精微。若脾胃功能失调而气血运行失常，则会造成体内水湿内聚，久而化热，湿热循经上行，一是直接侵袭面部，以致气血凝滞于皮肉之中，则易发为痤疮，正如东垣在其《奇效良方》中提到：“营气者，胃气也，运气也。营气为本，本逆不行，为湿气所坏，而为疮疡也。”二是痤疮的发生自古医家多责之于肺，而在五行关系中，土生金，脾为肺之母，脾母之湿热也能够影响肺子，从而间接导致痤疮的发生。三是若脾胃内伤，则其运化功能受损，气血生化不足，难以维持身心的活动以及抵御外邪的侵袭，往往容易形成疾病。

（四）顾护脾本为施治要义

《外科正宗》有言：“盖疮全赖脾土，调理必要端详”。脾胃为后天之根本，且脾为生痰之源，不论是食物抑或药物都需脾胃运化，水谷才能归于正化，药物才能发挥其效。脾主升清，胃主降浊，若脾气不升反降，胃中浊气上逆，浊气上蒸于面则为痤疮，见面色晦暗无光，恢复脾胃的枢纽功能是关键。故不论是痤疮旧病还是新病，固护脾胃功能显得尤为重要。

（五）脾主肌肉，为肌表皮肤生化之源

《外科证治全书》云："肌肉不能自病，脾胃病之"。《诸病源候论》云："脾主肌肉……内热则脾气温，脾气温则肌肉生热也；湿热相搏，故头面身体皆生疮"。《脾胃论》曰："气者，上焦开发，宣五谷味，熏肤，充身，泽毛，若雾露之溉。气或乖错，人何以生，病从脾胃生者四也。"人体脾胃功能正常，气血旺盛，皮肤红润光泽；若思虑过度、情志不调、劳倦内伤、饮食失节等损伤脾胃，气血生化之源不足，皮肤、毛发失于滋养，内生痰湿，阻于肌肤，郁而化热生毒，而生痤疮。

三、病因病机

（一）中医病因

作为一种毛囊皮脂腺慢性炎症性皮肤病，痤疮是由多种因素导致的。中医学认为，痤疮多因肺经风热、熏蒸肌肤、脾失健运、脾胃蕴湿积热而引起。究其中医病因，归纳起来，主要有以下几方面。

1. 体质因素

先天禀赋特殊，自父母所受的体质、皮肤性质决定，先天素体肾阴不足，肾之阴阳平衡失调，一旦到了青春期，肾气充盈，女子天癸至，男子相火旺，循经上蒸头面而致病发。

2. 七情内伤

叶天士《临证指南医案》云："女子以肝为先天"，女性痤疮患者其发病及加重往往与其特殊的生理病理特点有着紧密联系。女性患者情绪不稳定，与男性患者相比，较易肝郁化火，冲任失调。刘河间及王肯堂均认为：女子天癸即行，病候当厥阴之论；经前肝气易郁结化火，火性上炎，循经上行发为皮疹；其痛经、月经先期和量偏多也为肝郁化火之象。或患者平素情绪不佳，肝气不舒，肝失疏泄，间接影响脾胃功能的正常，若肝失疏泄，一是不能助脾升阳，二是不能疏利三焦，而导致水液停聚，经络不通，血行不畅，痰瘀互结，聚于面部而生丘疹、结节、囊肿等皮损。

3. 外邪侵袭

《素问·生气通天气论篇》说："劳汗当风，寒薄为皶，郁乃痤"指出痤疮的产生是因劳作汗出，又感受风寒之邪，互相搏结，气血郁滞皮肤而发为痤疮。《诸病源候论》云："面疱者，谓面上有风热气生疱""此由肤腠受于风邪，搏于津液，津液之气因虚作之也。亦言因传胡粉而皮肤虚者，粉气入腠理化生之也"。认识到痤疮的发病与"风""热""虚"有关。风热，是风和热相结合的病邪，风热之邪犯表、肺气失和而成痤疮。

4. 饮食不节

长期过量食用辛辣、肥甘厚味，或结合自身体质，易有湿热郁积，湿热聚结日久，使湿化热，湿热互相交结，迁延日久，循经上炎至面部，便形成囊肿。痤疮日久热盛成毒，肉腐

成脓，故面部脓疱较多，湿郁日久阻滞经络，血行不畅，故见结节、囊肿、瘢痕。正如陈实功《外科正宗》所谓“脾胃弱者则少食而难化，其人多瘦，气血亦衰……沉外科尤关紧要”。

5. 病久失养

痤疮病程较长，日久易化瘀阻滞经脉，瘀血滞于肌肤而形成结节、囊肿、瘢痕等。且瘀易化热，反过来还会加重痤疮的病情。或由于久病，造成脾胃失运化，此时，水湿停留，凝聚在一起，就形成了痰；或因肺胃积热，郁结于内，聚湿生痰，日久痰瘀互结，聚于皮肤，导致痤疮迁延难愈。

（二）中医病机

痤疮基本病机为肺经风热、湿热蕴结、痰湿凝滞。本病病位在肌肤腠理，与肺、脾、胃、肠关系密切。中医认为其发生多与先天禀赋、过食辛辣厚味、冲任不调等因素有关。主要病理因素为热、湿、痰、郁、风。阳热偏盛，且嗜食辛辣油腻之物，则湿热内生于肠胃，熏蒸于面部而生为痤疮；脾胃失调，湿邪内生，聚而生痰，则经络气血运行不畅，发为丘疹，或结成囊肿、脓疱、结节，热盛肉腐，则结节化脓；七情不遂，肝气郁结，则气血运行受阻，易生痰湿；肺气失宣，感受风热，蕴于皮肤，皆可生为痤疮。故痤疮的病位涉及肺经、脾经，以实证居多，久病可由实证变为虚证，以致出现气虚、阴虚等虚实夹杂之证。其治疗多从热、湿、痰、瘀、虚、郁入手。

人是一个有机的整体，内在脏腑病变可以通过经络反映于身体外部，出现皮肤病变。《外科启玄》云：“凡疮疡，皆由五脏不和，六腑壅滞，则令经脉不通而所生焉”。痤疮的产生，是由于人秉承父母所授热盛体质，加之后天饮食不节、过食肥甘厚味、饮酒辛辣，或情志不畅、七情五志过极化火，或当人体生理处于青春期、更年期、月经期前后，体内阴阳失调所引起的损美性皮肤病。脏腑辨证关键在于“脾胃”，其次是“肝、肺、肾”，痤疮的病机特点为“湿，热，毒，瘀”，其中湿热聚集是痤疮发病的关键因素，而湿热产生主要来源于脾胃功能失调，脾气不升，胃气不降，水液无法正常代谢，聚而化湿，日久化热，或合饮食不节，过食辛辣、刺激、肥腻厚味之品，或合自身体质，湿热内聚于中焦，循经上炎至面部，而生红色丘疹、粉刺、脓疱等皮损，痤疮日久热盛成毒，肉腐成脓，故面部脓疱较多，人体脾胃功能正常，气血旺盛，皮肤红润光泽；若思虑过度、情志不调、劳倦内伤、饮食失节等损伤脾胃，气血生化之源不足，皮肤毛发失于滋养，内生痰湿，阻于肌肤，瘀而化热生毒，而生痤疮。湿郁日久阻滞经络，血行不畅，故见结节、囊肿、瘢痕。

（三）西医发病机制

1. 雄激素

由性腺及肾上腺分泌的雄激素对皮脂腺发育和皮脂分泌起着调控作用，其中影响最大的是睾酮。睾酮经 5α-还原酶的作用转为双氢睾酮（DHT），DHT 是激发皮脂腺增生的主要因素，不仅可与皮脂腺细胞内的雄激素受体结合，刺激皮脂腺细胞增生和皮脂分泌增加，还能促进皮肤细胞内核蛋白合成和游离脂肪酸等物质产生，皮脂中游离脂肪酸含量升高可使毛囊漏斗部和皮腺导管过度角化，造成栓塞，使皮脂排泄产生障碍，导致痤疮。另外，皮脂腺中的雄激素受体（AR）对雄激素敏感性增加，可导致皮肤组织内 DHT 合成增多，也会导致痤疮。

2. 痤疮丙酸杆菌

痤疮丙酸杆菌是一种革兰氏阳性菌，是人体表面皮肤的正常菌群，主要寄居在皮肤毛囊和皮脂腺内，其大量繁殖是诱发痤疮的因素之一。侵入皮脂腺的痤疮丙酸杆菌释放脂酶、蛋白酶和透明质酸酶等多种具有生物活性的酶，这些酶可以分解皮脂中的三酰甘油生成游离脂肪酸和低分子多肽。其中，游离脂肪酸可刺激毛囊壁引发炎症，同时刺激毛囊皮脂腺导管增生和过度角化，导致皮脂分泌受阻，排泄不畅，从而增加痤疮发生率；低分子多肽可释放水解酶和多种炎症介质，诱导局部炎症反应，皮脂腺被破坏，形成痤疮。

3. 炎症损害和免疫失常

目前，对痤疮的炎症损害及免疫失常的认识仍不全面。多数学者认为，痤疮早期炎症损害不是由毛囊皮脂腺导管破裂引起，而与炎症前细胞活化参与有关。在血管与导管周围导管壁细胞、内皮细胞和浸润细胞中均有人白细胞（位点）DR 抗原（HLA-DR）的高表达现象。另外，痤疮丙酸杆菌大量增殖后，进入真皮引起内源性感染，并诱导一系列的免疫应答。

4. 毛囊皮脂腺导管角化异常

毛囊皮脂腺导管过度角化，其导管口径缩小，导致上皮细胞和皮脂积聚于毛囊口，从而也会引发痤疮。目前，引起毛囊皮脂腺角化异常的原因主要有脂质转变，细胞因子诱导等。

5. 其他

研究还表明，遗传因素、环境因素和心理因素等也会引起痤疮，使用某些化妆品、工业用油和多氯联苯等也可能引发痤疮。

四、临床表现

（一）临床表现

寻常痤疮多发生于 15～30 岁青年男女，皮损好发于面颊、额部及下颌，其次是胸、背部，多呈对称性分布，主要表现为粉刺、丘疹、脓疱、囊肿或结节，鼻部一般不受累，常伴有毛孔粗大和皮脂溢出。本病一般自觉症状轻微，炎症明显时可有疼痛。病程呈慢性、易反复，常继发敏感性皮肤，愈后遗留炎症性红斑、色素沉着和瘢痕。

（二）分级/分度

痤疮分级是痤疮治疗及疗效评价的重要依据。根据痤疮皮损性质及严重程度可将痤疮分为 3 度、4 级。1 级（轻度）：仅有粉刺。2 级（中度）：除粉刺外还有炎性丘疹。3 级（中度）：除有粉刺、炎性丘疹外，还有脓疱。4 级（重度）：除有粉刺、炎性丘疹及脓疱外，还有结节、囊肿或瘢痕。

（三）临床类型

除寻常痤疮外，尚有许多特殊类型。聚合性痤疮：多为男性青年，表现为严重的结节、囊肿、窦道及瘢痕。暴发性痤疮：常为患轻度痤疮数月或数年后，病情突然加重并出现发热、关节痛、贫血等全身症状。药物性痤疮：多为雄激素、糖皮质激素、含卤族元素（如碘、溴）等药物所致的痤疮样损害。职业性痤疮：接触石油、焦油、氯化烃等所致痤疮样损害。婴儿痤疮：是由婴儿期母体雄激素在胎儿阶段进入体内造成。

五、治疗

（一）中医治疗

痤疮基本病机为肺经风热、湿热蕴结、痰湿凝滞。故其治疗多从热、湿、痰、瘀、虚、郁入手。以皮疹结合整体辨证，中医内、外治结合为原则，同时应注意不同的年龄阶段其辨证有所侧重。青春期痤疮，多从肺、胃论治；女性青春期后痤疮患者，多从肝、肾论治；久治不愈者，多存在本虚标实，应注意补泻兼施。在辨证施治基础上联合合适的外治方法可以加快皮疹消退，减少后遗瘢痕的形成。

笔者师古而不泥古，在总结前人理论的基础上，结合多年临床经验，提出"治痤始在脾"等诸多痤疮辨治新观点。痤疮从脾胃论治，其主证为胃肠湿热、脾虚湿热及肺胃湿热证，足阳明胃经起于颜面而下行过胸，胃经积热，则循经上行，滞于胸面，而生痤疮。临床症见：皮疹红肿疼痛，或有脓疱，伴见口臭，大便黏滞不爽，纳呆，尿黄，舌红苔黄腻，脉滑数等。本病的病机主要在于脾虚湿邪为患，日久而致血热发于头面，所以治宜健脾化湿，辅以清热活血，佐以消食开胃。脾失健运，酿湿生热，湿聚成痰，二者相合，发为痤疮；又痤疮病久，机体势必阴阳失调，脏腑功能失和，气血运行紊乱，使机体内生理及病理产物不能及时排出体外而蕴结于体内，则化生瘀毒，随着时间的推移，必有伤阴耗气的结局，气伤则脾运失职，水谷不能化精反聚为湿。吴鞠通有言："治中焦如衡，非平不安"，所以在临证选方时，应给予健脾祛湿，和胃消疮之法。同时在治疗时，注重宽慰患者情绪，告诫患者治疗痤疮时需注意的事项，对因损美而产生心理负担的患者进行心理宽慰，身心同治。

（二）西医治疗

痤疮治疗原则为：抑制皮脂腺分泌功能、促使毛囊内的角化正常化、控制局部炎性反应、减少毛囊内细菌数量。随着新的循证医学证据和新药的研发，痤疮的治疗指南也需与时俱进，定期更新。

1. 药物治疗

（1）口服药物治疗

① 糖皮质激素：重度炎性痤疮早期可短期小剂量口服糖皮质激素抗炎治疗，控制病情。

② 抗生素：首选四环素类药物，如盐酸米诺环素或多西环素，100mg/d，疗程 6～8 周。四环素类药物过敏或有禁忌证（如孕妇或儿童患者）时，可考虑用大环内酯类如红霉素、罗红霉素、阿奇霉素等。

③ 维 A 酸类药物：具有显著抑制皮脂分泌、调节毛囊皮脂腺导管异常角化、改善毛囊厌氧环境从而减少痤疮丙酸杆菌繁殖，以及抗炎和预防瘢痕形成等作用，可作为结节囊肿型重度痤疮一线治疗药物或抗生素控制炎症后巩固治疗。常用药物如异维 A 酸，剂量 0.25～0.5mg/（kg·d），疗程 2～3 个月或更长时间。但不能与四环素类药物同时使用，育龄期男女服药期间应避孕。

④ 抗雄激素药物：痤疮合并多囊卵巢的女性患者可服用避孕药，如炔雌醇环丙孕酮片。螺内酯、丹参酮等也有抗雄激素作用。

（2）外用药物治疗　外用药物是轻度及轻中度痤疮治疗的一线选择，也是中重度及重度痤疮的重要辅助治疗方法。常用 0.05%～0.1%维 A 酸制剂（如阿达帕林凝胶）、2.5%～

10%过氧化苯甲酰制剂、1%林可霉素制剂、2%氯霉素水杨酸酊等。维 A 酸类及过氧化苯甲酰需注意会出现局部刺激反应，如红斑、脱屑、紧绷和烧灼感，应低浓度或小范围避光使用。

2. 医美治疗

（1）光疗　蓝光照射有杀灭痤疮丙酸杆菌及抗炎作用，红光照射具有组织修复作用，可作为痤疮的辅助治疗。光动力治疗可通过光化学反应直接杀灭痤疮丙酸杆菌、抗炎及抑制皮脂腺活性，适用于重度痤疮。

（2）粉刺挤压+倒膜　可用特制粉刺挤压器将开放性粉刺内容物挤出，清洁痤疮皮损后用药物按摩或喷雾，结合石膏及中药倒膜。

（3）化学换肤术　可纠正毛囊上皮角化异常，使皮脂顺利排出，抑制痤疮丙酸杆菌的生长从而有效治疗痤疮，同时可减轻炎症后色素沉着、提亮肤色。常用的有果酸、水杨酸、复合酸等。

（4）激光疗法　强脉冲光、1450nm 激光、脉冲染料激光有助于炎症性痤疮后期红色印痕消退。凹陷性瘢痕可行点阵激光。

六、临证医案

患者张某某，女，35 岁。2022 年 10 月 3 日初诊。

【主诉】面部痤疮 10 年余。

【病史】患者 10 年前发面部痤疮，经西医治疗，一直反复发作。现症：患者下颌及两颧部长有痤疮，色红，部分色暗红，有脓液流出，其余为黑色痘印瘢痕，面部自觉油腻。患者平素急躁易怒，多思多虑，恶热多汗，喜食辛辣刺激、甜品、烧烤等肥甘厚味，夜寐安，大便难解，质干结，约 3 日一行，小便色黄。舌质红，苔黄腻，脉滑数。月经正常。

【诊断】中医诊断：痤疮（肝经湿热证）。

西医诊断：寻常痤疮。

【治法】清泻肝火，凉血祛湿。

【处方】炒槐花 15g，生地榆 15g，生地黄 20g，酒黄芩 15g，金银花 15g，杭菊花 15g，牡丹皮 12g，蒲公英 30g，紫花地丁 15g，车前草 20g，绵茵陈 15g，炒薏苡仁 30g，土茯苓 15g，干荷叶 20g，龙胆 9g，炙甘草 8g。21 剂，水煎，去渣，1 日 2 次，早晚分服，服用时冲服熊胆粉 0.1g；复方黄柏液，外用，每日 1 次。

【二诊】2022 年 10 月 24 日。患者痤疮部分消退，下颌部及两颧部仍有少许痤疮，瘙痒明显，月经即将来潮。前方继用，去熊胆粉，加地肤子 12g。21 剂，水煎，1 日 2 次，早晚分服。

【三诊】2022 年 11 月 13 日。患者痤疮较前明显消退，面部仍有黑色瘢痕。自诉周身疲乏，行动稍有乏力，去炒槐花、地榆、牡丹皮、紫花地丁、龙胆，加生黄芪 30g，香白芷 15g，醋香附 15g，春柴胡 15g，紫丹参 30g，全当归 12g。21 剂，水煎，1 日 2 次，早晚分服。

【四诊】2022 年 12 月 4 日。患者颜面部瘢痕较前好转，乏力症状明显改善。嘱患者不适随诊。

【按语】通过患者既往生活习惯及临床表现判断，由于过食辛辣刺激及肥甘厚味致使体内湿热郁积。尽管患者体内一派湿热征象，但大便秘结、质干，可见热无出路，因而深入营血，透出皮肤，发为痤疮。因此，本案治以清热凉血为主，佐以祛湿。方中龙胆专泄肝胆经湿热，熊胆粉专清肝经血热，二者合用，直达病变脏腑，清热利湿凉血；地榆、炒槐花、生地黄、牡丹皮、紫花地丁均为清热凉血之品，合用加强清热凉血之力；金银花、蒲公英、杭菊花、酒黄芩清气分中热，旨在“透热转气”，气分热清，则血热自然外透；车前草、绵茵陈、炒薏苡仁、荷叶清热祛湿，使邪有出路；患者痤疮处瘙痒，加用土茯苓燥湿止痒；全方一派寒凉，恐伤胃气，故加用炙甘草以调和药性、顾护中焦，防止诸药凉遏伤及脾胃正气。二诊由于患者月经将至，故删去方中苦寒之熊胆粉，患者诉瘙痒明显，加地肤子以增强燥湿止痒之效。三诊患者面部痤疮已消，但颜面部留有黑色瘢痕，是痤疮日久，损伤血络，气血虚滞的表现。故去凉血之品，仅保留清气之物，加黄芪、当归补养气血；醋香附、柴胡疏解气滞；紫丹参通行血瘀，以上 5 药同用，使气血旺盛通畅；肺合皮毛，以香白芷引药达表，燥人体之湿气。该患者素体湿热内蕴，临证用药时一派寒凉，专攻湿热，又于寒凉方中，配入炙甘草以顾护人体中气。待患者病情好转之时，即去寒凉之品，加用疏肝理气、养血活血之药，这正是中医学“急则治其标，缓则治其本”的具体体现和灵活运用。

七、经验总结

痤疮是一种以面颊、额部、胸背部等处见粉刺、丘疹、脓疱或囊肿、结节等皮肤改变为主的累及毛囊、皮脂腺的慢性炎症，易反复发作。中医学又称之为“肺风粉刺”。该病病情严重时会损害病人容貌，因此，随着人们生活水平的不断提高，痤疮的防治日渐受到人们的广泛关注。笔者从事中医临床与研究 20 余年，具有丰富的临床经验，临证治疗面部痤疮有其独到的见解，现将笔者诊疗面部痤疮方面的临床经验介绍如下。

痤疮起于肺，本于脾，累及心、肝、肾。病机主要为情志不畅，湿热、瘀血、痰浊蕴结于皮毛肌腠。临床病情变化或母病及子，肝火引动心火，心肝之火上扰头面而发痤疮；或素食辛辣，脾胃湿热，气滞加之湿热，热壅肉腐而为痤疮；或气滞影响脾、肺，腠理开阖失司，而发痤疮；或肝郁日久，损伤阴血，肝肾阴虚，虚火燔灼，冲任失调，出现经行痤疮。痤疮日久，气血瘀滞于头面部则可见永久性瘢痕；若病程迁延日久，正邪相争持久致正气亏虚，可见痤疮肿势散漫，脓液清晰。

皮肤病的治疗不能只治疗皮肤局部，还要内审气血阴阳、五脏六腑经络之虚实，了解人体内在生理、病理表现，内外兼治才能从根本上治疗皮肤疾病。笔者对于脾胃尤为重视，他认为脾胃升降有序，则气血生化有源，气血充足上可滋养头面，下可滋养手足，内可供五脏正常运行，外可使皮肤健康润泽，若脾升胃降正常则人体阴平阳秘，不容易受外邪侵袭；脾升胃降失调则百病皆生。《黄帝内经》病机十九条指出“诸湿肿满，皆属于脾”，若过食肥甘厚味、生冷辛辣，伤及脾胃之气，运化失司，水反为湿，谷反为滞，乃生湿浊，随心肝之火蒸腾于腠理，临床可见痤疮经久不愈，甚或见破溃流脓；患者多形体肥胖，自觉头昏头沉，头面出油，胸闷不舒，口中黏腻，伴有异味，大便黏滞不爽，甚至鹜溏。笔者常以中焦湿热为本，主张健脾和中、淡渗利湿，临床常用焦栀子、土茯苓、淡竹叶、地肤子、绵茵陈、炒薏苡仁、龙胆之品。

在临床实践中，治疗痤疮常在内服中药的基础上加用中医外治法，收效颇丰。运用内服中药加之中药复方黄柏液外敷于面部，可使红色丘疹尽早化脓，皮疹聚敛，脓液容易自行排出，而后结痂愈合。复方黄柏液由金银花、连翘、黄柏、蜈蚣、蒲公英组成，具有清热解毒、消痈散结之功，适用于热毒所致的一切痈疮属阳证者。它不但能促进皮损面积减小，还能使皮损未成脓时尽早消肿化脓，已成脓时快速溃破，达到逐渐向愈的目的。因此，复方黄柏液对于痤疮患者可广泛使用。中医内外联合疗法治疗面部痤疮，不仅对患者面部皮肤的刺激性小，还可在较短时间内消除炎症，缓解痤疮引起的局部红肿疼痛等，防止其进一步发展加重。

若临床所见病情反复迁延者，需要扶正，按照疮科论治，可以用黄芪托毒。“补”法包含两层意义：一是“补托”；二是“补虚”。“补托”多用于痤疮后期，正虚邪盛，无法托毒外出，《外科启玄》曰：“托者，起者，上也”，即用补益气血的方药，鼓动体内正气，托邪外出，以免毒邪内陷。临床可见痤疮局部肿势散漫，难溃难腐，脓水清稀，兼见疲乏，食少纳呆。“补虚”法即运用“补法”于溃疡后期，邪气已退，元气因正邪相争，处于极虚状态，疮口难敛，临床可见痤疮破溃后愈合缓慢，兼见面色萎黄，少气懒言，可见贫血貌。笔者指出此时应当“补托”“补虚”并用，托毒外出，防邪毒内陷，扶助正气，补久病之虚。故临床多补虚祛邪并用，宗补益正气、透毒排脓之法，常予生黄芪、炒白术、杭白芍、怀山药、全当归之品。病情严重时要考虑加适量解毒药物如金银花、玄参、紫草等。

八、摄生调护

1. 科学护肤

（1）了解控油与保湿的关系　痤疮患者大部分为油性皮肤，总觉得自己皮肤出油多，因此往往把控油作为第一重要的事情，所有的面部用品都是控油功效的，但控油效果却并不好，面部依然是“大油田”。其实，保湿对于护肤才是第一重要的事情。如果皮肤保湿工作没有做好，却本末倒置地去控油，易进一步导致干燥的皮肤出油增加。反之，保湿工作做好，皮肤出油就会逐渐减少。

（2）胸背部皮肤的护理　胸背部皮肤出油多时，尽量不要使用普通浴液来清洁，推荐选用香皂。因为浴液多具有滋润作用，不适合油腻的胸背部肌肤，如果每天使用有可能会造成皮损加重。而香皂清洁力较强，具有清除油脂的功效，洗浴时最好做到分区清洁。如果有条件还可以用身体磨砂膏给胸背部做磨砂护理，每周 1 次，清除老废角质，加速新陈代谢，促进病损痊愈。

（3）洁面水温的选择　人的面部皮肤温度是 32℃，因此洗脸时水温也应是 32℃，与面部温度相同。如果使用温度较高的热水，虽然能够有效祛除油脂，但会同时损伤对面部有保护作用的皮脂膜；如果使用温度较低的冷水，则易使皮肤毛孔收缩，油脂不易洗净，达不到理想的清洁效果。

（4）护肤品的选择

① 洁面乳：理想的洁面产品应该是既能清洁面部皮肤，又无紧绷感。皂类容易刺激娇嫩的面部皮肤，破坏皮脂膜，不建议使用。晚上使用泡沫洁面乳，可以有效清洁面部的灰尘和油脂等，早上则宜使用无泡的洁面乳，温柔清洁面部皮肤，减少刺激。

② 护肤水：建议使用清爽质地且不含酒精的护肤水，因为质地黏稠的护肤水易造成毛孔堵塞，加重皮损；含酒精成分的护肤水易刺激面部肌肤。护肤水不能作为护肤的最后一步，因为它不含封包剂，无法保持皮肤角质层的水分，易造成面部干燥，出油增加。

③ 乳液：建议使用专为油性皮肤设计的保湿乳液，含油分较少，薄涂于面部即可。

④ 面霜：冬季可以使用清爽的面霜，以应对北方的寒冷和干燥。

⑤ 底妆：选用油性皮肤适用的粉底液、遮瑕、粉饼，遮瑕美化皮肤的同时不会加重痤疮，卸妆时采用卸妆油而不用卸妆水。

2. 饮食指导

（1）平素饮食宜清淡，多吃新鲜的蔬菜、水果，多吃小米、玉米等杂粮。

（2）特别重要的是多喝水，切忌过量饮用饮料等制品。多饮水可以通利小便进而带出体内的湿热，而饮料则会增加甜味及色素等食品添加剂的摄入，不利于体内代谢废物的排出。

（3）禁忌甜食和甜饮料、辛辣及油炸食品。包括巧克力、奶油蛋糕、冰激凌、瓶装饮料。这些食品含有较高的糖分，会导致油脂分泌增多，面部出油增加；食入量多则会导致皮肤缺水、干燥，出油增加；油炸食品在制作过程中会吸收较多油脂，食入人体后易导致油脂分泌增加。

3. 调畅情志

树立信心，不忧伤，不苦恼，保持心情愉快。

4. 定期复查

寻常痤疮易反复，整体疗程为 3～6 个月，在此期间，需要定期随访和复查。在使用抗菌药物 6～8 周后需进行随访，根据病情调整用药，达到治疗疾病、维持疗效及防治并发症发生的目的，维持期间每 3 个月复诊 1 次。

第十八节 · 从脾论治非酒精性脂肪肝

一、概述

非酒精性脂肪性肝病（non-alcoholic fatty liver disease，NAFLD）是指除酒精和其他明确的肝损害因素所致的，以肝脏脂肪变性、弥漫性肝细胞大泡性脂肪性变为主要特征的临床病理综合征，包括非酒精性脂肪肝（non-alcoholic fatty liver，NAFL），也称单纯性脂肪肝，以及由其演变的非酒精性脂肪性肝炎（non-alcoholic fatty hepatitis，NASH）、脂肪性肝纤维化、肝硬化甚至肝癌。NAFLD 现已成为西方国家和我国最常见的肝脏疾病。

如今，因生活质量提高，人们饮食结构调整，相关数据显示，非酒精性脂肪肝已取代病毒性肝炎成为全球第一大肝病，且患病率逐年升高。全球发病率约为 25%，亚洲约为 27%。我国成人非酒精性脂肪肝总体患病率为 29.6%，男性（34.75%）显著高于女性（23.50%）。18～70 岁群体 NAFLD 患病率随年龄增长而逐渐增高（18～29 岁为 8.5%，50～59 岁为 29.1%）。NAFLD 患病率从 2000 年前后的 23.8%增加到 2018 年的 32.9%。

非酒精性脂肪肝对患者健康造成的危害极大。以往对非酒精性脂肪肝的治疗以西医方案为主，具体方法包括病因治疗、药物治疗、降脂治疗，但难以获得理想效果。

非酒精性脂肪肝在中医学中并无特定的病名，结合临床症状等一系列表现，将其归属中医“肝癖”“胁痛”“积聚”“癥瘕”“肥气”等范畴。中医学对于非酒精性脂肪性肝病的病因病机、辨证论治有其独到的见解和优势，治疗效果明显。

二、脾与非酒精性脂肪肝

（一）中医的脾

脾位于脐上，膈之下，人体中焦，与胃相邻，《素问·太阴阳明论篇》云："脾与胃以膜相连耳。"《难经·四十二难》云："脾重二斤三两，扁广三寸，长五寸，有散膏半斤，主裹血，温五脏，主藏意。"记载了脾的大小及重量。《医贯》曰："其色如马肝紫赤，其形如刀镰"。《医学入门》曰："形扁似马蹄，又如刀镰"，记载了脾的颜色及形态。

《素问·灵兰秘典论篇》中说："脾胃者，仓廪之官，五味出焉"，强调了脾胃在消化吸收中的核心作用。脾为后天之本、气血生化之源，主运化、统血，敷布水谷精微，人体脏腑百骸皆赖脾以濡养。《素问·经脉别论篇》曰："饮入于胃，游溢精气，上输于脾。脾气散精，上归于肺，通调水道，下输膀胱。水精四布，五经并行，合于四时，五藏阴阳，揆度以为常也。"脾为"阴中之至阴"。

（二）中医的肝

肝位于横膈之下，腹腔之右上方，右胁之内。《难经·四十一难》中指出肝脏的基本形态特征："肝独有两叶"。

《素问·灵兰秘典论篇》中指出："肝者，将军之官，谋虑出焉。"肝主疏泄，调畅气机，使气血流行无阻。同时，肝具有藏血的功能，如《灵枢·本神》中言："肝藏血，血舍魂，肝气虚则恐，实则怒。"肝血充足与否，直接影响人的精神状态和身体活动。肝与六腑中的胆互为表里，其在液为泪，在窍为目，在体合筋，其华在爪甲，在志为怒，藏魂；肝体阴而用阳，肝为刚脏，主升发、喜条达而恶抑郁，在五行中属木，与自然界春气相互通应，为阴中之少阳。

（三）脾与肝

肝主疏泄，脾主运化；肝主藏血，脾主统血。肝与脾在生理上相互为用，病理上相互影响。

1. 肝脾在生理上相互为用

肝主疏泄，调畅气机，协调脾胃升降，并疏利胆汁，输于肠道，促进脾胃对饮食物的消化及对精微的吸收和转输功能。《素问》言"土得木而达"，脾为阴土，其性易壅易郁，所以脾的运化功能须借助肝的疏泄，才能保持生化不息的状态。《素问·经脉别论篇》言："食气入胃，散精于肝。"胃为水谷之海，肝为血海，脾气健旺，运化正常，水谷精微充足，气血生化有源，肝体得以濡养而使肝气冲和条达，有利于疏泄功能的发挥。可谓是"无土之处，则无木生，是故树木之枝叶萎悴，必由土气之衰。一培其土，则根本坚固，津汁上升，布达周流，木欣欣以向荣矣。"

肝主藏血，调节血量；脾主生血，统摄血液。脾气健旺，生血有源，统血有权，使肝有所藏；肝血充足，疏泄正常，血量得以正常调节，气血才能运行无阻。肝脾相互协作，共同维持血液的正常运行。

2. 肝脾在病理上相互影响

肝失疏泄与脾运失司常相互影响，即精神情志不良与消化功能失调经常互见。肝气郁滞，常见精神抑郁，胸闷太息，易致脾失健运，而见纳呆腹胀、肠鸣泄泻等肝脾不调之候，导致“木不疏土”之证。“土虚不运，则木气满闷”，脾失健运，清阳不升，可致肝失疏泄，易出现腹胀、纳呆、便溏，而伴见眩晕、胸胁满闷、精神抑郁等病症，导致“土壅木郁”之证。或因脾虚生湿化热，湿热郁蒸肝胆，则可形成肝癖、黄疸。

此外，若脾气虚弱，则血液生化无源而血虚，或统摄无权而出血，均可导致肝藏血不足。肝不藏血与脾不统血同时并见，临床以出血证为其主要特点，称为“藏统失司”。

三、病因病机

（一）中医病因

NAFLD作为现代医学概念，中医对此尚无明确命名，但根据其体内肥脂之气过多地蓄积于肝脏，出现以胁肋胀痛为主的病证表现来看，可以将其归于“肝癖”范畴。如《诸病源候论·癖病诸候》说：“癖者，谓僻侧在于两胁之间，有时而痛是也。”《难经·五十六难》曰：“肝之积名曰肥气，在左胁下，如覆杯，有头足。”《温热经纬》谓：“盖太饱则脾困，过逸则脾滞，脾气困滞而少健运，则饮停湿聚矣。”

本病与嗜食肥甘厚味、劳逸失度、情志失调、他病传变及先天禀赋等因素有关。

1. 嗜食肥甘厚味

膏脂的形成与脾有着密不可分的关系，脾失运化则痰脂凝聚。人体五脏六腑、四肢百骸的生理活动所需的气血津液皆由正常饮食及五味所化生。过食肥甘厚味，阻碍脾胃运化，脾失健运，水谷精微不能输布转化为营卫气血，反成痰浊膏脂，痰浊内蕴，蕴结于肝，发为本病。《素问·痹论》曰：“饮食自倍，肠胃乃伤”。《素问·生气通天论》云：“阴之所生，本在五味，阴之五宫，伤在五味”，阐明了诱发该病的关键因素之一就是饮食失节。亦如《素问·奇病论》所言：“夫五味入口，藏于胃，脾为之行其精气，津液在脾，故令人口甘也；此肥美之所发也。此人必数食甘美而多肥也。”

2. 劳逸失度

《张氏医通·胁痛》云：“饮食劳动之伤，皆足以致痰凝气聚”。动则生阳，静则生阴。懒动者，气化功能欠佳，阴盛阳虚，津液不化，停聚而为痰湿，化为膏脂以致肥胖。长时间缺乏锻炼、缺少劳动、长时间的多逸少劳，使气血运行不畅，脾胃功能减弱，脾失健运而致病。

3. 情志失调

肝主疏泄，若肝失疏泄，则气机受阻，影响气血、津液正常运行及脾胃的运化功能，导致水饮内停，凝而成痰成脂，最终蕴于肝络发为本病。《杂病源流犀烛·肝病源流》说：“气郁，由大怒气逆，或谋虑不决，皆令肝火动甚，以致肤胁肋痛”。《金匮翼·胁痛总论》说：“肝郁胁痛者，悲哀恼怒，郁伤肝气。”七情失调，既直接伤及内脏，致使脏腑功能紊乱；又导致气机升降失调，影响水液代谢、血液运行，而变生痰、瘀；也可因肝失疏泄、气机逆乱，横犯脾胃。脾的运化有赖于肝的疏泄功能正常，肝失疏泄则脾失健运，脾失健运则水谷不能归于正化，精微不能输布，化为脂膏痰浊沉积于肝而发病。

4. 他病传变

《景岳全书·胁痛》云：“胁痛之病，本属肝胆二经，以二经之脉皆循胁肋故也。然而心肺脾胃肾与膀胱亦皆有胁痛之病，此非诸经皆有此证，但以邪在诸经，气逆不解，必以次相传，延及少阳、厥阴，乃致胁肋疼痛。”NAFLD 可以作为独立的疾病，也可以作为一些全身疾病在肝脏上的表现。它与肥胖、糖尿病、高脂血症、营养失调等密切相关。他病失治，可致木气壅遏，血脉运行不畅，痰湿、瘀血停聚于胁部，发为胁痛，或发为积聚，而成本病。

5. 先天禀赋

中医认为先天禀赋强弱与偏颇决定了对某些病邪的易感性。《灵枢·五变》记载：“肉不坚，腠理疏，则善病风”“五脏皆柔弱者，善病消瘅”“小骨弱肉者，善病寒热”。《石室秘录》载：“肥人多痰，乃气虚也，虚则气不能营运，故痰生之”。亦如阳盛体质，胃热亢盛，腐熟水谷功能亢进，则食欲过盛，然胃受纳水谷过量，则会阻碍脾之运化功能，痰浊内生，发为肥胖。

（二）中医病机

本病的病机主要为脾虚肝郁，多由于饮食失节、劳逸失度、情志失调、他病传变等引起肝失疏泄，脾失健运，痰湿内生，血络受阻则血行不畅，日久致瘀，痰、湿、瘀互结而阻滞肝络，发为本病，病理因素以痰湿为主。

该病病位在肝，以脾虚为本，乃本虚标实之证，本为脾虚，其标在于痰湿、瘀血、膏脂瘀聚于肝络。《素问》载：“土得木而达”。肝气条达，气机通畅，则气血运行正常，脾胃运化健旺，痰瘀无从化生。现代社会压力增大，成年人情志失调、劳逸失度，易忧思恼怒，而七情失调导致肝失疏泄，肝气郁结乘脾，脾失健运，则运化转输水谷无力，精微不布，水湿结聚成痰，化为脂膏痰浊停留于体内，滞留不去或气滞不行，致血行不畅，痰瘀痹阻于肝脉，最终导致发病。

（三）西医病因

NAFLD 主要分为原发性和继发性两大类，通常所指的 NAFLD 是原发性的，与胰岛素抵抗和遗传易感性相关而继发。

NAFLD 是遗传-环境-代谢应激相关性肝病，发病机制复杂，现如今对其诱发机制尚未完全明确，被普遍接受的发病机制有二次打击学说和多重打击学说，二者认为 NAFLD 的发生和发展与胰岛素抵抗、线粒体功能障碍导致的氧化应激、免疫系统紊乱诱导的炎症反应、自噬、遗传因素等有关。

1. 胰岛素抵抗

胰岛素抵抗（insulin resistance，IR）是指机体对胰岛素的敏感性降低，使胰岛素对靶器官的生物效应下降，葡萄糖吸收或利用率降低，为调节血糖稳定，机体代偿性分泌过量胰岛素。NAFLD 的严重程度与 IR 呈正相关，IR 越明显则 NAFLD 越严重。IR 会促进脂肪组织降解，血液中游离脂肪酸（FFA）浓度升高，导致肝细胞摄入过多脂肪酸；此外，IR 还会导致肝脏 FFA 氧化能力减弱，促进脂肪肝的生成。

2. 线粒体功能障碍导致的氧化应激

研究发现线粒体功能失调对 NAFLD 的发生发展有着重要的影响，其功能障碍诱导的氧化应激会促进 NAFLD 的肝纤维化和炎症发展。

3. 免疫系统紊乱诱导炎症反应

在正常情况下，肝脏具备免疫防御和免疫调节功能。当免疫系统对自身抗原的应答强度超越了免疫调控的限制，并影响其生理功能时，会造成自身组织或器官的炎症性损伤，导致自身免疫性疾病的发生。研究发现免疫系统紊乱诱导的炎症反应是非酒精性脂肪性肝炎的标志之一，也是 NAFLD 的进行式。

4. 自噬

自噬与 NAFLD 有关，可分为三类：巨自噬、微自噬、分子伴侣介导的自噬，其中巨自噬是调节 NAFLD 的主要自噬类型。多种途径通过调节自噬来影响肝脏中脂质的形成，参与 NAFLD 的发展。

5. 遗传因素

NAFLD 的遗传生物标记包括 DNA 序列变异，例如单核苷酸多态性（SNP）中的 PNPLA3 和 TM6SF2。PNPLA3 是一种由 481 个氨基酸组成的甘油三酯水解酶，在肝细胞和脂肪细胞中具有脂肪酶活性。其发生的基因突变会使甘油三酯水解减少、肝脏 VLDL 分泌减少、维生素 A（视黄醇）滞留以及肝脏中 TG 含量增加，导致 TG 在肝细胞内聚集，加快 NAFLD 的病情进展。TM6SF2 是一个多次跨膜蛋白，它参与脂质转移、VLDL 分泌和胆固醇合成，TM6SF2 等位基因突变会导致 VLDL 分泌减少，脂肪酸滞留在肝脏中，导致肝脂肪变性和 NAFLD 的进展。

四、临床表现

非酒精性脂肪性肝病起病隐匿，发病缓慢，常无症状。少数患者可有乏力、右上腹轻度不适、肝区隐痛或上腹胀痛等非特异症状。严重脂肪性肝炎可出现黄疸、食欲减退、恶心、呕吐等症状。部分患者可有肝脏肿大。失代偿期的肝硬化患者临床表现与其他原因所致的肝硬化相似。

目前，肝活检仍是诊断非酒精性脂肪肝的金标准，可评估肝脏脂肪变性、炎症坏死以及纤维化的程度。查体：30%～100%的患者存在肥胖，50%的患者有肝大，表面光滑，边缘圆钝，质地正常，无明显压痛。进展至肝硬化时，患者可出现黄疸、水肿、肝掌、蜘蛛痣等慢性肝病体征及门静脉高压体征。

五、治疗

（一）中医治疗

非酒精性脂肪性肝病虽病位在肝，但病机关键在脾，主要以痰饮为主。脾为生痰之源，若肝失疏泄，则影响脾的运化功能，化生痰浊、血瘀积结肝脏而发病，治疗的基本原则为疏肝健脾、化瘀祛湿。

此外，在临床治疗内分泌疾病的过程中发现，大多数内分泌疾患是由气、血、津液不通而致，故临床多以“通”字立法。《黄帝内经》中有“百病生于气”的观点。因此气、血、津液不通，关键在气。全身气机顺畅，则血、津液自然畅通。若气机不畅，轻者仅有情志抑郁不舒，重者可引起湿、痰、瘀等诸多病变。这些病理产物进一步成为继发病因，痰湿困遏肝胆，则见脂肪肝等病变。因此，笔者临证常采用小柴胡汤，疏肝健脾、调畅气机。正如

《伤寒论》所说，服小柴胡汤后“上焦得通，津液得下，胃气因和”，小柴胡汤不仅用于少阳感邪，也可用于诸多内伤杂病，具有调理肝气而舒达全身气机，进而畅通全身气、血、津液的功效。临证时，只要切合病机，均可以小柴胡汤为底方或使用其中核心配伍，进行加减化裁。

（二）西医治疗

首要目标：改善胰岛素抵抗，防治代谢综合征和终末期靶器官病变。次要目标：减少肝脏脂肪沉积，避免“多重打击”导致 NASH 和肝功能失代偿。主要治疗方法包括病因治疗、饮食控制、运动疗法和药物治疗。

1. 病因治疗

针对原发病和危险因素予以治疗，如减肥、合理控制血糖和血脂、纠正营养失衡等。

2. 控制饮食和适量运动是治疗关键

建议低热量、低盐、平衡饮食，肥胖成人每日热量摄入需减少 500～1000Kcal、中等量有氧运动（每周至少 150min）。体重至少下降 3%～5%才能改善肝脂肪变，达到 10%可改善肝脏炎症坏死程度。

3. 药物治疗

（1）改善胰岛素抵抗，纠正糖脂代谢紊乱　噻唑烷二酮类，可改善胰岛素抵抗，可用来治疗肝活检证实 NASH 的脂肪性肝炎。二甲双胍并不能改善 NAFLD 患者肝组织学损害，不推荐用于 NASH 的治疗。

如无明显肝功能异常：失代偿期肝硬化，NAFLD 患者可安全使用血管紧张素Ⅱ受体阻断药降血压，他汀类、依折麦布调脂治疗。Omega-3 可作为 NAFLD 患者高甘油三酯一线治疗药物。

（2）抗氧化剂　维生素 E 800U/d 可作为无糖尿病的 NASH 成人的一线治疗药物。但尚未推荐用于合并糖尿病和肝硬化的 NASH 患者。

（3）护肝抗炎药　无足够证据推荐 NAFLD/NASH 患者常规使用护肝药物。可以根据疾病的活动度、病期、药物的效能选择以下药物：如必需磷脂、还原型谷胱甘肽、水飞蓟素。

（4）外科手术

① 减肥手术：BMI$>40kg/m^2$ 或$>35kg/m^2$ 伴有并发症且难以控制的 2 型糖尿病可以考虑减肥手术。

② 肝移植：推荐肝衰竭晚期 NASH 患者进行肝移植。然而部分患者肝移植后容易复发，并迅速进展至 NASH 和肝硬化，可能与遗传以及术后持续性高脂血症、糖尿病和皮质激素治疗等有关。BMI$>40kg/m^2$ 不宜做肝移植。

（5）患者教育

① 控制饮食、增加运动，是治疗肥胖相关 NAFLD 的最佳措施。减肥过程中应使体重平稳下降。注意监测体重及肝功能。

② 注意纠正营养失衡，禁酒，不宜乱服药，在服降血脂药物期间应遵医嘱定期复查肝功能。

六、临证医案

患者，男，57 岁，2022 年 2 月 23 日就诊。

【主诉】腹胀伴肢体困重 3 月余。

【病史】患者近三月无明显诱因下腹胀明显，四肢乏力，口干、口苦，食欲减退，寐可，二便调，身高 165cm，体重 85kg，BMI 31.22kg/m^2。查体：舌红，苔白腻，脉弦滑。既往有糖尿病病史（现口服“达格列净 5mg qd 早”）、高血压病病史（现口服“依那普利 10mg qd 早”），肝胆胰脾超声显示中度脂肪肝。

【诊断】肝癖（肝郁脾虚证）。

【治法】疏肝健脾，理气养阴。

【处方】柴胡 15g，黄芩 15g，法半夏 9g，炒白术 15g，山药 20g，党参 15g，茯苓 15g，猪苓 15g，茵陈 15g，五味子 15g，炒薏苡仁 30g，山茱萸 20g，百合 20g，玉竹 15g，石斛 15g，炙甘草 8g，21 剂，水煎内服，一日一剂，早晚分服，嘱患者清淡饮食，适度运动，复查超声、肝功能，定期监测血糖、血压。

【二诊】2022 年 3 月 16 日，体重 80.2kg，BMI 29.46kg/m^2。查体见舌质淡，苔白腻，脉弦滑。肝胆胰脾超声提示中度脂肪肝，AST 157U/L，ALT 47U/L，GGT 67U/L；纳谷不馨，腹胀仍明显，服药后大便秘结，二至三日一行；原方去五味子、炒白术，加炒麦芽 20g、炒谷芽 20g、香附 15g、枳实 20g、火麻仁 10g，共 21 剂，用法同前。

【三诊】2022 年 4 月 6 日，体重 76.9kg，BMI 28.25kg/m^2，查体见舌质淡，苔微白腻，脉弦，大便一日一行，仍干结，食欲较前好转。原方去茵陈，加芒硝 5g 冲服；共 7 剂，用法同前。

2022 年 4 月 13 日，四诊，患者无明显不适。查体见舌质淡，薄白，脉弦。原方去芒硝，继续调养。

【按语】本例中，患者原有消渴病，致使体内阴虚火旺，故见口干、口苦；虚火炼津成湿，炼液为痰，阻滞人体气机，见食欲减退，腹胀明显。综合分析本案，阴虚燥热为本，痰湿气郁为标。方朝晖教授创造性地反其道而行之，以标证作为切入点，理气祛湿治其主证；又结合“慢病当以缓图其效”清热养阴兼顾其本。故以小柴胡汤为底方加减。其中，柴胡理气解郁；黄芩、茯苓清热祛湿；法半夏燥湿化痰；患者患有脂肪肝，中医辨证为本虚标实，遵张仲景“补用酸，助用焦苦，益用甘味之药调之”之意，五味子酸入肝，薏苡仁炒焦味苦，炒白术、山药甘以调之，又用猪苓、茵陈泻其标实；又因患者有糖尿病，辨病为消渴，故用百合、玉竹、山茱萸、石斛养肺、胃、肾三脏之阴，清三焦虚火；再加炙甘草调和诸药寒热攻补之性。二诊，患者由于大便秘结，故去酸收之五味子，加润肠通便之火麻仁；腹胀明显，去壅补之炒白术，加具有理气消痞作用的香附、枳实。三诊，患者虽下，但仍干结，加入味咸软坚的芒硝取其“增水行舟”之意。

七、经验总结

非酒精性脂肪性肝病起病隐匿，发病缓慢，常无症状，已取代病毒性肝炎成为全球第一大肝病，且患病率逐年升高。以往对非酒精性脂肪肝的治疗以西医方案为主，但难以获得理想效果。中医将其归于“肝癖”“胁痛”“积聚”“癥瘕”“肥气”等范畴，对于非酒精性脂肪性肝病的病因病机、辨证论治有其独到的见解和优势，治疗效果明显。

本病的发生多因饮食不调、情志不遂、劳逸失度、禀赋不足，致痰湿瘀滞、肝脉受阻，最终发为本病，其病机为本虚标实，以脾虚为本，以气滞、痰浊、湿热、瘀血等多种病理因素共同壅滞为标。

治疗肝癖主要采用疏肝健脾之法，兼以化瘀祛湿。通过分析可知，在治疗肝癖时，笔者使用频率最高的药物主要为丹参和柴胡。其中，丹参为活血化瘀药，味苦，性微寒，归心、肝二经，具有活血祛瘀、通经止痛、清心除烦、凉血消痈的功效。现代药理研究表明，丹参具有良好的降血糖和降血脂作用，且丹参可以明显改善胰岛素抵抗大鼠模型的肝损伤；丹参中的总酚酸类成分具有很强的抗脂质过氧化和清除自由基等作用；丹参酮$Ⅱ_A$能够抑制肝脏氧自由基的生成，发挥抗氧化作用，进而达到保护肝脏的作用；木犀草素能够通过恢复胰岛β细胞功能、改善胰岛素抵抗、调节脂代谢、抑制肠道吸收、抑制氧化应激、抑制炎症反应、调节激素分泌与活性等多种生理功效以达到控制血糖、对抗糖尿病、减少肝脏脂质沉积，进而使肝脏恢复正常糖脂质代谢，达到保护肝脏的作用。柴胡，性辛、苦，味微寒，归肝、胆、肺经，虽为解表药，但以其主入肝经，善于疏泄肝气而解郁结，为治肝气郁结证之要药，用于肝癖，疏肝理气进一步达到瘀血行、痰湿除的疗效。现代研究表明，柴胡中的多种有效成分可以通过影响葡萄糖代谢、改善胰岛素抵抗、保护胰岛β细胞而调节糖类代谢，达到降血糖的作用；柴胡总皂苷、柴胡多糖、槲皮素等多种有效成分能够通过调控脂质代谢相关基因、抑制肝脂肪变性、抗炎、抗氧化达到保肝、降血脂目的，进而达到治疗非酒精性脂肪肝的目的。

笔者临证最常用的配伍为丹参配伍泽泻和山楂。《日华子本草》称丹参能“破宿血，补新生血”；泽泻利水渗湿，《名医别录》中记载其“补虚损、五劳，除五脏痞满，起阴气，止泄精、消渴”；山楂能“化饮食、健脾胃、行结气、消瘀血”，因其擅消化油腻肉食，故有化浊降脂之效，三药合用，活血化瘀、化湿消食，正对本病过食肥甘厚味致痰湿瘀滞、肝脉受阻的病因病机。

治疗该病时，药味以甘味药最多，运用甘味药，取《金匮要略》中记载的“见肝之病，知肝传脾，当先实脾”之法，以甘“能补、能和、能缓”健运中焦脾胃，气血津液生化有源，痰湿浊气得以运化；二宗《灵枢·脏气法时论》中“甘苦急，急食甘以缓之”，使肝气条达，疏泄有节，全身气血调畅。

八、摄生调护

生活方式的干预是非酒精性脂肪肝的一线和基础治疗。纠正不良生活方式和控制饮食，增加运动量，控制体重和减少腰围是预防及治疗非酒精性脂肪肝的基本措施。

饮食调摄是预防该病的首要手段。《养生秘旨》云：“大饱则脏气不流通，因生众疾，故中年人以节饮食为本”。饮食应坚持一高二多三低（高蛋白、多纤维、多维生素、低热量、低糖、低脂肪）与“早吃好、午吃饱、晚吃少”的原则。高升糖指数食物，如含糖饮食、米、面等碳水化合物，因其刺激肝脏将大量多余葡萄糖转化为脂肪酸，并以甘油三酯形式储存于肝脏，加重脂肪肝，要予以控制，以利于减肥和预防治疗脂肪肝。

《素问·六微旨大论篇》载：“成败倚伏生乎动，动而不已则变作矣……出入废则神机化灭，升降息则气立孤危。”人与自然是一个整体，天地的运动变化与人的生理病理变化密切相关，气血阴阳的运动正常是养生和疾病治疗的关键，运动能使全身气血运行通畅，脏腑功能协调有序。坚持定时、定量地运动，对于预防该病有重要意义。建议选择中等强度的、自己喜欢且能长期坚持的有氧运动，如快走、跑步、骑自行车、游泳等，每周4次以上，累计锻炼时间150～250min。有氧运动有助于消耗脂肪，可增强心肺功能，降低血液黏稠度，改善微循环，防止血脂沉积，促进脂肪分解。此外，也可以选择中国的传统运动功法，如八段锦。八段锦属于低强度有氧运动，能有效改善非酒精性脂肪肝患者的胰岛素抵抗，增加能量消耗，促进脂肪代谢。

《素问·上古天真论篇》云："恬淡虚无，真气从之，精神内守，病安从来"。保持情绪舒畅在预防疾病中有着至关重要的作用。日常生活中要学会控制情绪，保持心情舒畅，从而起到养生防病、延年益寿的作用。

第十九节 从脾论治脂溢性脱发

一、概述

脂溢性脱发（androgenetic alopecia，AGA）是常见的病理性脱发类型之一，又叫雄激素性秃发、男性型脱发，主要发生于男性青年，但近些年来女性患者人数有增加的趋势。好发位置一般在头顶及前额两侧，为头皮毛发逐渐转变为毳毛的渐进性过程。脂溢性脱发的临床表现为肉眼可见的头发密度渐进性减少。脱发速度和范围因人而异，有的仅轻度秃发，易反复发作，或可持续多年不变；有的可在短短几年就达到老年秃发的程度。本病一般在30岁左右病情进展最快，但仅头发受累，胡须及其他毛发不受侵犯。患本病的女性患者临床表现较轻，很多都表现为头顶部出现毛发减少并发质细软，但并不表现出发际线上移。

脂溢性脱发作为皮肤科的一种常见病，也属于难治病的一种。该病虽不危及生命，但严重影响容貌美观，给患者心理带来极大困扰。因其发病部位特殊，经久难愈，且发病原因及发病机制都比较复杂，至今尚未完全明确。现代医学针对于脂溢性脱发的治疗多以抗雄性激素治疗和外用生物反应修饰因子的药物治疗为主，对于4级以下的AGA患者也可采用手术治疗。药物或手术治疗无效的重度AGA患者可使用发片、假发等。

脂溢性脱发，在中医学中归属于"发蛀脱发""蛀发癣"等范畴，其病名首见于清代王洪绪的《外科证治全生集》："头毒，皮红光亮，初起微痒，于发内为油风，为蛀发癣"，以后许克昌的《外科证治全书》又载有"蛀发癣"之名。《黄帝内经》称之为"发堕""发落"等。该病目前病因尚不明确，外用或口服药物、光电治疗、毛发移植等治疗手段多样且在不断地进展中，但仍难以满足目前的治疗需求，且单一治疗疗效不肯定，复发率高。中医中药因多靶点、多途径、多方面的作用方式在脂溢性脱发的治疗上有着独特的优势。因此根据患者的个体需求选择多种中医中药及西医治疗手段制定个性化的方案是长期管理AGA的有效策略。

二、脾与脂溢性脱发

（一）脾胃生化不足，肝肾亏虚致毛发失养

中医认为头发的荣亏跟肝肾和气血有着密切的关系，跟肝、肾、脾关系密切。《本草思辨录》又云："发者血之余，血者水之类。"发为血之余，肝藏血，肾藏精，精血同源。脾主

统血，肝主疏泄，精血能够濡养于发有赖于气机的顺畅。《素问·六节脏象论篇》载：“肾者，主蛰，封藏之本，精之处也，其华在发。”《素问·五脏生成论篇》载：“肾之合骨也，其荣发也”。由此可见头发与肾的藏精有很大的关系，只有肾中阴阳平衡，肾精充足，气血才能充沛，毛发才能得到充分的营养，故头发的枯泽、稀疏皆取决于肾精是否充足，取决于肾中阴阳是否平衡。脾主运化，主统血，若脾主运化功能正常，化生气血充足则头发得养。

（二）脾运化失常，湿热蕴积侵袭发根

脂溢性脱发的发病主要与头皮皮脂腺分泌功能亢进密切相关。由于过多的皮脂分泌物堆积在毛囊周围，压迫、堵塞毛囊孔，从而严重干扰、影响毛发的正常生长。临床上脂溢性脱发多发于青壮年男性，且体质一般较壮实，同时还会表现出头发油腻光亮、如涂膏脂，舌苔厚腻等湿热内盛的征象，故可认为脂溢性脱发的发病与脾有一定关联。《素问·至真要大论篇》云：“诸湿肿满，皆属于脾”。脾失健运以致水湿内停，湿热相搏上蒸头发，以致精血不能濡养发根，进而导致头发逐渐脱落。叶天士在《临证指南医案》中也曾指出：“湿从内生者，必其人膏粱酒醴过度或嗜饮茶汤太多，或食生冷瓜果及甜腻之物。”患者长期嗜食肥甘厚味之品，终会导致患者脾胃运化功能失常，水液代谢失司，以致水湿内生，湿邪郁久化热以致湿热内盛，湿热之邪循经上犯，侵蚀发根白浆，即可导致头发黏腻或脱落。

（三）肝脾不和，气滞血瘀发根失养

此外“血瘀”也是一重要机制。脾胃与肝胆的经脉相互贯通，以沟通机体内外，“行气血而营阴阳”。肝主疏泄、主升发，胆主决断，脾胃居中焦而升清降浊，共同参与人体一身之气的运行和输布。肝胆的疏泄调节作用使诸藏之气通达内外而不郁不结，但肝之升、胆之降需借道中州，依赖于脾胃升降。肝藏血，为刚藏，必得脾土的阴血以培养，才能刚柔既济，疏泄正常，所谓木依土而长。如肝木乘脾，则影响脾的运化。《临证指南医案》云：“肝为风木之脏……中宫敦阜之土气以培之。”现代社会节奏快，压力大，人们失于情绪调摄，加之饮食劳逸失调等，易致肝气郁结，脾胃气机失调，气滞则血瘀，发为血之余，脉为血之府，经脉受阻，痰瘀侵蚀发根，故致生发受阻而脱落。《医林改错》载：“头发脱落，名医书皆言伤血，不知皮里肉外血瘀，阻塞血路，新血不能养发，故发脱落。”《血证论·瘀血》也有“凡系离经之血，与荣养周身之血已睽绝而不合……瘀血在上焦，或发脱不生”。

（四）营卫失司，邪袭化燥致发焦脱落

素体血热，复感风邪，以致腠理不固，毛窍张开，或风热之邪趁虚而入，日久化燥伤阴，阴血不能上承颠顶荣养毛发，则毛根干涸，发焦脱落。卫气源于脾胃运化水谷精微所生，为脾所主，《灵枢·师传》云：“脾者主为卫。”《素问·痹论》曰：“卫者，水谷之悍气也，其气慓疾滑利，不能入于脉也，故循皮肤之中，分肉之间，熏于肓膜，散于胸腹。”年老体衰，卫阳不足，则脏腑失温，肌表不固，不仅阴寒内盛，而且外寒侵袭，以致血脉失温而凝滞。《外科证治全书》云：“风邪袭人孔腠，抟聚不散，血气不潮而成”。《外科正宗》曰：“油风乃血虚，不能随气荣养肌肤，故毛发根空，脱落成片”。风邪入腠理，集聚于头，久而化燥，加之素体血虚，气血运行受阻，导致发失所养而脱发。

三、病因病机

（一）中医病因

脂溢性脱发属中医“蛀发癣”“虫蛀脱发”的范畴，历代医家对脱发均有论述。笔者在精心研读古籍的同时，结合长期的临床实践，和所处岭南之地的气候环境，对其有独到见解，提出脂溢性脱发的主要病因有情志内伤、饮食失节、劳逸失调等。

1. 情志内伤

《金匮钩玄》云：“郁者，结聚而不得发越也。”情绪低落抑郁使肝疏泄不及，肝脏生发、舒展之性不足，血无以帅，精血不能有效上达发根而致发失所养。《摄生要录》中曰：“多怒则百脉不定，鬓发憔焦”，情绪急躁易怒使肝疏泄太过，肝脏功能亢进，气有余便是火，火炎则发枯发落。临床中常见雄性激素脱发患者存在焦虑等情绪问题，可见在精神压力的作用下，头皮组织肌肉层收缩引起充血，使为毛囊输送养分的毛细血管收缩，造成局部血液循环障碍，从而引起头发生态改变。

2. 饮食不节

《素问·五脏生成篇》谓：“多食甘，则骨痛而发落”，就认识到“饮食自倍”导致“发落”的问题。现代大多数中青年男性，交际应酬多，过食肥甘厚腻及酒类等，又缺乏锻炼，生活不规律，伤及脾胃，脾失健运，湿热内生或地处潮湿，外受湿邪，湿邪郁而化热，久而成毒。湿热上蒸颠顶，侵及发根，气血运行不畅，致毛发失养而脱落，湿热外溢则头发油腻。

3. 劳逸失调

现代社会的生活压力过大，不少人通宵达旦地熬夜工作或是娱乐，“生物钟”颠倒成为常态。而“人卧血归于肝”，《灵枢·本神》提到：“肝藏血，血舍魂”。夜晚 11 点到凌晨 1 点正是肝胆二经值守的时间，常常熬夜或思虑过度等情绪不佳时，往往会影响睡眠，出现肝郁血虚，血不归肝的症状，肝血虚则伤阴，乙癸同源，使水不涵木，精不充盈，则肝肾阴虚，须发失去精血的濡养而枯槁焦黄。在临床实践中发现多数睡眠质量不良者，耗气伤血，气血不充，是导致脱发的关键因素。现代医学认为，长期慢性的紧张状态，一方面刺激垂体-肾上腺轴，肾上腺源性雄激素分泌增多，机体内分泌失调；另一方面自主神经功能紊乱，皮肤血管收缩功能失调，使头皮营养障碍，因而导致本病的发生。

4. 禀赋不足

发为肾精之外候，精血充足则发浓密而光泽。精血为阴，阴不足则阳盛，肾中阴阳失衡。“发为血之余，肾之候”，肾藏精，为先天之本。临床中可见先天禀赋不足的患者发病年龄较早，自小头发色黄发枯，其家族多有脱发病病史。少年白发、斑秃等都属于这一范畴，先天禀赋不足终归于肾精不足或肾中阴阳失衡。若素体血热之体，复感风邪，郁久化火，耗伤阴血，生风生燥，毛发失于濡养可致头皮瘙痒、发根失养而脱发。《儒门事亲》言：“年少发白早落，或白屑者，此血热而太过也”。而《外科正宗》云：“血虚不能随气荣养肌肤，故毛发根空，脱落成片……此皆风热乘虚攻注而然”。均提示血热血虚，可生风化燥，导致脱发。

5. 久病失养

久病多虚，病程迁延日久，阴伤及气，可见于病程后期气阴两虚，气虚推动无力，痰浊内停，郁而化热，热伤血络而致血瘀，痰浊瘀血阻滞肌肤毛窍导致毛发失养脱落。《医林改错》亦曰："头发脱落，名医书皆言伤血，不知皮里肉外血瘀，阻塞血路，新血不能养发，故发脱落。"因此，本病病久瘀阻毛窍以致毛发失养脱落，亦不容小觑。

（二）中医病机

脂溢性脱发的基本发病病机为五脏气机失调。病位主要在肝、脾、肾，亦与心、肺有关。肝藏血，"发为血之余"；脾为后天之本，气血生化之源；肾藏精，"其华在发"。肝血虚，肾水亏，发失濡养脱落。因此，本病尤与肝、脾、肾三脏关系密切。基本病机乃肝肾亏虚、精血不足为本，湿热瘀结、血热风燥为标，病因上或因长期作息颠倒暗耗肾精，或因劳欲过度损及精血，或嗜食肥甘酿湿化热生瘀，湿热瘀结于脉道则血热，或情志不遂、思虑化火、郁火上攻，易生风动燥。

根据五脏相关、痰瘀相关的学术理论，本病病变在毛发，病位在脏腑。血气虚则肾气弱，肾气弱则骨髓枯竭，故发白而脱落。或是肺气虚弱，不能卫外而固护毛发；或是肺失宣降，不能有效地将气血津液布散于皮毛，则皮毛憔悴枯槁。工作、学习压力及思虑过度会致脾血亏虚，所求不遂易致肝气郁结，日久化火伤阴，经常熬夜耗气伤阴，日久肝肾精血不足，毛发失于濡养，发焦枯落。《难经》云："手太阴气绝，即皮毛焦……皮毛焦则津液去；津液去则皮节伤；皮节伤则皮枯毛折；毛折者则毛先死。"亦有因不良的饮食习惯，如过食肥甘，致使中焦脾土受损，脾失健运则易生湿，湿热上蒸蕴结于发根，导致头发黏腻脱落。脱发一症，病因复杂，虚实夹杂，其本在精血不足，其标在风邪、湿热、痰瘀、气血虚滞为患，且本虚与标实互为因果，并在疾病的不同阶段多有着不同的临床表现。

（三）西医发病机制

AGA 对患者外观影响较大，容易发现，但是治疗较难，病程较长，目前发病人群日益增加。因此，广大医学工作者对 AGA 的观察和研究愈加重视。但是目前与雄激素性脱发相关的机制尚不明确，下面就目前的相关研究理论进展总结如下。

1. 遗传因素

AGA 具有遗传倾向性，国内流行病学调查显示男性 AGA 患者中有家族遗传史的占 53.3%～63.9%，父系明显高于母系。全基因组扫描和定位研究发现了若干易感基因，但尚未发现致病基因。有研究发现脱发区雄激素受体基因呈高表达。此外，5α-还原酶缺陷者不会发生男性型秃发，提示 5 号染色体 SRD5A1 基因和 2 号染色体 SRD5A2 基因与 AGA 相关。AGA 和多囊卵巢综合征有相同的染色体 10q24.3 位置的 CYP17A1 基因变异，说明有一定的基因相关性。

2. 雄激素

男性阉割者不发生 AGA，给予雄激素替代治疗可使基因易感者出现脱发，发生 AGA，停用睾酮可以阻止脱发的进一步发展，提示 AGA 与雄激素有关。男性雄激素主要来自睾丸，主要为睾酮，肾上腺皮质可合成少量脱氢表雄酮和雄烯二酮。女性雄激素主要由肾上腺皮质合成，卵巢也可少量分泌，女性的雄激素主要是雄烯二酮，可被代谢为睾酮和 5α-二氢睾酮（DHT），DHT 是导致 AGA 的重要分子。头皮毛囊是雄激素的靶器官之一，全身和局部雄激素代谢的异常改变是 AGA 发病过程中的重要环节。睾酮和雄烯二酮通过 5α-还原酶催化转化为 DHT。男性 AGA 头皮活检标本研究显示，前额头顶部脱发区毛囊Ⅱ型 5α-还原酶活性明显高于枕部非脱发区毛囊，且脱发区头皮睾酮转化为 DHT 能力明显增加。DHT 与毛囊细胞上的雄激素受体结合后发挥生物学作用，可使毛囊微小化，生长期的毛发逐渐变细，毛发生长周期缩短，其结果使原本粗黑的毛发逐渐变成浅色的毳毛，最终由于毛囊萎缩消失，毳毛也脱落，形成前额部、冠状区至头顶部的秃发。而脱发区周围的颞部和枕部头皮因 DHT 含量不增加，毛发并不脱落或脱落较少。

3. 其他因素

毛囊及其周围组织存在多种生长因子和细胞因子；转化生长因子（TGF）-β_1 和 TGF-β_2，可以引起毛囊周围纤维化，诱导细胞凋亡，而使毛发提前进入退行期及休止期，毛囊萎缩变小，头发生长期缩短。有研究发现 AGA 患者脱发区毛囊的真皮乳头和毛球部 ARA70 β 亚型表达低于非脱发者，推测 ARA70 的减少可能导致了毛囊生长的迟缓而最终引起毛囊的微型化。有人认为女性 AGA 主要与性激素结合蛋白浓度下降和游离循环睾酮的增高有关。早发型或严重型的女性 AGA 患者可伴随病理性的高雄激素血症，口服抗雄激素药物（以抑制卵巢雄激素产生）主要干扰睾酮与其受体的相互作用，而口服常规剂量非那雄胺治疗无效。

四、临床表现

AGA 临床多见于 20～30 岁人群，多发部位为两侧额颞角以及头顶部。脂溢性脱发分为急性与慢性。本病往往先于额颞角及前顶部发生头发稀疏变细乃至脱落，导致前额发际线升高，脱发继续进行，进而与顶部秃发区融合成片，最终只有两侧颞部与枕后部有头发保留。脱发处皮肤往往光滑、油腻、感染或发炎，可见纤细毳毛，直到毛囊消失，新发不再生长。临床多表现为头发油腻、多屑，伴有明显的瘙痒感、皮脂溢出等症状。

值得注意的是，雄激素性脱发男性与女性临床表现略有不同。在男性主要表现为前额发际后移和头顶部毛发进行性减少和变细；在女性表现为头顶部毛发进行性减少和变细，少部分表现为弥漫性头发变稀，发际线并不后移。

五、治疗

（一）中医治疗

脂溢性脱发是青春期后头额、颞、顶部进展缓慢的脱发，部分病例因脱发时间日久，毛囊长期营养不良而萎缩变性，而致脱发不可逆转。因此控制脱发，延缓病程，并且促进毛发生长是治疗中的重点和难点。脂溢性脱发临床病因早期以脾胃湿热、血热风燥较为多见，而后期以肝肾不足为主要病因者较为多见。根据不同的临床证型分别以凉血消风、健脾祛湿、补益肝肾为治法。同时配合中药制剂外洗、外涂、针灸、穴位注射等外治法；内外结合，综合治疗可提高疗效。

脱发与脾失健运相关。脾主运化与吸收，人体清阳之气升于脑，津液之泽荣于脑，都靠脾的作用。当脾的运化功能旺盛时，头发得到充分滋养而生长旺盛。若脾失健运，气血生化不足，则发失所养，就会枯槁、脱落，或因思虑伤脾，水湿不化蕴生湿热，循经上蒸颠顶，侵蚀发根，导致头皮黏腻，头发脱落。脂溢性脱发患者发病前以湿热体质居多，通常这些患者发病前即有额头、面部发油光亮，或有口干口苦、心烦易怒，或大便黏滞不畅、小便短赤，舌红、苔黄腻、脉滑数等符合湿热体质的总体特征。张景岳在《类经·标本类》中云："病之先受者为本，病之后变者为标。生于本者，言受病之原根；生于标者，言目前之多变也。"湿热体质为病变之根本，瘀浊蛀蚀毛发贯穿发蛀的整个过程，即湿热上行熏蒸于头皮部，日久易生浊邪入络，伏于血分，可变为血虚风燥、血热风燥、肝肾亏虚等病变之"标"的体现，这也为脂溢性脱发的治疗提供了理论依据。笔者从脾论治脂溢性脱发，在健脾祛湿的同时与疏肝、宣肺相结合，使其不失健运，外祛湿浊，肃清毛窍，开拓了脂溢性脱发辨证论治的新思路，而且发现传统的中药复方汤剂在治疗脱发方面具有一定的疗效，且副作用少，再配合中药外洗，不仅能显著地改善患者脱发及伴随的相关症状，而且增强了患者的自信心，提高了生活质量。

（二）西医治疗

脱发患者多数有不同程度的焦虑、担心，应对患者进行教育，告知本病是渐进的，可以治疗，治疗越早，疗效越好，但疗程长，要有耐心坚持治疗，才能达到较好的疗效。口服药物非那雄胺（finasteride）可选择性抑制Ⅱ型 5α-还原酶，1mg/d，疗效一般在服药后 6 个月评价，最佳疗效在治疗 1～2 年时出现，可使生长期毛囊比例增加，毛发生长速度和毛发直径增加，适用于早期轻到中型（即 Hamilton CGR Ⅱ到Ⅳ级）的男性患者。该药安全性高，个别患者可出现可逆性的性功能异常。外用药米诺地尔（minoxidil）溶液，可刺激真皮毛乳头细胞表达血管内皮细胞生长因子，扩张头皮血管，改善毛囊周围血液循环，外用可有效促进毛发生长。有 2%和 5%两种浓度制剂可供选择，每天外涂 2 次，平均起效时间为 12 周。男性患者使用 5%的制剂，疗效优于 2%的制剂。不良反应包括轻度局部刺激、接触性皮炎，极少数出现头痛，发生多毛症较少。

女性患者内服药物环丙氯地孕酮有较强的抗雄激素作用，在月经周期的第 5～14 天，每天服用 100mg。有致性欲减退、体重增加等不良反应。也可使用螺内酯（安体舒通）：可减少肾上腺产生睾酮，同时抑制二氢睾酮和雄激素受体结合，每次 20mg，每日 3 次，口服，连续治疗 1～6 个月。主要用于肾上腺雄性激素增高的妇女患者。不良反应有月经紊乱、性欲减退、乳房胀痛，治疗期间要注意血钾浓度。外用药物，FDA 推荐使用 2%的米诺地尔溶液，每日 2 次。

Ⅲ级以上的男性脂溢性脱发患者可进行自体毛囊移植术。单根毛囊移植术，主要用于前发际线的修饰。晚期患者、非药物及毛发移植手术治疗的适应证，可考虑使用假发。

六、临证医案

徐某，女，20 岁，2022 年 3 月 18 日初诊。

【主诉】头发脱落伴油腻、瘙痒 3 个月。

【病史】平素工作压力较大，长时间熬夜，近 3 个月发量明显减少，需每天洗头，甚至半天洗一次，喜食油腻食品。现症：头发油腻稀疏，颠顶处可见头皮，搔抓后可见白色鳞屑及黄色油腻性油脂痂皮，面色萎黄，皮肤油腻，伴剧烈瘙痒，舌红，舌体胖大有齿痕，苔黄腻，脉滑。饮食欠佳，便溏，排便 2～3 次/天。血常规、肝肾功能等均正常。

【诊断】中医诊断：发蛀脱发（脾虚湿热证）。

西医诊断：脂溢性脱发。

【治法】健脾清热利湿，益气养阴。

【处方】白术 20g，茯苓 20g，泽泻 15g，萆薢 20g，车前子 15g，当归 15g，侧柏叶 15g，生地黄 15g，熟地黄 15g，女贞子 10g，桑椹 20g，墨旱莲 10g，白鲜皮 15g，首乌藤 20g，砂仁 15g，赤石脂 15g，焦三仙 30g，甘草 15g，14 剂，水煎 300mL，3 次/天，嘱其增加睡眠，忌辛辣肥甘厚味及甜食，多吃蔬菜蛋白质；避免过度紧张劳累，生活规律。

【二诊】整体湿热症状减轻，头皮油腻症状减缓，仍有脱发，瘙痒减轻，依旧每日洗头，饮食可，便溏，1～2 次/天。在上方基础上加金银花 20g，枇杷叶 15g，薏苡仁 30g，14 剂。

【三诊】整体湿热症状好转明显，头皮油腻症状及瘙痒减轻明显，仍脱屑明显，改为隔日洗头，饮食可，二便可，去金银花、枇杷叶、赤石脂、焦三仙，萆薢减为 15g，砂仁减为 10g，加黄芪 15g、山药 15g、白芍 20g，14 剂。

【按语】脾虚湿热型发蛀脱发患者头发稀疏脱落，油腻性鳞屑明显，头皮瘙痒，舌质红，苔黄腻，脉滑。根据上述症状分析：患者头发如涂膏脂、头皮可见黄色油腻性油脂痂皮，伴面色萎黄，皮肤油腻为湿热之邪上蒸于头面部；头皮剧烈瘙痒且搔抓后可见白色鳞屑为血虚风燥，头皮失于濡养之表现；平素饮食欠佳，便溏且次数较多说明患者脾气亏虚，痰湿较重，蕴结于体内阻碍气机的运行，甚至致使脾气下陷；再结合患者舌质红，舌体胖大且有齿痕，苔黄腻，脉滑为典型脾虚湿热型舌脉表现，诊断本案患者为脾虚湿热型发蛀脱发。

本方中茯苓、白术健脾除湿为君药；泽泻、车前子、萆薢、砂仁，健脾祛湿利水，当归为“血中之气药”活血养血，使补而不滞，结合大队祛湿药物，利湿而不伤阴，且能引药上行；侧柏叶生发乌发，此六味药为臣药。墨旱莲、桑椹、首乌藤、女贞子、生地黄、熟地黄补肾养血、资助生发，《本草备要》谓女贞子能“益肝肾、安五脏、强腰膝、明耳目、乌髭发”，谓墨旱莲能“乌髭发、益肾阴”，二药同用平补肝肾之阴，是笔者临床善用药对；白鲜皮健脾止痒，赤石脂收敛作用可以减少油脂的分泌，焦三仙（山楂、麦芽、神曲）健脾祛脂，此十一味药为佐药。甘草调和诸药，为使药。此患者脱发本为脾气亏虚，标为湿热蕴结，予健脾生发汤加减治疗既健脾除湿又补肝肾；二诊时，湿热症状依然严重，遂予原汤剂中加金银花、枇杷叶、薏苡仁，既增清热之功，宣通肺窍、畅达上焦气机，又健脾以助湿气更快排出；三诊时，湿热症状明显缓解，久病耗气伤津，病邪入络，易缠绵难愈，遂去部分清热、祛脂药物，利湿药物减量，加黄芪、山药、白芍以补气养阴、生血生发。

七、经验总结

脂溢性脱发与五脏均有关，尤其受脾运化功能影响，临床治疗中强调对脾的调理，认为脾土健运，一可化生气血，培育生发之本源，万物根植于土，此乃“土生万物”也；二可“培土生金”，肺主皮毛，毛发依附于皮肤，赖肺气宣发润泽而生长，培土就能助肺之熏肤泽毛；三可以后天补先天，脾土健运化旺，后天之精气壮，能补先天之精，使肾精充盛而毛发华茂。补脾气固本，再化痰、清热、祛脂等去标，标本兼顾使五脏调和，阴平阳秘，新发速生，同时也应该在患者的心理和生活习惯方面给予疏导和强调。本型患者往往喜食肥甘厚味，或素体偏胖、皮脂腺分泌旺盛，症见头皮头屑油腻，潮红瘙痒，发质光泽发亮，易多根黏着，常伴神疲纳呆、便溏或大便秘结、小便黄赤、舌质红、苔黄腻、脉弦滑数等。

在临床上经常使用以清热利湿为主要作用的经验方作为治疗脂溢性脱发的基础方，由土茯苓、苍术、黄柏、车前子、黄连、黄芩、丹参、防风、侧柏叶、何首乌等中药所组成。临证时常用侧柏叶改善毛囊血液循环，以促新发之生长，脂溢性脱发一症的主要病机乃是脾虚运化失司，以致水湿内停，加之患者偏好辛辣油腻食品，以致湿与热合，湿热内盛，循经上传于头部，阻遏发根营养，使肾之精血不能滋养发根所致，故在治疗此病时主张从脾论治，以健脾祛湿清热燥湿，利湿降浊为主要治法，辅以化瘀通络、祛风、补肾填精等法以治疗。在组方之时采用黄芩、黄连、黄柏为君药，取此数味药擅长清热燥湿之功效以祛除患者体内有余之湿热。对治此病之主要病证采用土茯苓、车前子、侧柏叶为臣药，取土茯苓、车前子利湿降浊之功，以助气化脂溢性脱发患者体内郁久之湿浊，辅助君药燥湿之功，增强此方祛湿之力。有本草专著曾记载侧柏叶对于促进毛发生长有一定作用。《本草纲目》记载“头发不生：侧柏叶阴干，作末，和麻油涂之”。《本草通玄》记载侧柏叶能“除风冷湿痒，乌鬓黑发”。方朝晖在本方中取侧柏叶所具有的独特生发作用，以促进脂溢性脱发患者新发的生长。采用薏苡仁、苍术、丹参、制何首乌为佐药，取薏苡仁、苍术具有健脾运脾渗湿祛湿之功，以杜生湿之源。因唯有脂溢性脱发患者生湿之本得治，此病方有逐渐向愈之希望。取丹参活血通经之功，使发络通畅，则头部之营血能得以滋养发根，从而改善发根、毛囊等处的营养以促进毛发的新生。取制何首乌补肝肾、益精血、乌须发、强筋骨之功，使肾中精血充足则须发生长逐渐旺盛。此 4 味共为佐药。《医方集解》有云：“头痛每以风药治之者，颠顶之上，惟风可到”。取防风为使药，因祛风之药方能到达颠顶之上，故用防风能促进诸药至病所，从而增强本方的治疗作用。

在临证之时，还需根据患者的其他兼症对本方做适当加减后使用。如头皮瘙痒明显，可酌情增加僵蚕、白芷等药以加强祛风止痒的功效；如头屑较多、头发干枯则可适当增加当归、鸡血藤、白芍等养血祛风润燥之品；如腰膝酸软、须发早白等症较明显，则可在上方中加入菟丝子、杜仲、肉苁蓉、熟地黄等补肾填精之品，甚者可加用七宝美髯丹；如有心烦意乱、口干咽燥、失眠多梦等症则可加用桑椹、枸杞子等滋阴补肾之品或可加用交泰丸以增滋阴补肾之力，交通心肾。

此外，脂溢性脱发病程缓慢，而且受头发的生长特点和患者个体因素的影响，治疗所需时间往往比较长。尽管本病并未严重影响到机体功能，但由于它有碍容颜，影响美观，常常给患者造成很大的思想负担；此外，焦虑、抑郁等心理失衡和精神紧张状态以及不良的饮食、生活习惯等因素常可加重或诱发本病。因此在重视药物治疗的同时，还应重视配合患者适当的心理治疗，耐心做好解释工作，消除患者精神神经方面的诱因，并合理调整其饮食结构，纠正不良生活习惯，三管齐下则必能提高疗效、缩短疗程。

八、摄生调护

古人云：“三分医，七分养，十分防”。《黄帝内经》强调：“上工救其萌芽”“圣人不治已病治未病”“正气存内，邪不可干”，可见疾病发生发展过程中“未病先防”“固本培元”的重要性，加强脂溢性脱发患者对病因病机的了解，强调临床对脂溢性脱发的早期诊断，严重期和恢复期都要注意寒温交错，防止外邪侵袭，避免情志刺激，减少诱导脱发的发生因素，“既病防变”。脂溢性脱发发生后及时治疗，遵医嘱执行。只吃中药调理是不够的，平时还要养成良好的生活习惯，针对常见病因病机提出以下几点建议。

（一）饮食管理

基于中医体质学说的个性化饮食护理是一种将传统中医理论与现代护理实践相结合的方法，中医预防护理强调根据患者体质差异制定个性化的饮食调理方案，结合不同体质患者的基础特征，选择适宜饮食与方案，从而以饮食的调整促进患者健康并保障疾病康复。

根据患者的体质类型，指导患者选择适合其体质特点的食物和烹饪方式，以达到调和阴阳、调节气血、疏通经络的目的。养成良好的饮食习惯，饮食清淡，特别是素体血热或者湿热体质的患者，不吃过于辛辣、油腻、腥甜的食物，不抽烟不喝酒，多吃蔬菜以及富含植物蛋白的食物。对于不同的体质会采取对应的饮食方案。"肾其华在发，发为血之余，脾为气血生化之源。"因此，出现脾虚脱发问题，就要以调理脾胃，健脾益气，以养气血为主。对于气虚体质患者推荐健脾益气的食物，对于湿热质体质患者提供清利湿热的食物，如薏苡仁、红豆等。通过对患者体质的判断并提供个性化的饮食指导，能够显著提升整体干预效果，可以为脂溢性脱发患者的预后康复提供支持。

（二）生活管理

经常洗头发，洗头发时要用温水，经常轻轻梳头刺激毛囊使头发生长，不要经常戴帽子和发套。

注意寒温交错，防止外邪侵袭；风性善动不居，轻扬开泄，有隙必乘，可致皮毛孔窍开合后毛发脱落，若乘袭颠顶则瘙痒脱屑。《诸病源候论》云："有人风邪在于头，有偏虚处，则发秃落"。同时注意劳逸结合，避免剧烈活动及体力劳动。顺应时序变化，注意环境的冷暖，保持人体阳气的充沛，有利于药效的发挥，控制病情进展。

保持良好的作息习惯，按时作息，不熬夜，不长时间看电视、玩电脑和手机。《内经》言："血气皆少则无毛"。熬夜耗伤肝肾精血，气血不能上荣头发，久则发枯始堕。血主濡之，人体之发需要气血津液濡养，才能乌黑亮泽而不脱落。

（三）情绪管理

（1）情志方面要少生气、不生闷气，减少心理压力，保持心情舒畅，情志失调，过度忧思而伤脾，导致脾气郁滞，运化失职，津液不布凝聚为痰。郁怒伤肝，肝失疏泄，气机郁滞，化热化火，灼津成痰。无论气滞或痰阻，均可使血行失畅，脉络不利，发失所养，进而枯槁、脱落。在临床调护当中，针对脂溢性脱发患者七情失节的心理状态，提出可采取情志相胜的护理措施。《儒门事亲》中指出："悲可以治怒，以怆恻苦楚之言感之，喜可以治悲，以谑浪亵狎之言娱之；恐可以治喜，以迫遽死亡之言怖之；怒可以治思，以污辱欺罔之言触之；思可以治恐，以虑彼忘此之言夺之。"即"以偏纠偏"为原理的情志相胜法的描述。

（2）保持心情舒畅　不要有心理压力，要乐观豁达。毛发生长是一个缓慢的过程，一般需要2～3个月或更长的时间，因此患者一定要持之以恒、积极乐观，这样才能达到满意的疗效。

（四）长期治疗

本病病势缠绵，应坚持长期治疗。配合食补、药膳疗法等，调理体质，增强抗病力；对于脂溢性脱发患者常见的伴发疾病如睡眠紊乱等，需要采取药物等干预手段早期及时治疗，提高患者的生活质量。另外要注意的是，头发再生出来之后，也要保持良好的习惯，不要一有成效就停下来。长期坚持，头发才能真正恢复健康。

第二十节・从脾论治失眠

一、概述

失眠是一种常见的睡眠-觉醒障碍，《黄帝内经》中称其为“不寐”“不得眠”“不得卧”“卧不安”，与抑郁症、心血管疾病、2 型糖尿病和肥胖等相关，是一种以经常不能获得正常睡眠为主要特征的病症，主要表现为睡眠时间、深度的不足。轻者入睡困难，或时寐时醒、寐而不酣，或醒后不能再寐；重者彻夜失眠，并且会对日间功能及生活质量产生不同程度的影响。

一个完整的睡眠周期分为浅睡期、轻睡期、深睡期，其中浅睡期和轻睡期约占整个睡眠周期的 55%，而只有进入深睡期，大脑皮质才能得到充分的休息，才能起到消除疲劳、促进新陈代谢、促进机体生长和修复、免疫抗病等重要作用。长期处于失眠状态，会导致轻度的认知功能减退，主要表现在注意力、警惕性、记忆、执行力等方面，因此拥有良好的睡眠是保证我们身心健康的重要前提。

据《中国睡眠研究报告 2022》统计，我国国民平均睡眠时间近十年来日渐缩短，平均为 7.06h，并且国民睡眠质量和睡眠环境指标均明显下降。而《中国睡眠研究报告 2023》发布显示，和 2022 年相比，虽有改善，但大众集中于晚睡（23 点至凌晨 1 点）、浅睡，其睡眠时长和睡眠质量也随年龄增加呈下降趋势。睡眠占据了我们生命的三分之一，对于维持我们日常的生命活动有着非常重要的意义。长期失眠不仅损害日间功能，还与焦虑、抑郁以及心脑血管疾病具有强相关性。

中医及西医各有优势，西医治疗失眠主要以药物治疗为主，药物治疗大多选用镇静安眠药以及抗焦虑药，尽管对严重失眠甚至焦虑抑郁患者有立竿见影之效，但是其现行药物存在明显缺点，长期服用会产生不同程度的耐药性、依赖性、记忆损伤和戒断反应等不良反应，甚至伴有认知障碍风险。相较来说，中医药治疗失眠病症具有较少的不良反应，躯体不适也可通过临证加减改善，且无成瘾性和依赖性，更易被患者所接受。

二、脾与失眠

（一）中医学对脾的认识

脾的形态——《医学入门》言其“形扁似马蹄，又如刀镰”。《医纲总枢》述其“形如犬舌，状如鸡冠”。

脾的位置——《素问・太阴阳明论篇》云：“脾与胃以膜相连耳，而能为之行其津液”。叶霖《难经正义》曰：“散膏，胰，附脾之物，形长方，重约三四两，横贴胃后”。清代王清任在《医林改错》中指出中医学所说的脾脏包含现代解剖学中的胰和脾。

脾的生理功能——中医学认为脾主运化，《素问・经脉别论篇》曰：“饮入于胃，游溢精气，上输于脾，脾气散精，上归于肺，通调水道，下输膀胱，水精四布，五经并行”。脾，位居五脏之列，其性不与水谷直接相触。饮食自口入，先经胃之纳受与腐熟，继而降至小肠，以续其消化之功。然而，胃与小肠之消化，皆仰赖脾之气化之力，使之转化为水谷精微，再借脾气之输布，遍及周身，以行其滋养之能。脾在运化水谷、传输精微之际，亦将其中之液质化为津液，输送至肺，复经肺之宣发与肃降，布散于形体内外，外则润泽肌肤腠理，内则滋养五脏六腑。

（二）理论基础

中医所理解的“脾”并非仅仅为西医解剖学中的“脾脏”，而是整个脾胃系统及其功能的集合。

《素问・逆调论》有云：“胃者，六腑之海，其气亦下行。阳明逆，不得从其道，故不得卧也”。同时《脾胃论》有言：“胃乃脾之刚，脾乃胃之柔，表里之谓也。”脾主运化，胃主受纳及腐熟水谷，二者相互协调，静中有动，互为表里，共同作用，才得以营养全身。

“脾处中州，为化生气血之脏，脾虚不能布津于胃，子令母虚，神不归舍，彻夜不寐”。脾胃处于中焦，上连心肺，旁邻肝胆，下接肾与膀胱，为一身气机升降之枢纽，气血、阴阳交汇之要道。中焦脾胃通过腐熟水谷，运化精微，提供气血生化之源，滋养一身之肌肉，维持人体正常的生理活动。然若脾失健运、胃失和降，水谷纳运失司，气机升降失调，气血生化之源不足，五脏皆失其养，阴阳不相交通，元神受扰，故出现昼不精而夜不瞑。

（三）脾与寤寐

1. 人之寤寐正常与否的关键在于营卫运行是否通畅

《灵枢・口问》曰：“卫气昼日行于阳，夜半则行于阴。阴者主夜，夜者卧……阳气尽，阴气盛，则目瞑；阴气尽而阳气盛，则寤矣。”营卫运行的昼夜变化，使白天觉醒和夜间睡眠按时发生，若营卫昼夜节律被打乱，则致觉醒和睡眠异常。卫属阳，营为阴，阳主动，阴主静，动则能寤，静则能寐。

脾为营之居，脾胃位于人体中焦，于五脏中央，性爰稼穑，为气血生化之源。食饮先经由胃主导受纳腐熟，再由脾统筹吸收散布，化生气血以主养四脏及四肢百骸。营卫之气与气血同宗同源，均得脾胃化生，相互影响。《医宗金鉴》载：“荣卫二者……以其定位之体而言，则曰气血；以其流行之用而言，则曰荣卫。”《灵枢悬解》言：“营卫者，经络之气血，气行脉外曰卫，血行脉中曰营。”“营”是血的另一种存在方式，“卫”则兼具气与阳的功能和属性。脾胃化水谷精微而生营卫，既提供了物质基础，又充盈了动力源泉，《素问・痹论篇》曰：“荣者，水谷之精气也……卫者，水谷之悍气也。”精气濡养五脏提供物质基础，悍气走行周身提供动力源泉。《素问・太阴阳明论篇》中载：“阳道实，阴道虚”，从脾胃化生营卫的角度来看，即脾胃虚实气机运化之道，饮食入胃，精微通过胃之阳道充分实化，继而转输于脾，脾藏营气，融于脉则营行脉中。“脾以阴体而抱阳气，阳动则升。”因此，脾胃纳运相协是营卫生成至关重要的环节。若脾胃运化功能正常发挥，则气血得充，营卫生成充足，故昼精夜寐。

2. 脾胃气机升降出入如常是调控营卫运行的枢机

脾主升清阳之气，胃主降浊阴之气，二者同处中焦，是气机上下升降的枢纽、气血化生运行的来源。《医学衷中参西录》曰：“夫心肾之所以相交者，实赖脾胃之气上下通行。”心处上焦，肾居下焦，二者交通需赖中焦脾胃之升降，脾气上升，鼓动肝肾之气同升，胃气下降，协同心肺之气同降，心肾借助脾胃转枢之势，心火得以下温肾水，肾水得以上滋心火，形成人体左升右降之大循环，二者共同协调人身之气的升降运动。《灵枢・营卫生会》中言：

“营在脉中，卫在脉外，营周不休，五十度而复大会，阴阳相贯，如环无端。卫气行于阴二十五度，行于阳二十五度，分为昼夜，故气至阳而起，至阴而止……夜半而大会，万民皆卧，命曰合阴。”于脏腑言，卫气自六腑之阳入于五脏之阴的门槛正是足阳明胃经，后入阳跷脉，此谓阳明主合；而卫气于阴出阳之前的契机为足太阴脾经，后出阴跷脉，此谓太阴主开。若脾升胃降、气机和顺，则太阴阳明之关隘开合有度，周而复始，夜半阳入于阴，昼日阳出于阴，阴阳和合，故而寤寐得安。

三、病因病机

（一）中医病因

汉代张仲景将失眠的病因分为外感和内伤两类，提出“虚劳虚烦不得眠”的论述。明代张介宾《景岳全书·失眠》将失眠概括为有邪、无邪两种类型：“不寐证虽有不一，然唯知邪正二字则尽之矣，盖眠本乎阴，神其主也，神安则寐，神不安则不寐。其所以不安者，一由邪气之扰，一由营气不足耳。有邪者多实证，无邪者皆虚证。”

失眠的发生多与饮食不节、情志失常、思虑劳倦等因素有关。

1. 饮食不节

《张氏医通·卷九》：“脉数滑有力不卧者，中有宿滞痰火，此为胃不和则卧不安也。”饮食失度、暴饮暴食，宿食停滞，脾胃受损，酿生痰热，壅遏于中，痰热上扰，胃气失和，而不得安寐。此外，浓茶、咖啡、酒之类饮料也是造成失眠的因素。

2. 情志失常

五脏主五志，《黄帝内经》提出“喜伤心，怒伤肝，思伤脾，忧伤肺，恐伤肾”，过极的情绪体验将影响脏腑功能正常运行，进而导致失眠。情志不遂，暴怒伤肝，肝气郁结，肝郁化火，邪火扰动心神，神不安而失眠；或由五志过极，化火内炽，扰动心神而失眠；或因思虑过度，伤及心脾，阴血暗耗，神不守舍；或由暴受惊恐，导致心虚胆怯，神魂不安，夜不能寐。

3. 劳逸失调

劳倦太过则伤脾，过逸少动亦致脾虚气弱，运化不健，气血生化乏源，不得上奉于心，而致心神不宁。如《类证治裁·不寐》说：“思虑伤脾，脾血亏损，经年不寐”。《景岳全书·不寐》中提到：“劳倦、思虑太过者，必致血液耗亡，神魂无所主，所以不寐”。

4. 病后体虚

久病耗伤人体，气血亏虚，心血不足。心失所养：心神不安而失眠。正如《景岳全书·不寐》中说：“无邪而不寐者，必营气不足也，营主血，血虚则无以养心，心虚则神不守舍”。亦可因年迈体虚，阴阳亏虚而致失眠。若素体阴虚，加之房劳过度，肾阴耗伤，阴衰于下，不能上奉于心，水火不济，心火独亢，火盛神动，心肾失交而神志不宁。如《景岳全书·不寐》所说：“总属其阴精血不足，阴阳不交，而神有不安其室耳。”

（二）中医病机

失眠的基本病机总属阳盛阴衰，阴阳失交。一为阴虚不能纳阳，虚阳外浮；一为阳盛不得入于阴，“阳入于阴则寐，阳出于阴则寤”。其病位主要在心，与肝（胆）、脾（胃）、肾密切相关。

不良的生活饮食习惯、工作压力较大所带来的过度的思虑劳倦、焦虑抑郁的情绪等都会直接或间接损伤脾胃的功能，“百病皆由脾胃而生也”，脾胃虚弱是疾病发生发展的关键。当脾胃受损，脾失健运，胃气失和，气血生化不足，心神得不到相应的滋养，就会诱发失眠。人之寤寐，由心神统控，与营卫息息相关。脾与心关系密切，心属火，脾属土，为母子关系，同时，足太阴脾经与手少阴心经相连，加强了二者联系。心主血而脾生血，心主行血而脾主统血，心为君主之官，主神，主司意识、思维、情志等精神活动，脾胃为后天之本，主腐熟运化水谷，以化生气血。《脾胃论》记载：“心主荣，夫饮食入胃，阳气上行，津液与气入于心。”《内外伤辨》载：“若胃气平常，饮食入胃，其荣气上行，以舒于心肺”。脾阴充足，可上输营养心脏，血脉充盈，心有所主，神安眠可；若脾阴不足，无以上滋心营，则心营血亏虚，不能摄心养神，子病及母，心失所养，则见不寐。

（三）西医病因及发病机制

1. 病因

引起或促发失眠的因素众多。常见因素包括：（1）心理社会因素，如生活和工作中的各种不愉快事件；（2）环境因素，如环境嘈杂、不适光照、过冷过热、空气污浊、居住拥挤或突然改变睡眠环境等；（3）生理因素，如饥饿、过饱、疲劳、性兴奋等；（4）精神疾病因素，如焦虑与抑郁障碍时；（5）药物与食物因素，如咖啡因、茶碱、甲状腺素、皮质激素、抗震颤麻痹药、中枢兴奋剂等的使用时间不当或过量，药物依赖戒断时或药物不良反应发生时等；（6）睡眠节律变化因素，如夜班和白班频繁变动等；（7）躯体疾病因素：（8）生活行为因素，如日间休息过多、睡前运动过多、抽烟等；（9）个性特征因素，如过于紧张、焦虑、强迫的人格特征。

2. 发病机制

尽管尚未有被广泛接受的病理机制和假说，目前比较接受的有“过度觉醒假说”和“3P 假说”。“过度觉醒假说”认为失眠是一种过度觉醒的障碍，患者皮质和皮质下某些脑区存在结构、功能和代谢异常，这些脑区主要包括杏仁核、海马、扣带回、岛叶、额叶、顶叶，体现在躯体、情感、认知不同水平上，并且不仅仅是夜间睡眠的缺失，还是横跨 24h 的个体高觉醒状态。“3P 假说”的 3P 是指易感因素（predisposing factor）、促发因素（precipitating factor）、持续因素（perpetuating factor），假定三个因素累积超过了发病所需要的阈值将会导致失眠的发生和维持；易感因素包括年龄、性别、遗传及性格特征等，使个体对失眠易感；促发因素包括生活事件及应激等，引起失眠的急性发生；维持因素包括应对短期失眠所导致的不良睡眠行为（如延长卧床时间）和由短期失眠所导致的焦虑和抑郁症状等，使失眠得以持续；该假说是用来解释失眠的发生、发展和持续的认知行为学假说，也是目前被广泛应用的认知行为治疗的理论基础。其他还有刺激控制假说、认知假说和快速眼动睡眠不稳定假说等。

四、临床表现

（一）失眠症状

1. 入睡困难

在适当的睡眠机会和环境条件下，不能较快理想入睡。入睡快慢的临床意义有年龄差异。对于儿童和青少年入睡时间大于 20min 有临床意义，对于中老年人入睡时间大于 30min 有临床意义。

2. 睡眠维持困难

包括睡眠不实（觉醒过多、过久）、睡眠表浅（缺少深睡）、夜间醒后难以再次入睡、早醒、睡眠不足等。早醒通常指比预期的起床时间至少提早 30min 并引起总睡眠时间减少，早醒的判定需要考虑平时的就寝时间。

在失眠症状中，以入睡困难最多见，其次是睡眠表浅和早醒等睡眠维持困难，两种情况可单独存在，但通常并存，并且两者可以相互转变。

（二）觉醒期症状

失眠往往引起非特异性觉醒期症状，即次日日间功能损害，常表现为疲劳或全身不适感，日间思睡，焦虑不安，注意力不集中或记忆障碍，社交、家务、职业或学习能力损害等。

对失眠的恐惧和对失眠所致后果的过分担心常常引起焦虑不安，使失眠者常常陷入一种恶性循环，失眠→担心→焦虑→失眠，久治不愈。

五、治疗

（一）中医治疗

治疗失眠应顾护脾胃、调和营卫，以补虚泻实，调整脏腑阴阳为原则，实证泻其有余，如清化素热；虚证补其不足，如益气养血，健脾益肾。在此基础上配合安神定志，如养血安神，镇惊安神，清心安神。同时鉴于病程较长，短期难以完全病愈，在药物治疗同时，需要适当给予患者心理疏导，以达到事半功倍的效果。

笔者精于运用古典医方，于临床实践中巧妙调配酸枣仁汤与半夏秫米汤化裁，治疗因诸般病因引起的不寐之症。同时经过多年研究并结合长期以来的临床经验，参照现代药理学的研究，在经方酸枣仁汤的基础上进行加减，辅以重镇安神，滋阴潜阳之药物对 2 型糖尿病合并失眠的患者进行治疗，取得了较好的疗效。

常用方药如下：酸枣仁、桂枝、芍药、知母、五味子、合欢花、黄芪、柏子仁、煅龙骨、煅牡蛎、夏枯草、茯苓、首乌藤、甘草。其中酸枣仁，味甘、酸，性平，顺应少阳之气，主治宜收宜补之道，旨在生心血、养肝血，此乃酸收酸补之法也。桂枝辛温以助阳通脉，温补脾胃；芍药酸收以益阴敛营，平抑肝阳，二药相伍，取桂枝汤之意，以助阳气交阴，阴阳相合，营卫协调而昼精夜寐。恰如章楠于《伤寒论本旨》中评桂枝汤："此方立法，从脾胃以达营卫，周行一身，融表里，调阴阳，和气血，通经脉。"此外，黄芪为补气之要药，合欢花、五味子均有养阴安神、清肝泻火之功效，气为血之帅，三者共奏益气滋阴活血之效。首乌藤（夜交藤）有养血安神之功效，常与合欢花合用，在治疗阴虚血少之失眠中往往有奇效。夏枯草入肝经，具有平肝养阴、清热去火之效，可用来治疗肝郁化火或失血过多所引起的失眠。柏子仁性平味甘，有养心安神之功效，入心、肾、大肠经，善治因心肾不交、阴虚烦躁所引起的失眠，佐以知母凉肺胃之气，以助清热之力。煅龙骨、煅牡蛎重镇安神以定惊，使阳固阴守，滋阴潜阳，有事半功倍之效。茯苓益心脾、宁心神，导气归下焦；加甘草益气补脾，调和诸药，使性和效达。全方以益气养阴为旨，调和阴阳，补益营卫，补肾健脾，宁心安神，神安而自眠。

笔者善用黄芪大补脾胃之气，脾胃气足则腐熟运化相辅相成，脾之分清泌浊，上输精微并“灌四旁”使得全身有精微物质濡养。笔者精于运用半夏治疗顽固性失眠，其见解独到，认为半夏之生，恰逢夏至之际，天地间阳气至极而阴气初萌。夏至之前，纯阳之气充盈；夏至之后，阴气渐生。半夏主掌阴阳之转换，半开半合之际，正是人体由清醒过渡至睡眠之关键。半夏于此节点发挥其效，助人体安然入梦，在临床实践中屡显奇效。

在辨证施治的基础之上，根据其兼症的不同，应灵活用药，采用专病专治的办法。若患者伴有口干口苦、烦躁易怒、情绪激动、恶心欲吐、舌红苔黄等表现，可加用黄芩、黄连、龙胆清热利湿、袪肝胆之火。如患者伴有四肢麻木发凉，面色晦暗，胸胁胀痛，舌黯或舌有瘀斑瘀点，可以加用川芎、郁金、红花、丹参等药物，以达到行气活血解郁之功效。如患者伴有神疲乏力、少气懒言、食少便溏、舌质淡苔薄等症状，可以加用茯神、远志、白术、党参等药物补益心脾。如患者有怕冷乏力、腰酸冷痛、夜尿频多、小便清长、四肢不温、阳痿等症状，可以加用淫羊藿、菟丝子等药物温肾助阳，还可再加用女贞子滋补肾阴，以达到阴中求阳的目的。

（二）西医治疗

失眠的治疗方法包括非药物治疗与药物治疗两大类。患者经常优先选择非药物治疗方法，但大多数患者仍需要药物治疗。综合治疗通常是最常用的治疗方案。

1. 非药物治疗

非药物治疗包括心理行为治疗和补充/替代性治疗。

（1）心理行为治疗　改变失眠患者的不良心理及行为因素，增强患者自我控制失眠的信心。包括睡眠教育、睡眠卫生教育、刺激控制疗法、睡眠限制疗法、矛盾意念法、放松疗法、生物反馈法、认知疗法以及专门针对失眠的认知行为治疗（cognitive-behavioral therapy for insomnia，CBT-I）等。上述治疗方法可以依据实际情况联合使用。

（2）补充/替代性治疗　包括锻炼、身心干预（冥想、太极、瑜伽、气功等）、操作及躯体治疗（按摩、针灸、穴位按压、反射疗法等）、物理治疗（经颅电刺激、经颅磁刺激等）、光照治疗等。

2. 药物治疗

（1）药物治疗的原则　在病因治疗、认知行为治疗、睡眠卫生教育的基础上酌情给予药物治疗；个体化；按需、间断、适量给药；疗程一般不超过 4 周，超过 4 周应每月评估；动态评估；合理撤药；特殊人群不宜给药等。

（2）治疗药物选择的考量因素　失眠的表现形式；是否存在共患疾病；药物消除半衰期及其不良反应；既往治疗效果；患者的倾向性意见；可获得性；禁忌证；联合用药之间的相互作用等。如，通常仅入睡困难者首选短半衰期药物，而睡眠维持/早醒者首选半衰期较长的药物，半衰期适中（6～8h）的药物可以帮助患者保持整夜睡眠而不发生宿醉。

（3）常用治疗药物有苯二氮䓬类药物、非苯二氮䓬类药物、褪黑素受体激动剂、镇静类抗抑郁药物、食欲素受体拮抗剂、镇静类抗精神病药物等。

六、临证医案

患者，男，63 岁，2022 年 4 月 6 日初诊。

【主诉】入睡困难，多梦易醒1年，加重1月。

【病史】患者曾被诊断为2型糖尿病，既往曾口服多种降糖药物治疗，血糖控制一般，3年前开始采用胰岛素治疗，平素血糖控制尚可。1年前开始出现失眠症状，近1月加重。主要表现为辗转反复，醒后难以入睡，曾间断服用安眠药治疗，疗效不显，刻下证：神疲乏力，面容憔悴，时有口干，舌红苔薄白，脉细数。

【诊断】中医诊断：消渴并不寐（气阴两虚证）。

西医诊断：2型糖尿病、失眠。

【治法】益气除烦，滋阴养血。

【处方】酸枣仁30g，知母15g，五味子10g，合欢花15g，生地黄15g，黄芪30g，柏子仁10g，煅龙骨10g，煅牡蛎10g，首乌藤（夜交藤）10g，白术15g，茯苓15g，甘草3g。水煎服，每日1剂，分两次服用。并嘱咐患者清淡饮食，适量运动，保持心情舒畅。

【二诊】患者无特殊不适主诉，诉睡眠较前改善，口干、神疲乏力症状消失，纳可，二便调。舌质淡，苔白，脉数。治疗：原方继服1月，嘱患者调畅情志，适量体育锻炼。

【三诊】患者诉失眠症状基本消失。

随访半年后未复发。

【按语】患者老年男性，消渴日久，耗气伤阴，心神失养，心神不宁故可导致失眠；患者长期失眠，肝气不舒，肝气郁滞，故见神疲乏力。治宜益气除烦，滋阴养血。酸枣仁酸平，应少阳之气，治其宜收宜补，入心、肝、胆经，养肝、宁心、安神，配首乌藤（夜交藤）、合欢花、五味子，增强滋阴安神之功，同时清泻肝火助知母、生地黄凉肺胃之气，降燥除烦；柏子仁性平味甘，入心、肾、大肠经，茯苓导气归下焦，二药共助前药交通心肾，养心安神；黄芪、白术健脾益气，脾胃气足则腐熟水谷、运化精微的功能得以增强；煅龙骨、煅牡蛎重镇安神以定惊，使阳固阴守，滋阴潜阳；加甘草调和诸药，使性和效达。

七、经验总结

失眠的治疗目的为通过增加有效睡眠时间来提高睡眠质量、减少日间功能损害及其与躯体疾病或精神疾病共病的风险。治疗方式多样，西药治疗见效快，但苯二氮䓬类药物服药后次日可能导致嗜睡等不适，甚至出现谵妄、顺行性遗忘、梦游等，可能会导致交通事故发生、老年人容易发生跌倒等事件，长期高剂量服用会产生反跳性失眠、药物依赖性失眠、药物耐受等不良反应，相对来说非苯二氮䓬类药物具有良好的耐受性，停药后无反跳及戒断等现象，但长期服用亦会有口干、头昏、欲睡等症状。

笔者在多年临床治疗中，积累了丰富的临床经验，擅用经方是临床治疗疾病的一大特色，如酸枣仁汤和半夏秫米汤。

酸枣仁汤来源于《金匮要略》，由酸枣仁为君药，甘草、茯苓、知母、川芎共同组成。历代医家均喜用酸枣仁汤治疗肝血虚、烦躁不得眠的不寐。笔者对酸枣仁汤有其独到的见解。虚劳虚烦，是心肾不交之病证，肾水不能上交心火，心火无所制约，故烦而不得眠，不得眠本是因火所致，而此时气亦不顺，其因当归咎于心。然心火之亢盛，实由肝气郁滞而使得魂不安，则木能生火。因其“肝藏魂”“人卧则血归于肝”“肝者，罢极之本”“阳气者，烦劳则张，精绝”，故罢极必伤肝体，烦劳则精气绝，肝伤、精绝则虚劳虚烦不得安卧。方中酸枣仁，其味甘、酸，性平，顺应少阳之气，主治宜收宜补之道，旨在生心血、养肝血，此乃酸收酸补之法也。肝气郁而欲散之，散则以川芎之辛散，辅助酸枣仁疏肝调血，所谓以辛补之。肝急欲缓，缓之以甘草之甘缓，并防川芎之疏肝太过而泄气。知母凉肺胃之气，以助清热之力，茯苓导气归下焦共奏安眠之功。临床中在使用酸枣仁汤时，考虑到古代和现代中药有效成分的变化，使用剂量往往是原方的一倍：酸枣仁 20g，知母 12g，茯苓 12g，川芎 12g，甘草 9g。以酸枣仁汤为底方，临床根据患者舌脉及兼证随症加减。若患者不寐伴有肢体麻木不仁时，可加首乌藤（夜交藤）9g，在安神的同时可以疏通经络；若长期不寐伴有健忘、记忆力减退者，可加用远志 12g，以安神益智，提高记忆力；若睡眠时间短，易做噩梦者，可加煅龙牡各 30g，重镇安神以减轻做噩梦的症状。

若不寐久治不愈，在使用酸枣仁汤的基础上合用半夏秫米汤，往往能见奇效。半夏秫米汤出自《黄帝内经》，是《黄帝内经》十三方之一。方中仅半夏和秫米两味药，但常能显奇效。

在方剂中运用半夏，并非单纯以其化痰之功，而是深谙其调和阴阳之妙用。半夏之生，恰逢夏至，夏至之前，天地间阳气充盈；夏至之后，阴气渐生。半夏于此阴阳交替之际生长，故能主掌阴阳开阖之半，半开半合，恰似人体由清醒过渡至睡眠之关键节点。半夏于此节点发挥其效，助人体安然入梦，临床上屡获奇效，此乃方中半夏运用之深意所在。方中秫米现常用高粱米代替，若无高粱米亦可使用薏苡仁，均能发挥很好疗效。

笔者在运用半夏秫米汤时亦会加用夏枯草。夏枯草夏至后即枯，盖禀天地纯阳之气，得阴气则枯萎。因此，夏枯草乃至阴之体，得纯阳之气方可生长，夏至之后，阴气日渐隆盛，阴不得阳助，而致其枯萎。故夏枯草也具有交通阴阳之用。对于难治性失眠运用酸枣仁汤和半夏秫米汤加夏枯草常可有意外收获。

在药物煎服的同时还应注意以下几点。①药物在煎煮之前应充分浸泡，以 1～2h 为宜，以便药物在煎煮时有效成分得以最大程度地析出。②煅龙骨、煅牡蛎因质地坚硬，有效成分不易析出，一般应打碎先煎 10～15min，再与其他药物同煎最佳。③每日 1 剂，药物分早晚 2 次服用，晚上应该以睡前服用最佳，以便药物充分发挥功效。

笔者主张“未病先防，既病防变”，认为在采用药物治疗失眠的过程中，还需要注重患者的日常调养。总的来说，就是患者在日常生活中应该畅情志，慎起居，保持积极乐观的心态。控制饮食，日常饮食应该做到有节有度，不要过食肥甘厚味。适当运动，可以平日多做一些如太极拳、五禽戏之类的养生防病类的运动。只有药物治疗与日常调养相结合，才能更有效地治疗失眠。本病若是迁延日久，往往会对患者的身心健康造成严重影响，故应及时治疗。

八、摄生调护

失眠具有慢性、复发性或持续性倾向，一旦发生，应积极治疗。早期干预可有效防止短期失眠向慢性化发展。慢性失眠彻底治愈较为困难，主要治疗目的为：改善睡眠质量；使总睡眠时间＞6h 和（或）睡眠效率＞80%～85%；日常生活中可以通过加强睡眠卫生教育、建立床与睡眠间良性而明确的联系、改善睡眠相关心理障碍等方面预防失眠的发生。

1. 睡眠卫生教育

通过对睡眠习惯和睡眠卫生知识的指导，减少或排除干扰睡眠的各种情况，以改善睡眠质量。如避免频繁打盹，尤其是在傍晚或睡前；午睡不超过半小时并在下午一点半前完成午睡；避免长时间卧床；床上不进行非睡眠相关活动；保持规律的就寝和起床时间；日间尤其是下午或晚间避免饮用茶、咖啡等兴奋性物质；临近就寝时避免烟酒及饱餐；临近就寝时避免从事兴奋性活动及妨碍睡眠的精神活动；睡前 3h 避免剧烈锻炼；睡眠中醒来不看钟表；调整卧室环境等。

2. 控制刺激

基于条件反射原理，建立正确的睡眠与床及卧室环境间的反射联系，建立稳定的睡眠觉醒规律。具体包括：只有感到瞌睡时才上床；不在床上进行除睡眠和性生活以外的其他事情；躺床 20min（仅凭感觉估计而非看表计时）不能入睡，则起床离开卧室进行放松活动，直至瞌睡时再上床；若再上床后还不能入睡则重复该步骤，若有必要可整夜重复该步骤；无论夜间睡了多久每天定时起床；避免日间打盹。

3. 睡眠限制

减少夜间卧床觉醒时间，同时禁止日间打盹，使卧床时间尽量接近实际睡眠时间。当睡眠效率超过 90%时（可通过失眠日记获得），可增加卧床时间 15～30min，进而增加睡眠时间。

第二十一节　从脾论治多汗

一、概述

多汗是一类在无生理刺激的情况下，汗液分泌量明显超过人体自身体温调节所需出汗量的疾病，以全身或局部汗出过多为主要临床表现。由于临床表现明显，多汗不仅会影响患者的日常生活，如工作、学习、社交等，还可能对患者的心理健康造成负面影响。长期的多汗还可能导致皮肤感染、湿疹等皮肤问题，严重影响患者的生活质量。

二、脾与多汗

（一）从脾论治多汗理论基础

在中医理论中，汗是人体内重要的体液之一，其生成、排泄都与脾有着密切的关系。脾为人体“后天之本”，主运化、升清，具有统血和输布营养的作用，对于汗的生成与排泄有着重要的调控作用。本文将从中医角度探讨汗与脾的关系。

1. 汗的生成与排泄

汗液是人体通过皮肤排泄的一种体液，主要由汗腺分泌。在中医理论中，汗的生成与排泄与肺、脾、肾等脏腑密切相关。其中，脾在汗的生成与排泄中起着至关重要的作用。

脾主运化水液，包括运化津液和运化水湿。津液是人体内的一种重要体液，具有滋润和濡养作用。当人体需要排汗时，脾会将津液输送到皮肤表面，通过汗腺分泌出体外。此外，脾还具有升清的作用，即将水谷精微等营养物质输送到全身各处，为汗的生成提供充足的原料。

2. 脾对汗的调控作用

（1）脾主运化，调节汗量　脾主运化水液的功能正常与否，直接影响汗液的生成与排泄。当脾的功能正常时，能够保证津液的充足和分布均匀，从而维持正常的汗量。若脾的运化功能失调，导致津液不足或分布不均，则会出现汗出异常的情况。

（2）脾主统血，防止异常出汗　脾还具有统血的作用，即调节血液在脉中的正常运行。当脾的功能正常时，能够防止血液溢出脉外，从而避免异常出汗的情况发生。若脾的统血功能失调，可能导致血液溢出脉外，从而出现自汗、盗汗等异常出汗的情况。

3. 脾与汗的关系在疾病中的应用

（1）汗出异常与脾的关系：在中医临床中，汗出异常是一种常见的症状。如自汗、盗汗等，多与脾的功能失调有关。自汗是指不因外界环境影响而自发出汗的情况，多因脾虚不能固摄津液所致；盗汗则是指夜间睡眠时出汗，醒后自止的情况，多因阴虚内热，脾不能运化津液所致。

（2）治汗需调脾：在治疗汗出异常的疾病时，中医常采用调理脾胃的方法。如对于自汗的患者，可采用健脾益气的方法，以增强脾的运化功能和统血作用，从而减少异常出汗的情况；对于盗汗的患者，则可采用养阴清热、健脾利湿的方法，以改善阴虚内热和脾的运化功能，从而达到治疗目的。

（二）从脾论治多汗临证探析

脾为人体气血津液的化生之源，脾的运化功能正常，则阳气津液充足，汗液化生有源，无论是感受水湿之邪或体内脏腑功能失调致水湿内生，均有赖于脾运化水湿；若脾主运化功能失调，则体内水液代谢功能紊乱，从而引发多汗。因此治疗多汗时，多从脾论治，脾主运化功能正常，则多汗自然得以运化，故临床多用四君子汤为底方加减化裁。

中医学的疾病治疗特色主要在于辨证论治，因此，多汗的治疗过程虽主要从脾论治，但由于患者的临床表现表里、寒热、虚实并不相同，《证治汇补》就有“阳虚自汗必恶寒；火热自汗必燥热；伤湿自汗，困倦身重，天阴转甚，声如瓮出；伤风自汗，头疼身热，咳嗽烦闷，鼻塞流涕；伤暑自汗，身热口渴，烦躁面垢；痰症自汗，头眩呕逆，胸满吐痰；心虚自汗，怔忡恍惚；肝热自汗，口苦多眠；肾虚自汗，潮热咳嗽；脾虚自汗，倦怠少食”的记载，指出不同证候所致汗出表现不尽相同，因此临证时，需根据患者不同的临床表现选择相应的治法。笔者根据多年的临床经验总结出，除急危重症外，多汗大多可见气虚、阴虚、湿盛、营卫不和。因此治疗时常采用补气养阴、健脾祛湿、调和营卫等多种治法同时使用，且根据患者临床表现，调整用药比例，以期获得良好的临床疗效。除此之外，由于患者以多汗为主诉就诊，气虚、阴虚、湿盛、营卫不和等证病程多迁延日久，因此除了辨证论治外，应加用固表止汗之品，以改善患者主要不适症状，提高患者治疗信心，如浮小麦、麻黄根、碧桃干、煅牡蛎、五味子等固涩之品。

多汗可见周身汗出或局部汗出，临床证候不同，则汗出表现亦各不相同，如《王氏医存》中记载“心虚则头汗，肝虚则脊汗，肾虚则囊汗，肺虚则胸汗，脾虚则手足汗，人弱而专出一处之汗，久而不愈，即此经虚也”。笔者执简驭繁，将人体脏腑所属位置与经络循行相结合，根据不同部位汗出，使用相应的药物。

除上述病埋因素外，精神紧张或焦虑同样可能导致多汗。这是因为，肝主疏泄，调畅全身气机，以助津液输布，若情志不畅，易致肝气郁结，进一步影响全身气机的正常运行，发为多汗。因而，疏肝解郁，调畅情志对多汗的治疗至关重要。治疗时，多建议患者适当培养爱好，多进行户外运动，以主动调节情绪，避免紧张、焦虑等不良心理因素的影响。若自身调畅情志未见显效，则于方药中加入疏肝解郁之品，如柴胡、香附、玫瑰花、郁金之品。

三、病因病机

在中医理论中，汗液的生成和排出与人体的阳气及阴阳平衡息息相关。其发病原因复杂多样，主要涉及外邪侵袭、情志失调、饮食不节及脏腑功能失调等方面。

（一）中医病因

1. 外邪侵袭

风、寒、暑、湿等外邪入侵，特别是湿热之邪，易于郁积体内，影响气机升降，使体内阳气不能正常运化，从而导致多汗。其中，湿热之邪是导致多汗的重要原因之一。

2. 情志失调

长期情绪不稳定，如焦虑、抑郁等，可导致肝气郁结，肝火旺盛，进而影响心神，使心神不宁，汗液分泌异常。此外，思虑过度也会损伤心脾之气，导致气血不足，出现自汗或盗汗等症状。

3. 饮食不节

长期饮食不规律、偏食辛辣油腻食物等不良饮食习惯，可损伤脾胃功能，导致脾胃湿热内生，影响气机升降和津液代谢，从而引发多汗。

4. 脏腑功能失调

中医认为，汗液的产生和排泄与肺、心、肝、肾等脏腑密切相关。如肺气虚弱则不能宣发津液，心火旺盛则易致心神不宁而汗出过多，肝气郁结则易致气机不畅而汗出异常。此外，肾阴不足也会导致虚火内生，引发多汗。

（二）中医病机分析

从中医角度来看，多汗的病机主要涉及阴阳失调和气血不和。在正常情况下，人体阴阳平衡，气血调和，汗液分泌正常。而当阴阳失调或气血不和时，则会导致汗液分泌异常。具体而言，当阳气过盛或阴气不足时，会导致阳气不能正常收敛而汗出过多；而当气虚或血虚时，则会导致津液不能正常运化和滋养肌肤而出现自汗或盗汗等症状。此外，湿邪困阻也会影响气机的升降出入和津液的代谢、排泄而导致多汗。

多汗的病理转化主要为湿热蕴结和气虚血弱两个方面。湿热蕴结是由于湿热之邪入侵体内而致，其病情多为实证；而气虚血弱则是由于长期情志失调、饮食不节等因素导致脏腑功能失调而致，其病情多为虚证或虚实夹杂证。在病理过程中，湿热与痰浊常相互影响而加重病情；而气虚与血弱则常相互为因而导致病情复杂多变。

（三）西医病因病理

1. 病因

多汗的病因多种多样，包括原发性多汗和继发性多汗。

（1）原发性多汗　原发性多汗的病因并不明确，可能与神经调节有关。患者往往没有其他基础疾病，且常常表现为在情绪波动、进食辛辣食物或进行某些体力活动时出现明显的出汗增多。

（2）继发性多汗 继发性多汗的病因则相对明确，常常是由于其他疾病或药物引起的。如内分泌失调、甲状腺功能亢进、糖尿病、结核病等，都可能导致继发性多汗的发生。此外，某些药物如抗抑郁药、抗精神病药等也可能引起继发性多汗。

2. 病理生理

多汗的病理生理机制主要涉及神经调节和内分泌调节的异常。

（1）神经调节 多汗的发生与交感神经系统的兴奋性增高有关。当交感神经系统兴奋时，会释放出大量的神经递质，如乙酰胆碱等，这些递质会刺激汗腺分泌过多的汗液。

（2）内分泌调节 多汗的发生也可能与内分泌失调有关。例如，甲状腺功能亢进时，甲状腺激素分泌增多，导致基础代谢率增高，从而引起出汗增多。此外，糖尿病患者的自主神经功能可能受损，导致汗腺分泌异常。

四、治疗

（一）现代医学治疗

轻度多汗主要通过生活方式调节或局部应用氯化铝、格隆溴铵等止汗剂进行治疗，严重者需要通过离子导入、肉毒杆菌毒素注射和口服抗胆碱能药物等治疗方式，若上述治疗方式均未见明显疗效，则考虑手术切除局部汗腺治疗。

1. 药物治疗

药物治疗是治疗多汗的常见方法之一。主要使用一些能够减少出汗或阻断神经信号的药物。

（1）抗胆碱能药物 如阿托品等，通过阻断神经传导来减少出汗。但这类药物可能导致口干、眼干等副作用，因此需在医生指导下使用。

（2）肉毒素局部注射治疗 肉毒素注射治疗多汗的原理在于利用肉毒素阻断神经与汗腺之间的联系，从而减少或停止汗液的分泌。肉毒素原本是一种神经毒素，但经过处理后，其毒性大大降低，成为一种安全有效的治疗物质。当肉毒素被注射到汗腺所在的皮肤组织后，它会阻断神经信号的传递，使汗腺无法接收到神经的刺激信号，从而减少或停止出汗。

2. 物理治疗

物理治疗是一种非侵入性的治疗方法，包括电刺激、激光治疗等。

（1）电刺激疗法 通过刺激皮肤表面的神经末梢来调节汗腺活动，减少出汗。这种治疗方法较为安全，但需多次治疗才能见效。

（2）激光治疗 利用激光照射破坏皮肤表面的汗腺，从而减少出汗量。激光治疗有一定的风险和禁忌证，需在专业医院进行。

3. 手术治疗

对于部分患者来说，药物治疗和物理治疗效果不佳时，可能需要采取手术治疗的方法来根治多汗。手术治疗主要是切除部分或全部交感神经节或去除病变的汗腺组织等，以阻断汗液分泌。手术需在正规医院进行，并在医生的指导下选择合适的手术方法。

4. 心理干预和饮食调节

对于因情绪压力等原因导致的多汗患者，心理干预也是重要的一环。包括心理辅导、情绪管理等帮助患者调节情绪状态，减轻压力和焦虑感。同时，饮食调节也是辅助治疗的一种方法，患者应避免辛辣、刺激性食物的摄入，多吃新鲜蔬菜和水果等富含维生素的食物。

（二）中医治疗

1. 中药治疗

（1）实证治疗　对于因气机郁滞、阳明经气不畅等原因导致的多汗，应采用疏风清热、通阳开窍的治疗方法。如用桂枝汤加减，以调和营卫，疏散风邪；或用龙胆泻肝汤加减，以清热利湿，疏肝解郁。

（2）虚证治疗　对于因表虚内热、气血两虚等原因导致的多汗，应采用益气养阴、固表止汗的治疗方法。如用黄芪建中汤加减，以益气固表；或用六味地黄丸加减，以滋阴降火。

（3）常见治疗多汗的中药

① 黄芪是一种常用的补气中药，具有益气固表、利水消肿、托毒生肌等功效。对于气虚型多汗，黄芪具有良好的治疗效果。黄芪能够补益肺气，固表止汗，对于气虚引起的自汗、盗汗等症状有明显的改善作用。

② 茯苓具有利水渗湿、健脾宁心的功效。对于湿热型多汗，茯苓具有很好的治疗效果。湿热内蕴会导致体内水液代谢失常，出现多汗症状。茯苓能够利水渗湿，调节体内水液平衡，从而改善多汗。

③ 枸杞子是一种常见的滋阴中药，具有滋补肝肾、益精明目的功效。对于阴虚型多汗，枸杞子有较好的治疗效果。阴虚导致体内阳气过盛，易出现盗汗、夜汗等症状。枸杞子能够滋阴补肾，平衡阴阳，从而改善多汗。

④ 五味子具有收敛固涩、益气生津、宁心安神的功效。对于自汗、盗汗等症状，五味子有较好的治疗效果。五味子能够收敛固涩，减少汗液分泌，同时益气生津，改善因出汗过多导致的口渴、乏力等症状。

⑤ 防风具有祛风解表、胜湿止痛的功效。对于因外感风邪引起的多汗，防风有很好的治疗效果。防风能够疏散体内风邪，减轻出汗过多的症状。

⑥ 桑叶具有疏散风热、清肺润燥、清肝明目等功效。在中医理论中，汗出过多常与风热、阴虚等因素有关。桑叶通过疏散风热、润燥养阴的作用，可以有效调节人体内的阴阳平衡，从而达到治疗多汗的目的。

⑦ 浮小麦具有益气养阴、固表止汗的功效。多汗患者往往伴有气虚、表虚不固等症状，浮小麦通过益气养阴、固表止汗的作用，可以有效改善患者的症状。

2. 针灸治疗

针灸作为中医传统疗法的重要组成部分，已有数千年的历史。它通过刺激人体特定穴位，调节气血、阴阳平衡，从而达到治疗疾病的目的。

（1）对于多汗而言，针灸治疗的原理主要体现在以下几个方面。

① 调节自主神经功能　针灸能够刺激身体特定穴位，调节自主神经系统的功能，从而改善因自主神经功能紊乱引起的多汗。

② 疏通经络，调节气血　中医认为，多汗与人体经络不通、气血不畅有关。针灸通过疏通经络、调节气血，使体内阴阳平衡，从而减少异常汗液分泌。

③ 改善脏腑功能　多汗往往与脏腑功能失调有关，如肾阴不足、心火旺盛等。针灸通

过刺激相关穴位，调节脏腑功能，从而改善多汗状。

（2）针灸治疗多汗的方法多种多样，以下列举几种常用的方法。

① 辨证取穴　针灸治疗多汗需根据患者的具体病情，辨证取穴。常用的穴位包括合谷、复溜、太冲、三阴交等。合谷配复溜为针灸调汗的要穴，可疏通经络、调节阴阳；太冲疏肝解郁，同合谷为开四关之法，气血平调以止汗；三阴交作为肝经、脾经、肾经的交会穴，可健脾生血、益气敛汗。

② 针刺手法　针灸治疗多汗的针刺手法需根据患者的病情和体质而定。一般来说，对于实证患者，可采用泻法，快速进针得气后，施强刺激，然后徐徐出针；对于虚证患者，则采用补法，进针得气后，留针一段时间，以巩固疗效。

3. 耳穴治疗

耳穴疗法，又称耳针疗法，是中医针灸学的一个重要组成部分。它是通过在耳部相应穴位上进行刺激，以调节体内脏腑功能、疏通经络、平衡阴阳，从而达到治疗疾病的目的。耳穴疗法简便易行，无副作用，因此在临床上得到了广泛应用。在治疗多汗时，耳穴的选择至关重要。根据中医理论，我们可以选择以下穴位进行刺激：心区、肝区、肺区、肾区、交感穴。

五、临证医案

患者，男，24 岁。2024 年 3 月 20 日初诊。

【主诉】周身多汗 2 年余。

【现病史】患者 2 年前因夏日户外活动后出现多汗，未予明显重视。2 年来患者汗出症状逐渐加重，现轻微活动后即周身汗出，头面及前胸、后背部尤甚，遇热或情绪紧张时上述症状愈加明显。患者诉安静状态下，手足心汗出。病程中，患者汗出明显，恶热，喜冷饮，纳食可，夜寐欠佳，大便稍干结，小便色黄。查体见患者呈腹型肥胖，舌质淡，体胖大，边有齿痕，苔白腻，脉体宽大，触之濡，搏动稍显无力。

【诊断】中医诊断：多汗（气虚湿郁证）。

西医诊断：原发性多汗。

【治法】补气固表，清热祛湿。

【处方】方用四君子汤加减。药用如下：浮小麦 40g，煅牡蛎 30g，炙黄芪 30g，炒白术 15g，山药 20g，茯苓 20g，茵陈 20g，车前子 15g，黄芩 15g，黄连 4g，炒白芍 15g，柴胡 15g，香附 15g，炙甘草 9g。共 21 剂，水煎，早晚分服。嘱患者控制体重、调畅情志，禁食生冷、辛辣刺激之品。

【复诊】

2024-04-10，二诊。患者诉出汗较前减少，恶热、喜冷饮等症状较前好转，但手足心出汗未见明显好转，夜寐一般，大便尚调，小便色黄。查体：舌质淡，体胖大，边有齿痕，苔白腻，脉濡。治疗上，上方加黄柏 15g、苍术 12g。共 21 剂，水煎，早晚分服。生活方式及饮食宜忌同前。

2024-05-01，三诊。患者诉服上方后汗出明显减少，手足汗出症状亦较前改善，夜寐一般，大便调，小便色稍黄。查体：舌质淡，体胖大，边有齿痕，苔腻，色微黄，脉濡。治疗上，上方去炙黄芪，加薏苡仁 30g、淡竹叶 20g。共 21 剂，水煎，早晚分服。生活方式及饮食宜忌同前。

2024-05-22，四诊。患者诉服上方后中等强度运动后及遇热时有汗出，无手足汗出，夜寐安，二便调。查体：舌质淡，体胖大，苔微黄腻，脉稍濡。治疗上，上方去炒白术、山药，加西洋参 15g，同时调整黄连用量至 6g。共 21 剂，水煎，早晚分服。生活方式及饮食宜忌同前。

2024-06-12，五诊。患者诉服药后诸症均有好转，纳寐可，二便调。查体：舌质淡，体偏大，苔微黄，脉稍濡。治疗上，上方加知母 12g。共 21 剂，水煎，早晚分服。生活方式及饮食宜忌同前。

2024-07-03，六诊。患者诉现无明显不适，纳寐可，二便调。查体：舌质淡，苔薄白，脉稍濡。嘱患者停药，生活方式及饮食宜忌同前。

【按语】患者既往因感受暑湿之邪发病，且病程日久，结合患者形体偏胖、活动及遇热后汗出症状明显，认为该患者素体湿盛，病情迁延 2 年，湿郁化热，且稍有气虚之象，因此辨证为气虚湿郁证。头面及前胸、后背部汗出尤其提示该患者病位属中、上焦；手足心汗出为脾虚湿盛；恶热、渴喜冷饮为热盛之象；情绪紧张为肝失疏泄、气机不畅之象；夜寐欠佳为热扰心神；大便干结为汗出日久伤阴所致。因此，治疗上，固表止汗以治其标，补气健脾、清热祛湿以治其本。浮小麦为禾本科植物小麦的干燥轻浮瘪瘦果实，重用浮小麦，取象比类，以其干瘪之象，行止汗之功；牡蛎煅用、黄芪炙用、白芍炒用，均取其收敛固涩之效，且白芍又可养阴，补汗出过多之津伤，上述四味药物，为牡蛎散去麻黄根加炒白芍，共奏固表止汗之功。炒白术、山药、茯苓取四君子汤之意，补气健脾，脾气健运，则水湿得以运化，多汗得以改善。黄芩、黄连入中、上焦，清热燥湿、苦寒直折；联合茵陈、车前子清热利湿，使湿热从小便排出，共同针对患者湿热内盛之象。患者情绪紧张时汗出明显为肝失疏泄之象，用柴胡、香附疏达肝气，使患者情志调畅。全方寒热并用，补泻兼施，因此使用炙甘草调和诸药。同时患者偏胖，肥人多痰湿，故嘱患者控制体重；患者情绪紧张时症状加重，嘱患者调畅情志；禁食生冷，防止其伤脾，进一步加重脾运不健；禁食辛辣刺激之品防止其加重汗出。

二诊，患者汗出及热象较前好转，提示疾病辨证准确。患者手足汗出未见明显好转，疑心肾有热，因此加用黄柏，和黄芩、黄连清心肾之火，联合苍术共奏清热祛湿之效。三诊，患者出汗症状好转，且天气处于初夏之际，因此去炙黄芪，防止其生热，加重患者体内热象；从患者舌脉来看，湿热之象仍然严重，加用薏苡仁、淡竹叶，取其清热利湿之效，薏苡仁又可健脾，淡竹叶又可清心，改善患者因热邪所致夜寐一般。四诊，患者诸症较前均有明显改善，因天气进一步炎热，故去炒白术、山药温燥之品，改用气阴双补之西洋参，增加黄连用量，清热补气养阴，防因天气炎热耗气伤阴。五诊，患者汗出相关症状已基本好转，加用知母，取其苦、甘、寒，清热泻火同时，有坚阴之效，合黄连、西洋参，取王孟英清暑益气汤之法，清热益气养阴。六诊，患者现无明显不适，嘱患者继续控制体重，调畅情志，禁食生冷、辛辣刺激之品，防止疾病再发。在治疗本案患者中，综合患者临床表现与既往病史，辨证论治，合理选方用药，并多次根据患者症状和气候调整药物种类和用量，体现中医学因时制宜、因人制宜的重要治疗思路。

六、摄生调护

汗证大多为脾胃湿热，蒸腾津液外出所致。由于中医学认为“脾喜燥而恶湿”，因此除了药物治疗以外，还应当注意健运脾气，调护中州。“医圣”张仲景在《伤寒论》中就指出了汗后喝热粥保养胃气、补充汗源，以及饮食禁忌。因此，汗证的治疗过程中，摄生调护同样举足轻重，以下从饮食、生活习惯、心态三个方面提出一些调护建议。

（一）饮食调理

1. 多喝温开水

水是人体中含量最多的成分，出汗过多会导致水分流失，所以要多补充水分，建议每天至少单独饮水 1500mL，对于出汗明显过多的患者，需要适当增加饮水量。

2. 多吃蔬菜水果

蔬菜和水果中含有丰富的水分和各种维生素以及微量元素，可以及时为人体补充流失的营养元素。特别是深色的蔬菜和水果，含有更多的抗氧化物质，对肌肤也有好处。

3. 饮食宜忌

多吃具有收敛、滋补作用的食材，如莲子、山药、大枣、龙眼等。此外，少食辛辣、油腻的食物也有助于减少出汗。

（二）生活习惯调理

1. 保持适宜的生活环境

居住环境要保持适宜的温度和湿度，避免过度的温差导致出汗过多。

2. 规律作息

保证充足的睡眠和合理的饮食，避免熬夜和晚起，可以增强身体免疫力，让身体更加健康，有利于减轻多汗症状。

3. 调节情绪

保持良好的心态，避免情绪波动过大引起的内分泌失调，进而加重多汗情况。

4. 适当锻炼

适当的运动可以增强身体免疫力，提高身体的代谢功能，改善气血循环，减轻多汗。但要注意避免过度运动导致身体过度劳累。

5. 保持皮肤清洁

多汗容易导致皮肤细菌滋生，因此要经常清洗皮肤，保持皮肤清洁干燥。但要注意避免过度清洁和使用刺激性强的洗浴用品。

6. 穿着透气衣物

选择透气性好的衣物和鞋袜，有助于排汗和保持皮肤干燥。避免穿着过于紧身或厚重的衣物，以免加重出汗情况。

（三）心态调理

调整好自身心态，保持身体的健康和身心愉悦，避免焦虑、抑郁、紧张等心理状态，对身心健康也有着巨大的帮助。

第二十二节 · 从脾论治原发性痛经

一、概述

原发性痛经是在无盆腔器质性疾病的情况下，以经期或经前出现周期性下腹疼痛、坠胀为主要特征，可兼见头痛、头晕、乏力、冷汗、恶心、呕吐、腹泻、腰腿痛、手足不温等临床表现的一类常见的妇科疾病。流行病学研究表明，41%～91.5%的青年女性都受到痛经的影响，其中约29%的患者出现严重痛经表现。研究表明，原发性痛经对患者的身心健康、工作状态和睡眠质量等方面有着广泛的影响。

二、脾与痛经

（一）脾的生理特性

脾是人体的一个重要脏器，它不仅是气血生化之源，还参与机体的消化、吸收、运输和代谢等多个方面。在中医理论中，脾主运化，即把水谷精微等营养物质输送到全身各处，维持机体的正常生理功能。此外，脾还具有统血功能，即调节血液的生成和运行，维持血液在脉管中的正常运行。

（二）月经与脾的关系

月经是女性生殖系统的一个重要表现，它反映了女性生殖系统的健康状况。月经的生理过程包括子宫内膜增厚、血管增生和腺体生长等阶段，以及随后子宫内膜的脱落和出血等过程。这些过程都需要足够的营养物质供应和血液支持，而这些物质主要通过脾的运化功能得到供给。

1. 营养供给

月经的生成和维持需要大量的营养物质，如铁、蛋白质、维生素等。这些营养物质主要通过脾的运化功能得到供给。当脾的功能正常时，能够保证机体对营养物质的吸收和利用，从而为月经的生成提供充足的物质基础。

2. 调节作用

脾还具有调节月经的作用。在中医理论中，月经的生成和调节与气血密切相关。当脾气虚弱时，气血生化不足，容易导致月经量少或闭经；而当脾气过旺时，气血运行不畅，可能导致月经量多或痛经等症状。因此，保持脾的功能正常对于调节月经具有重要作用。

3. 免疫调节

脾还是人体免疫系统的重要组成部分，对于女性生殖系统的健康也具有重要影响。当脾的功能受损时，机体的免疫力下降，容易引发各种妇科疾病，如盆腔炎、子宫内膜异位症等，进而影响月经的正常生成和维持。

（三）脾与痛经的关系

1. 脾虚血瘀

脾虚导致运化功能失调，气血生化不足，血液运行不畅，从而形成血瘀。血瘀是原发性痛经的重要病因之一，因此，脾虚血瘀是原发性痛经的重要病机。

2. 脾失健运

脾失健运导致水湿内停，湿邪下注，影响气血运行，从而引发痛经。此外，湿邪还可能影响脾胃的消化功能，导致气血生化不足，进一步加重痛经。

3. 情绪影响

脾与情绪调节密切相关，长期的情绪波动或不良情绪可能影响脾胃功能，进而导致气血失调，引发或加重痛经。

三、病因病机

（一）中医病因病机

中医称原发性痛经为“痛经”，医圣张仲景在《金匮要略·妇人杂病脉证并治》中提出的“带下，经水不利，少腹满痛”，奠定了瘀血致痛的理论基础。隋代巢元方在《诸病源候论》中进一步指出原发性痛经的病位主要在冲任二脉。妇科学专著《傅青主女科》指出痛经的病因主要有肝郁、寒湿、血瘀，故治以解郁、化湿、补肾之法。新安医家吴谦在《医宗金鉴》中指出该病的病性有寒热虚实之分“腹痛经后气血弱，痛在经前气血凝，气滞腹胀血滞痛，更审虚实寒热情”，并对不同证候列出了详细的方药，即“经后腹痛当归建，经前胀痛气为殃，加味乌药汤乌缩，延草木香香附榔。血凝碍气疼过胀，本事琥珀散最良，棱莪丹桂延乌药，寄奴当归芍地黄”。

综合历代医家对原发性痛经的描述，原发性痛经的病因主要为外邪侵袭、情志不调、素体亏虚，病位在胞宫，涉及肝、脾、肾、冲、任，病性主要为本虚标实，并且多以“实邪为首、正虚为次”，基本病机主要为脾肾阳虚，寒湿内生，瘀血内结，阻滞胞宫，冲任失调。又根据腹痛时间的不同，其病性也不尽相同，经前或经行初期疼痛多因外邪侵袭、冲任气血阻滞，不通则痛，病性属实证；经行期或经后疼痛为气血不足，胞宫失养，不荣则痛，病性属虚证。

（二）西医病因病理

原发性痛经的发病机制较为复杂，涉及神经递质、内分泌和血管收缩等多个因素。从生理角度看，月经期间子宫内膜脱落，子宫平滑肌收缩以排出经血，这一过程会引发疼痛。然而，对于原发性痛经患者来说，这种疼痛往往被过度放大和持续化。

1. 病因

（1）子宫内膜前列腺素增加　子宫内膜前列腺素（PG）是导致子宫平滑肌收缩的主要因素之一。在原发性痛经患者中，子宫内膜产生的 PG 增多，从而引起子宫肌肉的过度收缩和痉挛，导致疼痛。

（2）心理压力　长期的焦虑、抑郁等心理压力可能会加重痛经症状。这可能是由于压力影响下丘脑-垂体-卵巢轴的调节功能，导致激素分泌异常。

（3）遗传因素　部分原发性痛经患者有家族史，这表明遗传因素在发病中可能起到一定作用。

2. 病理生理学改变

（1）子宫平滑肌收缩　在月经期间，子宫平滑肌出现节律性收缩以排出经血。然而，在原发性痛经患者中，这种收缩会变得异常强烈和持久，导致子宫缺血和缺氧，从而引发疼痛。

（2）子宫内膜血管痉挛　在月经期，子宫内膜血管会发生扩张以增加血液供应。然而，在原发性痛经患者中，子宫内膜血管可能出现痉挛性收缩，导致子宫血流减少和缺氧。

（3）神经递质异常　疼痛的感知和传递与神经递质密切相关。在原发性痛经患者中，神经递质如5-羟色胺（5-HT）等可能发生异常变化，从而影响疼痛的感知和传递。

四、治疗

（一）西医治疗

原发性痛经的治疗目的主要以缓解痛经症状为主。一般措施主要是对患者进行月经生理和月经疼痛病理生理的教育、安慰和心理支持。药物治疗方面，非甾体抗炎药被认为是一线治疗药物，它们通过抑制环氧化酶（COX）起作用，导致前列腺素产生减少，从而使血管舒张和肌肉松弛，改善患者痛经症状。

（二）中医治疗

根据以上病因病机分析，治疗原发性痛经应以调和气血、温经散寒、补益气血等为原则。具体治疗方法包括中药治疗、针灸、拔罐等中医特色疗法。中药治疗应根据患者具体病情，辨证施治，选用合适的方剂进行治疗。针灸、拔罐等中医特色疗法可起到温通经络、调和气血的作用，对缓解痛经症状有一定的帮助。

1. 中药治疗

结合历代医家对原发性痛经的病因的论述，不难发现，原发性痛经临床主要表现为气滞血瘀、阳虚经寒、气血亏虚三种证候，因此治疗上，多采用理气活血止痛、温经散寒止痛和补气养血止痛三种方法。用药多以辛、甘为主，药性偏于温、平。取辛能行散，达温通血脉、调节气机之功；甘能缓和，得调和气血、缓急止痛之效。配伍使用使气顺、血足、瘀消、寒去，则诸症自和、疼痛自止。

（1）理气活血止痛　《黄帝内经》中记载“女子以肝为先天”，由于现代学习生活压力增大，易致女性患者情志不遂，日久肝郁气结，气滞血瘀，瘀阻冲任，进而发为痛经。此类患者月经来潮前后或月经期间多有不良情绪的产生，严重者可见焦虑、抑郁。因此治疗上，多以疏肝理气，活血止痛为法。在临证治疗时多用柴胡、香附、郁金、合欢皮、延胡索、木香等药物。

（2）温经散寒止痛　《金匮要略·妇人杂病脉证并治》中记载“血寒积结胎门，寒伤经络，凝坚在上”，即月经来潮期间，气血不足，易受外邪侵袭。由于寒属阴邪，易袭阴位，因此女性经期受邪以胞宫为著，进而导致气血壅滞于血脉经络，不通则痛，发为本病。此类患者月经来潮期间除腹痛外，多有畏寒怕冷、四肢不温的表现。因此，治疗上，多以温经散寒为主，佐以理气活血，进而达到止痛的功效。在临证治疗时多用桂枝、肉桂、乌药、小茴香等药物。

（3）补气养血止痛　《妇科心法要诀》中对痛经病性的描述指出“腹痛经后气血弱”，此类患者大多由于素体气血不足或肝、脾、肾三脏亏虚化源不足，以致经行之后气血愈加亏虚，故而产生不荣则痛。张景岳在《景岳全书》中对其临床特征做出了详细的记载“虚痛者，于既行之后，血去而痛未止，或血去而痛益甚，大抵可按可揉者为虚”。因此对于气血不足的患者，治疗时以益气养血为法，使气血充足，疼痛自愈。

2. 针灸治疗

针灸治疗原发性痛经具有独特的优势和显著的疗效。选择合适的穴位进行针刺，配合适当的手法和疗程，可有效缓解痛经症状。现代临床研究表明，针灸治疗原发性痛经的原理主要在于疏通经络、行气活血、散寒止痛。具体而言，艾灸的热量和药效可以通过针刺刺激腹部穴位，促进气血流通，缓解子宫平滑肌痉挛，从而达到缓解疼痛的目的。针灸还可以调节内分泌及神经功能，改善盆腔血液循环，减轻盆腔充血，从而缓解痛经症状。且针灸可以改善患者的心理状态，在接受针灸治疗期间，患者应保持良好的生活习惯和情绪状态，以期获得更好的治疗效果。经过一定疗程的针灸治疗后，患者的疼痛程度明显减轻，生活质量得到显著提高。针灸治疗在缓解月经期下腹部疼痛、坠胀等症状的同时，还可以改善其他伴随症状如恶心、呕吐、腹泻等。临床上主要可选择以下穴位。

（1）中极穴 位于下腹部，脐中下 4 寸。中极穴是治疗痛经的常用穴位，具有调经止痛、温阳固脱的作用。

（2）关元穴 关元穴位于下腹部，前正中线上，当脐中下 3 寸。此穴位按压有酸胀感，是任脉与足三阴经交会穴。关元穴具有调理肝脾、调经止痛的作用，对于缓解痛经、闭经、崩漏等病症有着显著的效果。通过刺激关元穴，可以调节女性内分泌，改善子宫功能，从而减轻痛经的症状。

（3）血海穴 血海穴位于股前区，髌底内侧端上 2 寸，是足太阴脾经上的一个穴位。它具有活血通经止痛的功效，特别适用于缓解痛经、闭经、月经不调等病症。血海穴的名字寓意着它是脾经所生之血的聚集之处，刺激此穴位可以促进气血的流通，从而缓解因气血不畅引起的痛经症状。

（4）肾俞穴 位于腰部，第 2 腰椎棘突下旁开 1.5 寸。肾俞穴具有补肾益精、调理冲任的作用，对于肾虚型痛经有较好的治疗效果。

（5）命门穴 位于腰部，第 2 腰椎棘突下凹陷中。命门穴具有温肾壮阳、调经止痛的作用，对于寒凝胞宫型痛经有较好的疗效。

（6）足三里穴 足三里穴位于小腿外侧，犊鼻穴下 3 寸，胫骨前嵴旁开一横指。它是足阳明胃经的穴位，具有燥化脾湿、健脾和胃的功效。虽然足三里穴看似与痛经没有直接关系，但中医理论认为，脾胃为后天之本，脾胃功能强健可以带动全身气血的生成和流通。因此，通过刺激足三里穴，可以改善脾胃功能，进而促进气血的生成和流通，缓解痛经症状。

（7）三阴交穴 三阴交穴位于小腿内侧，足内踝尖上 3 寸。它是足太阴脾经、足少阴肾经以及足厥阴肝经的交会之处，具有健脾化湿、调经止痛的作用。三阴交穴的位置非常特殊，它位于三条阴经的交会处，因此具有调节三条阴经气血的功能。通过刺激三阴交穴，可以调节女性内分泌系统，改善子宫功能，从而有效缓解痛经的症状。

（8）天枢穴 天枢穴位于腹部，横平脐中，前正中线左右各 2 寸处，是一个重要的穴位。它具有调经止带、理气行滞的作用，可以缓解月经不调、痛经、闭经、产后腹痛等病症。天枢穴的位置接近女性的生殖系统，刺激此穴位可以促进子宫的血液循环，缓解了宫肌肉的痉挛，从而有效减轻痛经症状。

（9）其他相关穴位 除了以上几个主要穴位外，还有一些其他穴位也可以辅助治疗原发性痛经。例如太冲穴位于足背的大趾和第 2 趾之间，按摩此穴位可以起到止痛、疏肝益胆的作用；子宫穴位于下腹部，脐中下 2 寸，前正中线旁开 3 寸处，按摩此穴位可以起到理气止痛、活血化瘀的作用；合谷穴位于手背处，具有疏风解表、通络止痛的作用；八髎穴位于腰骶部，具有疏通任督二脉、疏通经络的作用等。这些穴位虽然不如主要穴位那么直接针对痛经症状，但它们也可以通过调节身体的气血流通和脏腑功能来辅助治疗原发性痛经。

注意事项：

(1) 找准穴位　穴位按摩或针灸治疗的关键在于找准穴位。如果穴位找得不准确或者偏离了正确位置就会影响到治疗效果甚至产生副作用。

(2) 手法正确　在进行穴位按摩或针灸治疗时需要采用正确的手法。手法不正确或者力度过大过小都会影响到治疗效果甚至产生不良反应。

(3) 持之以恒　穴位按摩或针灸治疗需要持之以恒地进行才能取得良好的效果。如果只是偶尔进行一次治疗就很难达到根治的效果。

(4) 配合其他治疗方法　对于严重的原发性痛经患者来说仅仅依靠穴位按摩或针灸治疗是不够的，还需要配合其他治疗方法如药物治疗等来进行综合治疗才能取得更好的效果。

3. 耳穴贴压治疗

耳穴疗法是一种安全有效的治疗原发性痛经的方法，通过寻找和刺激相应的耳穴位置，可有调节气血、舒经活络、缓解疼痛等作用。其治疗原发性痛经的机制主要涉及以下几个方面：一是通过刺激耳部穴位，调节气血运行，缓解疼痛；二是通过调整脏腑功能，改善内分泌失调；三是通过心理调节，减轻患者的心理压力和焦虑情绪。同时需要强调的是，虽然耳穴疗法具有诸多优点但并不能完全替代其他治疗方法如药物治疗等，因此在使用时应结合患者的具体情况进行综合治疗以达到最佳的治疗效果。根据中医理论，原发性痛经的病因主要包括气血不和、经络阻滞等。因此，治疗原发性痛经的耳穴主要涉及调节气血、舒经活络的穴位。以下是常用的治疗原发性痛经的耳穴。

(1) 子宫穴　位于耳甲腔的前下方，对应着子宫在体内的位置。通过刺激子宫穴，可以调节子宫的生理功能，缓解痛经症状。

(2) 肾穴　位于耳甲腔的后下方，与肾在体内的位置相对应。肾主水液代谢，刺激肾穴可以调和气血，缓解疼痛。

(3) 肝胆穴　位于耳廓的后上方耳甲艇区域，包括肝和胆两个穴位。肝胆同气，共同调节女性的生殖系统，通过刺激肝胆穴可以舒经活络，缓解疼痛。

(4) 子宫旁区域　包括三阴交和气海等穴位在耳旁区域的反应点。这些穴位与子宫的经络相连，通过刺激这些区域可以调和气血，缓解疼痛。

4. 穴位敷贴治疗

穴位敷贴，作为一种古老的中医疗法，主要是通过在特定的穴位上贴敷药物，以调节人体经络、气血平衡，从而达到治疗疾病的目的。它依据中医的“内病外治”原则，通过对穴位刺激和药物的作用，调整身体的内环境，达到治疗疾病的效果。痛经多与气血运行不畅、寒凝血瘀等因素有关。而穴位敷贴正是通过药物对穴位的刺激，达到调和气血、温经散寒的目的。因此，通过在特定的穴位上敷贴药物，可以有效地缓解痛经的症状。

(1) 穴位敷贴治疗痛经的原理如下。

① 药物作用：通过在穴位上贴敷具有温经散寒、活血化瘀等功效的药物，达到治疗痛经的目的。

② 刺激穴位：通过刺激特定的穴位，调节人体经络、气血的平衡，从而缓解痛经的症状。

③ 调节内分泌：通过刺激相关穴位，调节女性内分泌系统的功能，改善痛经的症状。

（2）穴位敷贴治疗痛经的常用药物。

① 艾叶是穴位敷贴治疗痛经的常用药物之一。艾叶具有温经散寒、活血通络的作用，对于寒凝血瘀型痛经有很好的疗效。在敷贴时，将艾叶研成细末，加入适量的介质如醋或蜂蜜，调成糊状，然后敷贴在相应的穴位上。

② 红花具有活血化瘀、通经止痛的作用，对于气滞血瘀型痛经有很好的疗效。在敷贴时，将红花与其他药物如当归、川芎等配伍使用，共同研成细末，调成膏状，敷贴在相应的穴位上。

③ 延胡索是一种具有止痛作用的中草药，对于各种疼痛症状都有一定的缓解作用。在穴位敷贴治疗痛经时，延胡索常与其他药物如白芍、甘草等配伍使用，共同研成细末，敷贴在相应的穴位上。

④ 熟地黄是一种补益气血的中药材，对于气血亏虚型痛经有很好的疗效。在敷贴时，将熟地黄与其他补益药物如当归、白芍等配伍使用，共同研成细末，调成膏状，敷贴在相应的穴位上。

五、临证医案

患者，女，19 岁。2023 年 12 月 6 日初诊。

【主诉】经行腹痛 3 月余。

【现病史】患者既往月经尚规则，月经周期 28～30 天，持续 6～7 日。3 个月前因经前进食生冷出现经行腹痛，呈绞痛，口服布洛芬后症状改善，伴月经量少、色暗，10 日尽，夹有血块。3 天前，患者月经来潮时上述症状加重，口服布洛芬后未见明显改善，就诊我科门诊。病程中，患者畏寒怕冷，四肢不温，纳食可，近日因腹痛影响睡眠，大便秘结，两日一行，质干，小便调。舌脉：舌质暗淡，体胖大，边有齿痕，苔薄白，脉沉弦细无力。

【辅助检查】2023-12-06 我院妇产科彩超提示：子宫及附件未见明显异常。

【诊断】西医诊断：原发性痛经。

中医诊断：痛经（脾阳不足，瘀血内阻证）。

【处方】

（1）痛血康胶囊　一日 3 次，每次 3 粒，月经干净后停服。

（2）中药处方：治以温中散寒，活血止痛。方选理中汤加减，药物如下：干姜 4g，党参 20g，炙黄芪 30g，桂枝 15g，小茴香 9g，肉苁蓉 15g，巴戟天 15g，丹参 30g，延胡索 20g，炒白芍 15g，川楝子 10g，乌药 9g，香附 15g，柴胡 15g，炙甘草 9g。共 21 剂，水煎，早晚分服。嘱患者禁食生冷、辛辣刺激之品。

【复诊】

【二诊】患者诉服上方后，腹痛较前改善，大便一日一行，仍有畏寒怕冷，现患者月经即将来潮。舌脉：舌质淡，体胖大，边有齿痕，苔薄白，脉沉细。处方：（1）痛血康胶囊服用方法同前；（2）上方去小茴香，加当归 12g、川芎 9g、熟地黄 20g、川牛膝 15g。共 14 剂，水煎，早晚分服。

【三诊】患者诉服上方后，末次月经：2024-01-02 至 01-09，月经第一天轻微腹痛，月经量多，色暗红，夹有大量血块，仍有畏寒怕冷，大便偏稀。舌脉：舌质淡，体胖大，苔薄白，脉沉细。处方：中药上方去川芎、川楝子、川牛膝、延胡索，肉苁蓉减量为12g，当归减量为6g，熟地黄减量为15g，加肉桂4g，共14剂，水煎，早晚分服。

【四诊】患者诉三诊方后，大便正常，怕冷症状较前改善，现患者月经即将来潮。舌脉：舌质淡，苔薄白，脉沉细。处方：上方当归加量为12g，加延胡索20g、川牛膝15g，共14剂，水煎，早晚分服。

【五诊】患者诉服四诊方后，末次月经：2024-01-31至02-05，量色正常，无血块及痛经，纳食可，夜寐安，二便调。舌脉：舌质淡，苔薄白，脉沉细。中药停服，嘱患者避风寒、节饮食、畅情志、慎起居。

【按语】

患者既往由于进食生冷致经行腹痛，因此辨证其病性为“寒证”，历经三月，结合患者脉沉细，考虑病久成虚；寒凝日久，血行不畅，凝于胞宫，则见经期延长，月经夹有血块；患者体内有寒，加之病发冬季，因此可见畏寒怕冷；脾主四肢，脾阳不足，则四肢不温尤为显著；寒凝肠腑，传导失司，故有大便秘结；寒凝中焦，气血不能上荣于舌，因此见舌质暗淡，舌体胖大，边有齿痕；中阳亏虚，气血生化不足，无力鼓动脉管，则脉沉细无力。结合患者临床表现，考虑本案患者以中阳不足为本，瘀血内阻为标，因此治疗上选用温中散寒，活血止痛为治法。患者此次因腹痛明显、口服布洛芬无效就诊，考虑“急则治其标”，使用具有止血镇痛、活血化瘀的痛血康胶囊进行治疗。同时配合中药口服，改善患者寒凝血瘀之本，药用理中汤加减。方中干姜、小茴香温阳散寒；党参、炙黄芪补中益气，上述四味药物合用，温补中焦，针对患者中阳不足之本；肉苁蓉、巴戟天温命门、滋肾气，取益火补土之意；黄芪炙用取蜂蜜润肠之性，肉苁蓉又可润肠通便，针对患者大便秘结；桂枝温经通络，引上述温药入四肢，以改善患者四肢不温症状；患者月经期间，夹有血块，因此重用丹参、延胡索活血化瘀，调经止痛；川楝子、乌药行气止痛；炒白芍合炙甘草，养血柔肝止痛；柴胡、香附疏肝解郁，防患者因痛经日久而肝气郁结，上述八药合用为气血同调之意，且川楝子、丹参、炒白芍、柴胡性寒，用于诸温药中防止其过于温燥。

二诊，患者腹痛及便秘症状改善，说明阳虚寒凝有所改善，此次因患者月经将至，故去小茴香，恐其温燥伤血；加用当归、川芎、熟地黄合方中原有炒白芍取四物汤调经和血之意，加川牛膝引体内瘀血下行。

三诊，患者腹痛好转，月经量多，色暗红，有血块，为瘀血排出之象；仍有怕冷为阳气未复；大便稀溏为当归、熟地黄过于滋润所致，并非疾病进展，因此无需收涩。治疗上，去川芎、延胡索等活血之品，防月经非时而下；去川楝子，防止其伤中阳，加重原有腹泻症状；加少量肉桂，温阳散寒而不活血通经；同时减少熟地黄、当归用量，使之补血而不过于润下。

四诊，患者现畏寒肢冷症状较前好转，为阳气渐复之象，月经将至，故加延胡索、川牛膝活血调经止痛，同时加用当归，取其量大活血之意；由于患者上次月经腹痛较前明显好转，故不用痛血康胶囊。

五诊，患者症状改善，嘱患者注意日常调护，防痛经再发。

六、经验总结

虽然痛经的因素各不相同，治疗上当以中焦为本，即从脾论治。治疗时，依据《金匮要略》中“四季脾旺不受邪”的思想和“治肝补脾”的方法创造性地提出原发性痛经的治疗中当“补用甘，助用辛”，使得全方既能补能和，又能行能散。

根据刘完素妇科病“少年补肾，中年调肝，老年健脾”的治疗法则，除以中焦为本，从脾论治之外，同时注重补肾和调肝的作用。其中，同时健脾、补肾、调肝的最终目的是使气血调和，由此脾气健运、肾精充足、肝气调达，既无郁结之气，又无离经之血，月经方能如期而至，且无明显疼痛。由于女子“以肝为先天”，因此情志失调是痛经的重要原因之一，且与患者的痛经症状形成恶性循环。调节患者情志，就是疏肝，可以在改善患者情志的同时，疏理全身气机，提高全方疗效。

中医学治疗疾病的特色在于辨证论治，痛经的治疗过程中虽然强调从脾论治，但患者常常寒热错杂，虚实兼备。因此治疗过程中，需根据患者不同临床表现遣方用药。实证为主者，多用桃仁、红花、川牛膝、丹参、益母草等活血药；虚证为主者，多用熟地黄、当归、白芍、鸡血藤、黄芪等补气血；兼有肾虚者，加用金樱子、枸杞子、覆盆子、桑椹、菟丝子、杜仲、益智、巴戟天、肉苁蓉等补肾之品；兼有肝郁者，投以柴胡、香附、远志、郁金；寒者用桂枝、肉桂、小茴香等温经散寒药；热者加丹参、牡丹皮、生地黄等清热凉血药；痛经明显者，多用延胡索、川楝子、炒白芍等理气活血止痛之品；夜寐欠佳者多用茯神、首乌藤（夜交藤）、龙骨、牡蛎等安神之品。

七、摄生调护

原发性痛经与患者的内分泌水平、精神心理因素等密切相关，因此除了常规的治疗外，正确的摄生与调护方式也同样重要。患者应根据自身情况，综合运用各种调护方法，以缓解痛经症状，提高生活质量。同时，保持良好的生活习惯和心理状态，定期进行妇科检查，有助于预防和治疗原发性痛经。

1. 饮食调护

（1）保持饮食均衡　患者应保持饮食均衡，摄入足够的蛋白质、脂肪、碳水化合物、维生素和矿物质。多吃新鲜蔬菜水果，补充维生素和矿物质，有助于缓解痛经症状。避免过度摄入高糖、高脂食物以及刺激性食物（如咖啡因等）。

（2）避免进食生冷食物　生冷食物易导致气血凝滞，加重痛经症状。因此，患者应避免食用生冷食物，如冷饮、生食等。

（3）饮食调理　患者可适当食用具有温经散寒、活血化瘀作用的食物，如红枣、枸杞子、生姜等。同时，可食用富含铁元素的食物，如动物肝脏、瘦肉等，以补充失血造成的铁元素丢失。

2. 生活调护

（1）规律作息　保持规律的作息时间，避免熬夜和过度劳累。保证充足的睡眠和规律的作息有助于调节内分泌系统，减轻痛经症状。

（2）保暖防寒　注意保暖，避免腹部受凉。尤其是在月经期间，更应注意避免接触寒冷物品和处于寒冷环境中。

（3）运动锻炼　适当的运动锻炼有助于促进血液循环和增强体质，缓解痛经症状。但应避免剧烈运动和过度劳累。

（4）心理调适　保持心情舒畅，避免过度焦虑和紧张。可通过听音乐、阅读、练瑜伽等方式进行心理调适，保持心情愉悦有助于缓解痛经症状。

3. 其他注意事项

（1）卫生习惯　保持外阴清洁卫生，避免感染。选用透气、舒适的卫生巾和内裤，并避免穿着过于紧身的衣物。

（2）饮食禁忌　戒烟限酒，以减轻对身体的刺激。

（3）定期检查　定期进行妇科检查有助于及时发现并治疗其他妇科疾病，从而预防继发性痛经的发生。

（4）疼痛管理　若疼痛难以忍受，可在医生指导下使用止痛药物。但需注意避免滥用和长期使用止痛药物。